歯周治療 失敗回避のための33ポイント

―なぜ歯周炎が進行するのか、なぜ治らないのか

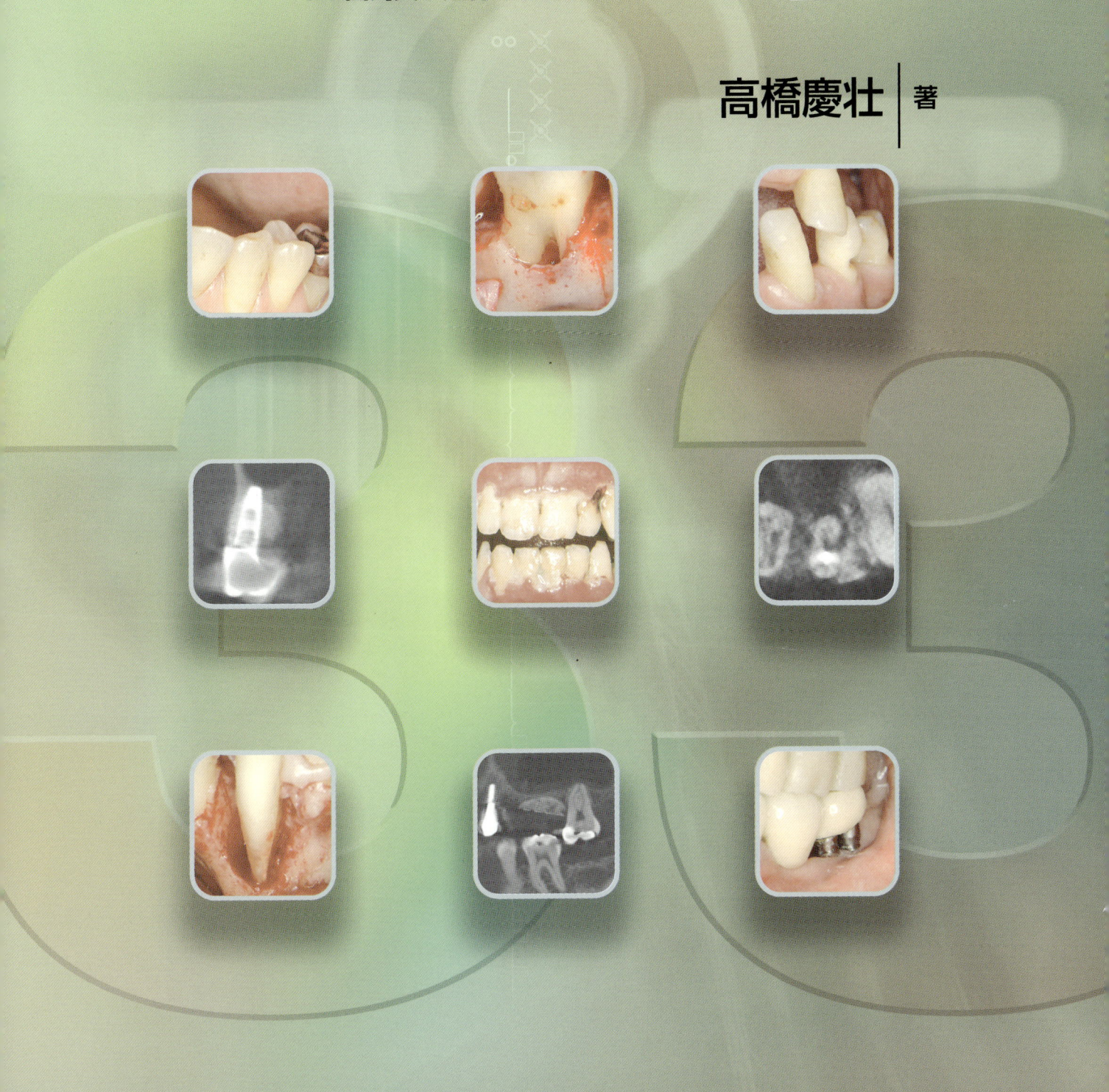

高橋慶壮 著

クインテッセンス出版株式会社　2011

Tokyo, Berlin, Chicago, London, Paris, Barcelona, Istanbul, Milano, São Paulo, Moscow, Prague, Warsaw, New Delhi, Beijing, and Bukarest

序文
歯周治療の失敗回避のポイントは患者教育

　歯周病は「感染症」「生活習慣病」および「慢性の多因子性疾患」であり，患者ごとの「リスク因子」を評価して「リスク管理」することが重要だという概念が定着しつつあります．歯肉炎は可逆性疾患で，適切なプラークコントロールによって健康な状態に戻せます．

　一方，歯周炎は不可逆性で進行性の慢性疾患であり自然治癒を期待できないものの，歯周組織再生療法により失われた歯周組織の再生がある程度は可能になりました．また，歯周病と他疾患との双方向的関連性に関する研究から「疾病相関」に基づく治療あるいは予防法の構築がなされるでしょう．

　前著「歯内療法 失敗回避のためのポイント47」を多くの先生方に読んでいただきました．そこで，本書「歯周治療 失敗回避のためのポイント33」でも第1部診断編 (Diagnostic Edition)で10項目，第2部歯周基本治療編(Periodontal Treatment Edition)で10項目，第3部歯周外科治療編(Periodontal Surgery Edition)で13項目の合計33ポイントを挙げるとともに歯周病学のパラダイムシフトを踏まえ著者がこれまで実践してきた臨床に基づいて「歯周治療に失敗しないポイント」を紹介しました．

　歯周治療がよくわからない，歯周外科治療をやったことがないので手が出しにくいという歯科医師を対象に，患者ごとの歯周疾患のリスク評価の実践方法と，患者のコンプライアンスを得て治療を進めていくための説明や方法論を具体的に解説しました．

　歯周治療に失敗しないためには，外科的な治療技術を研鑽するだけでなく，内科医が糖尿病や高血圧症などの慢性疾患患者に対して行うアプローチと同様に，患者の病気（歯周病）に対する「認識」を変えて，治療に協力的になるように指導する「患者教育」の効果が大きいと思います．

　歯周治療は外科的および内科的治療の両輪が揃って初めて良好な結果が得られます．現在の歯科医師は，歯科学の進歩と歯科医療の高度化，複雑化および多様化に対応するために，外科的および内科的な知識と治療技術の両面を実践することが必要です．

　歯学部あるいは歯科大学を卒業すると「DDS」の称号が与えられます．このDDSの意味は「doctor of dental surgery (surgeon)」です．歯科医師は元来，口腔領域の外科治療の専門家でした．「歯科はウデ（技術）」と言われるのも，歯科大学で「技術偏重」の教育が行われてきたのも歯科医師の称号がDDSだったからかもしれません．

　確かに治療技術は重要ですが，歯科医療は技術だけではありません．歯を削ることや外科治療が上手くても生活習慣病である歯科疾患を予防することはできませんし，上手に治療しても再発します．日本では歯科治療を受けた分だけ歯を失っていることが報告されています．

　ハーバード大学歯学部ではDMD (doctor of dental medicine) の称号が与えられます．

米国で「医歯二元論」が起こった際に，医科的概念が強く継承されたのでしょうか．あるいは技術偏重のDDSに対する警鐘なのでしょうか．医学部を卒業するとMD (doctor of medicine) の称号が与えられます．現在の米国の歯科大学の多くはDMDの称号を与えています．

歯科医療の主体は外科的治療ですが，長期予後を維持するためには，内科医が高血圧症患者や糖尿病患者の指導を行うのと同様に患者の生活習慣の改善に介入する指導が不可欠です．「言葉の治療」が必要です．医師は外科医 (surgeon) も内科医 (physician) も「言葉の治療」の重要性を教育されます．そもそも外科と内科，あるいは外科的治療と内科的治療の定義自体があいまいになっています．

「近代外科学の父」と呼ばれる16世紀のフランスを代表する外科医アンブロワズ・パレ（1517～1590）は当時のフランスの正規の教育を受けた医師ではなく「床屋外科医」（barber-surgeon）でした．歴史的に外科医は内科医よりも格下にみなされたようです．このパレは「時に癒し，しばしば慰め，つねに励ます．」という名言を遺しています．「内科」に比較して低く見られていた「外科」を卓越した治療技術で同じ地位にまで引き上げたパレも，治療技術だけでは良好な治癒が得られないことを察していたのだと思います．医療の限界を示しつつ，「言葉による治療」の重要性を説いたのでしょう．一方，これまでの歯科大学では技術の伝授に重きがおかれ，「言葉を尽くす」という医療の根源的な教育が不足していたように思います．今後の歯学教育で考慮すべきだと考えます．

歯周炎が慢性の多因子性疾患で，歯根に付着したバイオフィルムと壊死したセメント質を機械的に除去することが不可欠なため，外科的な治療が中心となり投薬や注射などの内科的治療は補助的です．しかし，パレも「言葉による治療」を重視したように，患者とのコミュニケーションを通じた指導が不可欠です．

コラム (Tea Time) の中にも書きましたが，ノーベル賞受賞者でかつ心臓外科医でもあったアレキシス・カレルは「医学とは科学の中でもっとも難しい『人間の科学』の確立を目指す学問だ」と述べています．

歯科学も同様に「人間の科学」ではないでしょうか．歯周病の予防と治療には生活習慣病の改善に介入する「指導」が不可欠であり，またそこから患者と歯科医師の間に信頼関係が生まれるのではないかと思います．歯周病がほかの疾患とも深くかかわっていることが明らかになってきた昨今，歯科医師は健康の保持増進の一環としての予防と歯科治療を，元気の出る歯科治療の必要性を国民にアピールする責務があると思います．本書が歯周治療に悩みながらも，真摯に取り組んでいこうとする先生方の日常臨床に役立つことがあれば，筆者をしてこれ以上に嬉しいことはありません．

最後に，執筆の機会をいただきましたクインテッセンス出版株式会社の佐々木一高社長，書籍編集部の大塚康臣氏に心より感謝申し上げます．

2011年1月
高橋慶壮

著者略歴

高橋　慶壮（たかはし　けいそう）

1988年　岡山大学歯学部歯学科卒業
1992年　岡山大学大学院歯学研究科修了　博士（歯学）
1992年　岡山大学歯学部附属病院助手
1993年　英国グラスゴー大学歯学部（post-doctoral research fellow）
1993年　英国グラスゴー大学歯学部附属病院（honorary senior house officer）
1996年　岡山大学歯学部助手
1997年　日本歯周病学会奨励賞受賞
1999年　明海大学歯学部歯周病学講座講師
2001年　日本歯科保存学会奨励賞受賞
2003年　明海大学歯学部機能保存回復学講座歯内療法学分野講師
2006年　明海大学歯学部機能保存回復学講座歯内療法学分野助教授
2007年　松本歯科大学総合歯科医学研究所硬組織疾患制御再建学部門教授
2007年　奥羽大学歯学部歯科保存学講座歯周病学分野教授
現在に至る

所属学会など

日本歯周病学会・理事，日本歯科保存学会・理事，日本顎咬合学会・指導医，米国歯周病学会会員，国際歯科研究学会会員，日本歯内療法学会会員，日本口腔インプラント学会会員．

目次

序文 ……………………………………………………………………………………………………… 2
著者略歴 ………………………………………………………………………………………………… 4
歯周治療を考える ……………………………………………………………………………………… 9

第1部　診断編（Diagnostic Edition）

Diagnostic Edition 1／歯周病の病因論 …………………………………………………………… 16
　Ⅰ．歯周病の病因論のパラダイムシフト…16／Ⅱ．消えた「異常咬合原因説」…18／Ⅲ．「プラークコントロール中心主義」の問題点…18／Ⅳ．歯周病の分類…19／Ⅴ．歯周病は多因子性疾患…20

Diagnostic Edition 2／歯周疾患進行の理論的モデル …………………………………………… 22
　Ⅰ．これまでの理論的モデル…22／Ⅱ．歯周病病態の規則性…23／Ⅲ．「複雑系（カオス）の理論」から説明する歯周疾患の進行様式…24

Diagnostic Edition 3／歯周病のリスク因子 ……………………………………………………… 26
　Ⅰ．生活習慣に基づくリスク評価…26／Ⅱ．リスク因子の信憑性…26／Ⅲ．局所因子…27／Ⅳ．異常咬合…28／Ⅴ．細菌因子…30／Ⅵ．精神的ストレス…31／Ⅶ．遺伝…32／Ⅷ．Dental IQ…34／Ⅸ．コンプライアンス…35／Ⅹ．医原病…36

Diagnostic Edition 4／歯周病のリスク評価 ……………………………………………………… 38
　Ⅰ．歯周炎進行の多様性は「患者」「患歯」「部位」レベルで認める…38／Ⅱ．患者レベル…40／Ⅲ．患歯および部位レベル…41／Ⅳ．メインテナンス期（SPT期）の歯周病患者のリスク評価…43

Diagnostic Edition 5／歯周病とインプラント周囲炎の関連 …………………………………… 48
　Ⅰ．必須の治療オプション…48／Ⅱ．インプラント周囲炎…48／Ⅲ．歯を失った理由を考える習慣が必要…49

Diagnostic Edition 6／歯周病の診査方法 ………………………………………………………… 50
　Ⅰ．歯周病の診査の信頼度…50／Ⅱ．硬組織の診断…51

Diagnostic Edition 7／「患者の分類」から考える歯周治療の可能性と限界〜患者の性格や日常生活も見越した歯周治療の考え方〜 ……………………………………………………………………… 60
　Ⅰ．選ばれた患者の結果は一般化できない…60／Ⅱ．コンプライアンスと患者分類…61

Diagnostic Edition 8／hopeless teethの診断と治療の選択を決定する思考法 ……………… 62
　Ⅰ．「保存不可能な歯」の定義…62／Ⅱ．治療法を決める際のグレーゾーン…62／Ⅲ．歯周治療vs抜歯およびインプラント治療の選択…63／Ⅳ．戦略的抜歯…64／Ⅴ．抜歯は悪なのか…66／Ⅵ．歯を保存する基準…67／Ⅶ．歯肉縁上う蝕と歯肉縁下う蝕の治療…69

Diagnostic Edition 9／EBMとNBMを考慮した治療方針の立案 ……………………………… 72
　Ⅰ．EBM（evidence-based medicine）研究…72／Ⅱ．EBMの矛盾点…72

CONTENTS

Diagnostic Edition 10／歯周病と全身疾患の双方向的な関係 … 74
Ⅰ．歯周病と菌血症…74／Ⅱ．歯周病と糖尿病…74／Ⅲ．歯周病と動脈硬化症…74

第2部　歯周基本治療編（Periodontal Treatment Edition）

Periodontal Treatment Edition 1／歯周基本治療に必要な臨床スキル … 78
Ⅰ．患者のモチベーション向上のための要因…78／Ⅱ．急性症状（壊死性潰瘍性歯肉炎，急性歯周膿瘍）の種類と対処法…79／Ⅲ．非外科的な化学療法…81

Periodontal Treatment Edition 2／患者教育 … 82
Ⅰ．コミュニケーションは魔法の治療…82／Ⅱ．インフォームド・コンセント…82／Ⅲ．言葉による治療…83／Ⅳ．歯科医師は「言葉を扱う」職業…84／Ⅴ．コミュニケーション能力…84

Periodontal Treatment Edition 3／プラークコントロールの実際 … 86
Ⅰ．あなたは患者の口を磨いてブラッシング指導できますか…86／Ⅱ．ブラッシング指導…86／Ⅲ．感覚（五感）の利用…87／Ⅳ．プラークコントロールの目標は…88

Periodontal Treatment Edition 4／診療語録集 … 90
Ⅰ．症例検討会からの教訓…90／Ⅱ．筆者が実際に行っている対話例…91

Periodontal Treatment Edition 5／歯周治療前処置1〜スケーリングとルートプレーニング〜 … 94
Ⅰ．スケーリング…94／Ⅱ．ルートプレーニング…94

Periodontal Treatment Edition 6／歯周治療前処置2〜咬合，暫間固定，う蝕治療，矯正治療と悪習癖の改善〜 … 96
Ⅰ．咬合調整と犬歯誘導の回復…96／Ⅱ．暫間固定，治療用義歯…97／Ⅲ．う蝕治療…97／Ⅳ．歯内療法…98／Ⅴ．矯正治療…99／Ⅵ．悪習癖の改善…99

Periodontal Treatment Edition 7／非外科的治療の限界と歯周外科療法の選択 … 100
Ⅰ．デブライドメントの限界…100／Ⅱ．歯周外科を選択…101

Periodontal Treatment Edition 8／診断と治療におけるコーンビームCTの有用性 … 102
Ⅰ．コーンビームCT…102／Ⅱ．X線写真読影の限界…102／Ⅲ．患者説明…102／Ⅳ．歯周外科治療の術前診査における活用法…102／Ⅴ．コーンビームCTを用いた実際の症例…103

Periodontal Treatment Edition 9／妊婦，高齢者，重篤な歯周疾患を持つ患者への歯周治療 … 108
Ⅰ．妊婦の歯周治療…108／Ⅱ．高齢者の歯周治療の注意点…108／Ⅲ．侵襲性歯周炎患者…109

Periodontal Treatment Edition 10／全身疾患（糖尿病患者，高血圧症など），内科的既往症と投薬をどう解釈するか … 110
Ⅰ．抗凝固薬あるいは抗血小板薬を服用している患者…110／Ⅱ．降圧剤…110／Ⅲ．抗うつ剤や精神安定剤…111／Ⅳ．ビスフォスホネート系薬剤…111／Ⅴ．ロキソニン®…111

第3部　歯周外科治療編（Periodontal Surgery Edition）

Periodontal Surgery Edition 1／歯周外科治療に必要なスキル……………………………114
Ⅰ．歯周外科…114／Ⅱ．歯周形成外科…114／Ⅲ．術前検査…114／Ⅳ．麻酔…115／Ⅴ．切開…115／Ⅵ．剥離…115／Ⅶ．根面のデブライドメント…116／Ⅷ．骨再生…116／Ⅸ．GTRとGBR…116／Ⅹ．縫合…116／Ⅺ．投薬…116／Ⅻ．合併症…117

Periodontal Surgery Edition 2／外科治療に必要な器具・器材……………………………118
Ⅰ．LEDライト付きの器具・器材…118／Ⅱ．記録用器材…118／Ⅲ．外科手術用の器材と器具，麻酔薬…120

Periodontal Surgery Edition 3／各治療ステップのポイント……………………………126
Ⅰ．チーム医療…126／Ⅱ．消毒…126／Ⅲ．局所麻酔…127／Ⅳ．切開…127／Ⅴ．歯肉弁の剥離…128／Ⅵ．根面のデブライドメント…129／Ⅶ．根面の酸処理…131／Ⅷ．遮蔽膜の設置…135／Ⅸ．縫合…137／Ⅹ．歯周パックと経過観察の期間…137

Periodontal Surgery Edition 4／歯周外科治療の術式……………………………138
Ⅰ．新付着術…138／Ⅱ．歯肉剥離掻爬術（フラップ手術）…138／Ⅲ．全層弁と部分層弁の扱い方（歯肉弁の扱い方）…139

Periodontal Surgery Edition 5／歯周形成外科手術（遊離歯肉移植術と結合組織移植術）の適応症と禁忌症……………………………140
Ⅰ．バリアとしての付着歯肉と角化歯肉…140／Ⅱ．遊離歯肉移植術…141／Ⅲ．インプラント周囲の角化粘膜の形成①…142／Ⅳ．インプラント周囲の角化粘膜の形成②…143

Periodontal Surgery Edition 6／歯周組織再生誘導法（GTR法）……………………………144
Ⅰ．骨再生…144／Ⅱ．GTR法の評価とリスク管理…150／Ⅲ．切開方法…150

Periodontal Surgery Edition 7／歯周組織再生療法のコンビネーション治療……………………………152
Ⅰ．コンビネーション治療が必要な症例…152／Ⅱ．右側上顎第一小臼歯の口蓋側の3壁性骨欠損症例…152／Ⅲ．右側下顎第一大臼歯の根分岐部病変クラスⅡ症例…154／Ⅳ．両側上顎側切歯の根尖病変に対して組織再生を考慮した外科的歯内療法を行った症例…158／Ⅴ．GTR法と自家骨ブロックを併用した症例…162／Ⅵ．GTR法と自家骨を併用した症例…165

Periodontal Surgery Edition 8／骨増大術……………………………168
Ⅰ．インプラント治療の前処置…168／Ⅱ．水平的骨増大術を行ったのちにインプラント埋入した症例…169／Ⅲ．歯周病で抜歯した左側上顎中切歯に垂直的GBRを行いインプラント埋入した症例…171／Ⅳ．歯根破折した右側上顎第二小臼歯にGBR後インプラント埋入した症例…175／Ⅴ．術後に皮下出血が起こる場合の対応…177

Periodontal Surgery Edition 9／歯周—歯内複合病変……………………………178
Ⅰ．ハイリスク歯の認識が必要…178／Ⅱ．右側上顎中切歯の歯周—歯内複合病変…178／Ⅲ．上行性歯髄炎に罹患した症例…181／Ⅳ．左側下顎第二大臼歯の歯周—歯内複合病変…182

Periodontal Surgery Edition 10／歯肉退縮とは何か……………………………188
Ⅰ．なぜ起きるのか…188／Ⅱ．Millerの分類の1…190／Ⅲ．Millerの分類の2に類似した上行性歯髄炎の

CONTENTS

症例…190／Ⅳ．Millerの分類の4型—上行性歯髄炎の症例—…191

Periodontal Surgery Edition 11／包括的歯周治療の症例1〜歯周病のリスクの低い患者〜…………196
Ⅰ．歯周病のリスクの低い患者…196／Ⅱ．低リスク患者の症例…196／Ⅲ．リスクに応じた歯周治療…196／Ⅳ．まとめ…198

Periodontal Surgery Edition 12／包括的歯周治療の症例2〜歯周病のリスクの高い患者〜…………200
Ⅰ．歯周病のリスクの高い患者…200／Ⅱ．高リスク患者の症例…200／Ⅲ．まとめ…203

Periodontal Surgery Edition 13／メインテナンス……………………………………………………206
Ⅰ．PMTCのもっとも効果的な時期と間隔…206／Ⅱ．失敗したリスク管理…207

索引……………………………………………………………………………………………………209

Tea Time ①	歯科学は「人間の科学」	…47
Tea Time ②	大学で習ったことは「儀式」が多い	…59
Tea Time ③	トップナイフ	…76
Tea Time ④	G.V.Blackは「クロ」か「シロ」か？	…125
Tea Time ⑤	EBM再考	…187

装丁：サン美術印刷株式会社 舩橋　治
イラスト：飛田　敏

歯周治療を考える

　歯周病は「感染症」「生活習慣病」および「慢性の多因子性疾患」であり，患者ごとの「リスク因子」を評価して「リスク管理」することが重要だという概念が定着しつつある．

　したがって，現在の歯科医師は，歯科学の進歩と歯科医療の高度化，複雑化および多様化に対応するために自家骨移植，GTR，GBRをはじめとしたティッシュ・エンジニアリングなどの外科的治療技術の向上とともに，内科医が糖尿病や高血圧症などの慢性疾患患者に対して行うアプローチと同様に，患者自身の「行動改善」を促し，ブラッシングを中心とした，患者リスク因子の軽減を実践させる必要がある．

　つまり患者の病気（歯周病）に対する「認識」を変えて，治療に協力的になるように指導する「患者教育」の効果の大きさを知るべきである．

●歯周病の局所因子

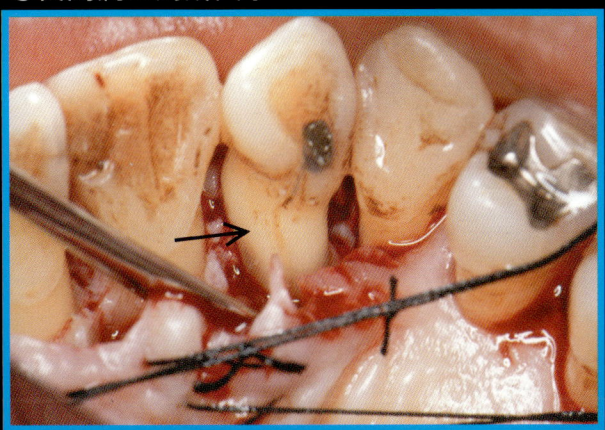

●上顎側切歯の口蓋裂溝のような解剖学的特徴は細菌が棲息する隙間を提供するため歯周病の局所的リスク因子となる（診断編3参照）．

●異常咬合

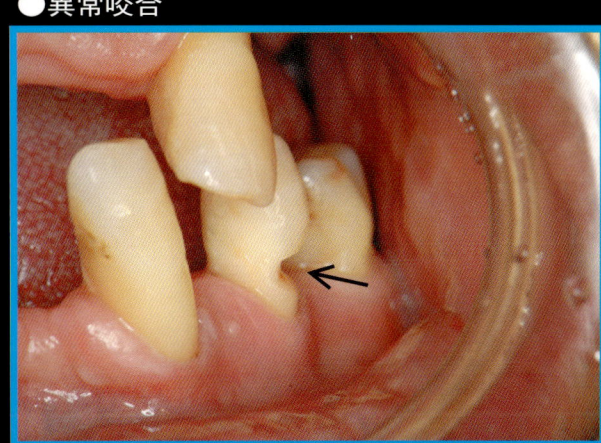

●歯周病のリスクが低い患者では，咬合力が歯牙に作用するため顕著なクサビ状欠損が観察される（診断編3参照）．

●侵襲性歯周炎

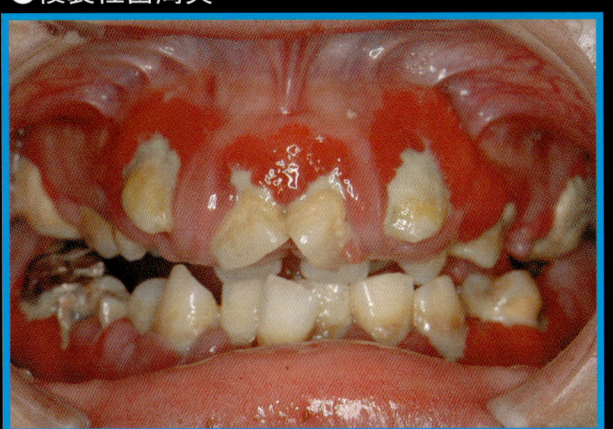

●ストレスを持った患者の口腔内写真．侵襲性歯周炎に罹患している．社会経済的な環境や精神身体的ストレスなどが歯周疾患のリスク因子となることがある（診断編3参照）．

●医原病

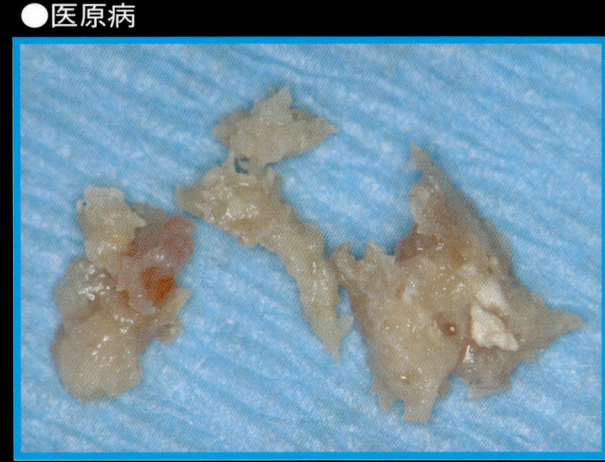

●適合不良な修復物や不十分な歯周治療はプラークコントロールを不良にし，細菌の棲息を容易にする．写真は歯周外科治療後に疼痛違和感が残った患者から除去した腐骨である（診断編3参照）．

● CT画像から根分岐部病変クラスⅡと診断した症例

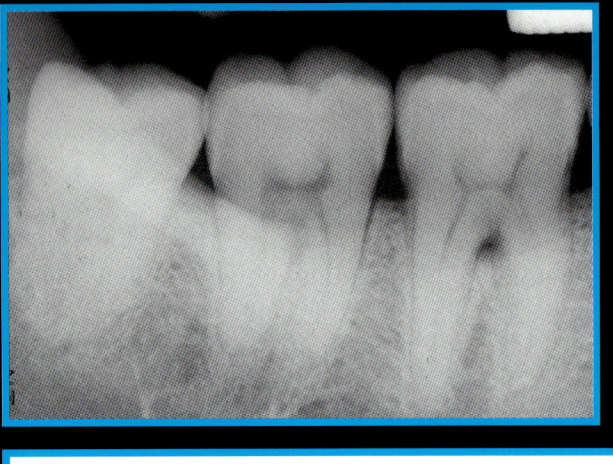

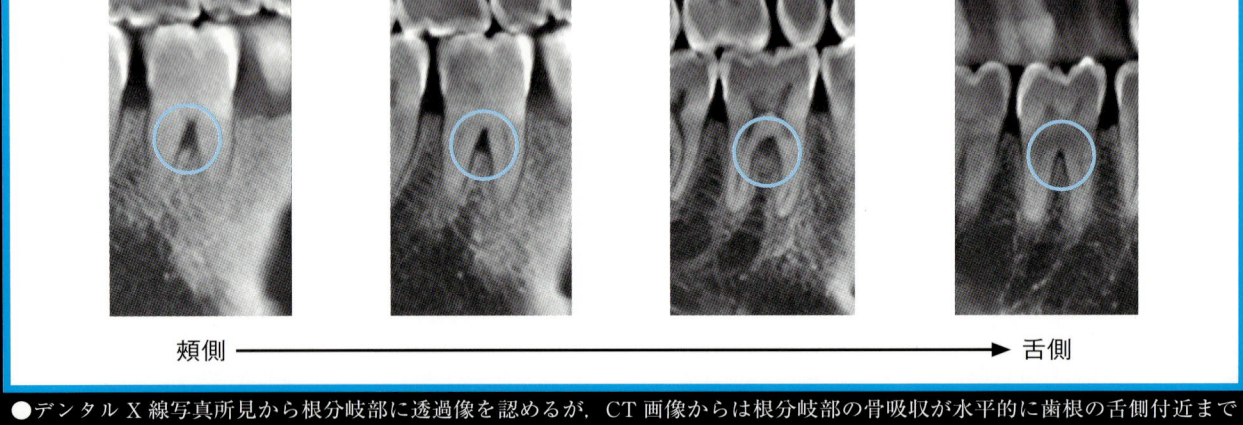

頬側 ──────────────────────────→ 舌側

●デンタルX線写真所見から根分岐部に透過像を認めるが，CT画像からは根分岐部の骨吸収が水平的に歯根の舌側付近まで拡大し，骨欠損が頬側から進行していることがわかる(診断編6参照).

● インプラント周囲炎を起こした症例

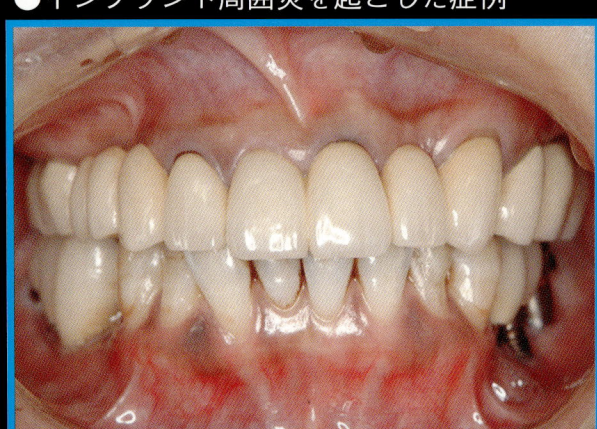

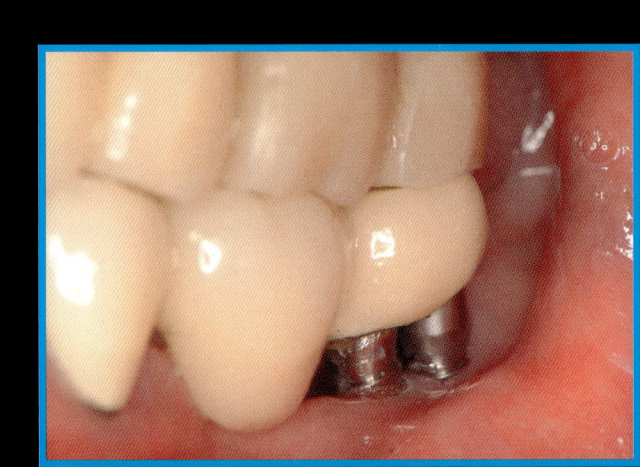

●リスク管理を徹底しないと歯周病のハイリスク患者では将来的にインプラント周囲炎に罹患しやすい．インプラント周囲炎

● 壊死性潰瘍歯肉炎と扁平苔癬

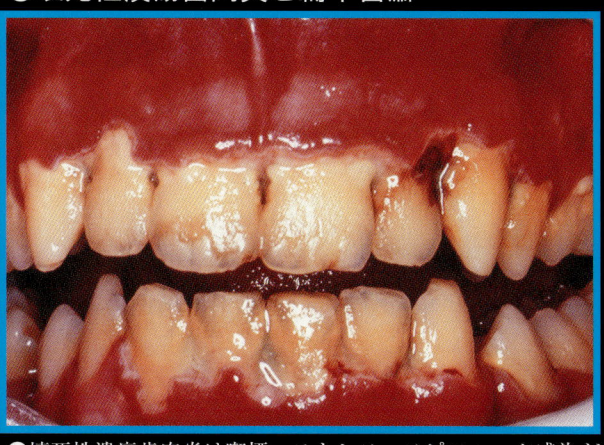

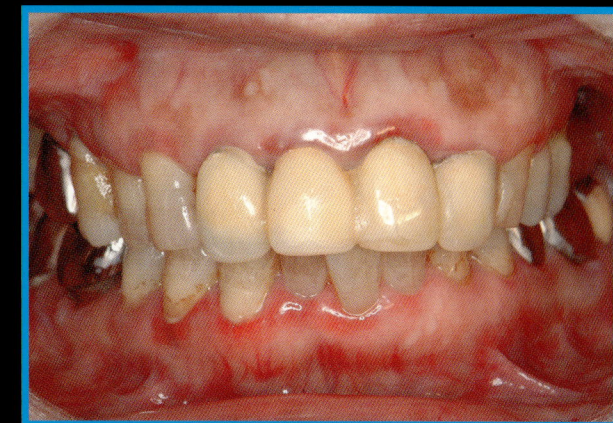

● 壊死性潰瘍歯肉炎は喫煙，ストレス，スピロヘータ感染が病因として挙げられるが，詳細は不明である．また扁平苔癬は原因不明の非プラーク性の歯肉疾患である．このような病態が明確でない疾患の場合，プラークコントロールに加え，含嗽剤，鎮痛剤，抗炎症剤を補助的に使用する（歯周基本治療編1参照）．

● 効果の上がらないブラッシング指導

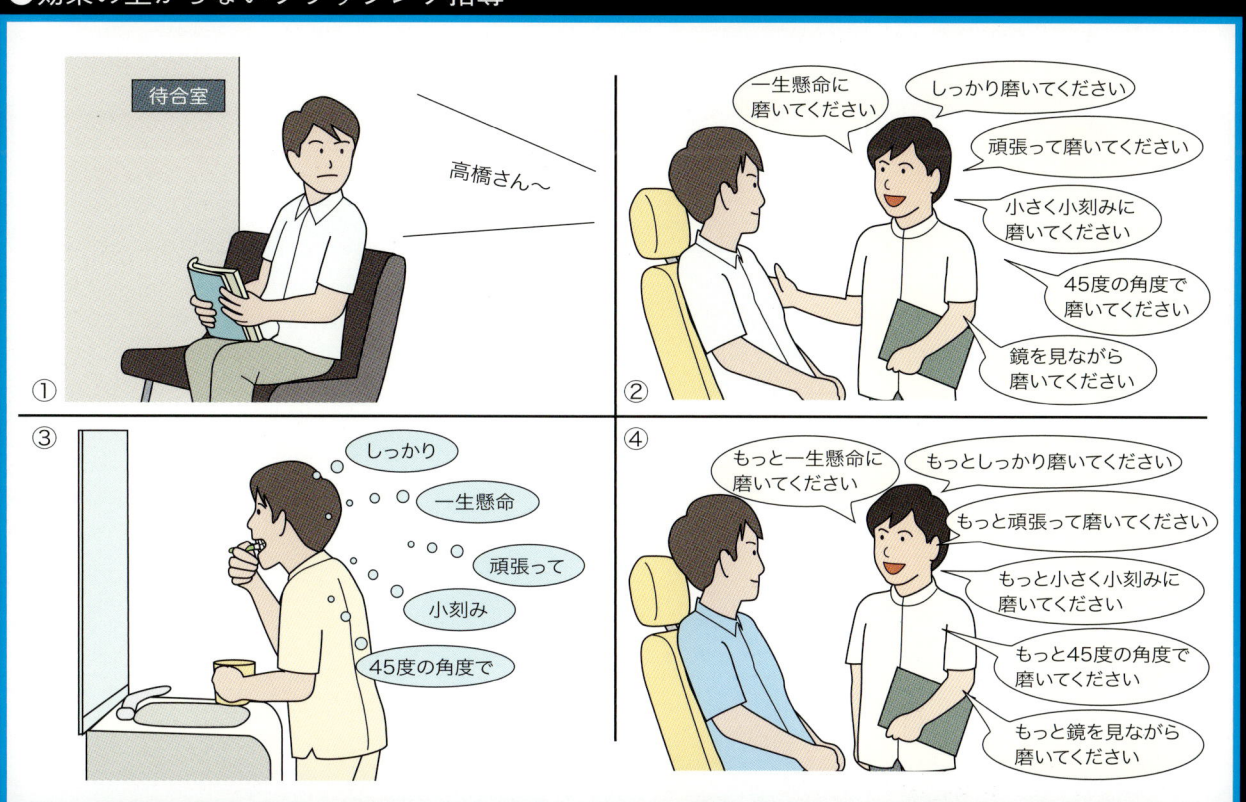

● 患者へのブラッシング指導は単に話をするだけでなく，相手の理解度を確認しながら，説明の内容と量をコントロールすることが大切である（歯周基本治療編3参照）．

歯周治療を考える

●ルートプレーニングの難しさ

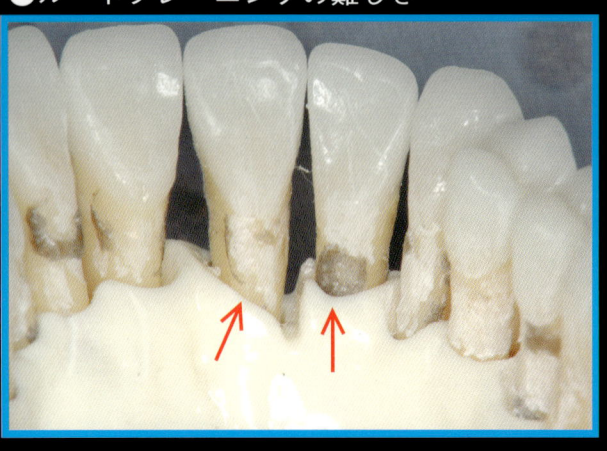

●ルートプレーニングでは根面の形態を考慮しつつ，スケーラーの刃部を根面に均等に当てることが必要であるが，実際には歯肉や歯が障害となり，確実な根面のデブライドメントが難しい（歯周基本治療編5参照）．

●咬合干渉の解消

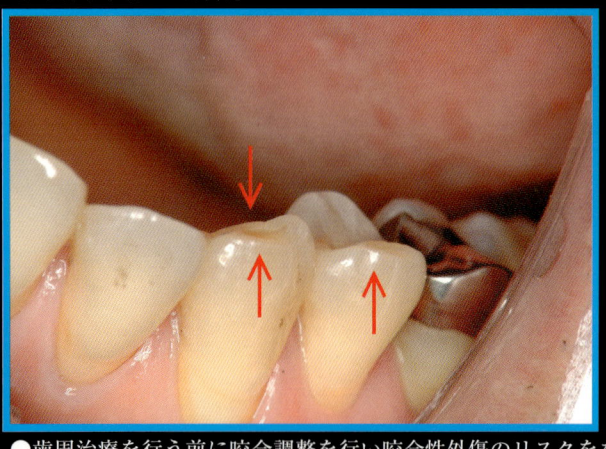

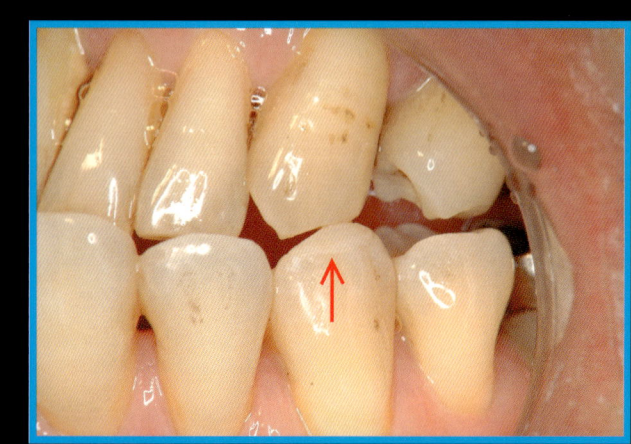

●歯周治療を行う前に咬合調整を行い咬合性外傷のリスクをなくしておく．左上の写真は犬歯および第一小臼歯の咬耗が顕著であるが，犬歯の咬耗した部分にレジンを充填し，第一小臼歯の干渉を解消した（歯周基本治療編6参照）．

●根面のデブライドメント

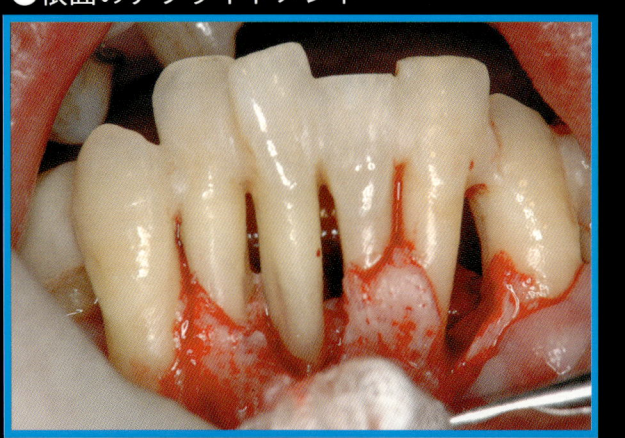

●超音波スケーラーか手用スケーラーで歯肉縁下歯石の除去後にペリオプレーニングバーでデブライドメントを行った．根面のクリーニングが均等に行われているのがわかる（歯周外科治療編3参照）．

●遮蔽膜の設置

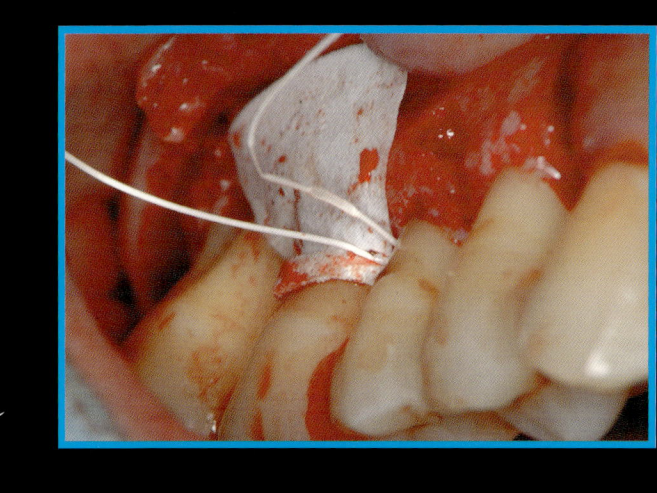

●根分岐部の骨欠損部に自家骨を移植し，遮蔽膜を設置し組織の再生を図った（歯周外科治療編3参照）．

●付着歯肉の獲得

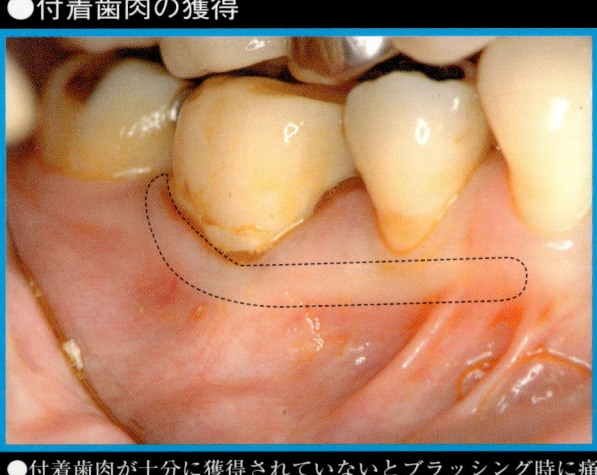

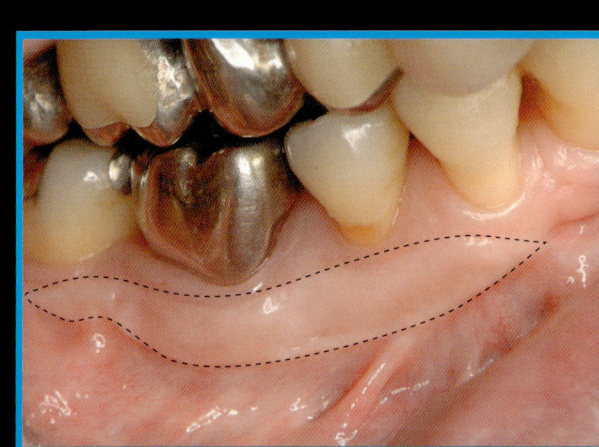

●付着歯肉が十分に獲得されていないとブラッシング時に痛みを訴え，また磨き残しが生じやすくなる．左上の写真からは付着歯肉幅が不十分である．遊離歯肉移植術を行い十分な付着歯肉を獲得した（歯周外科治療編5参照）．

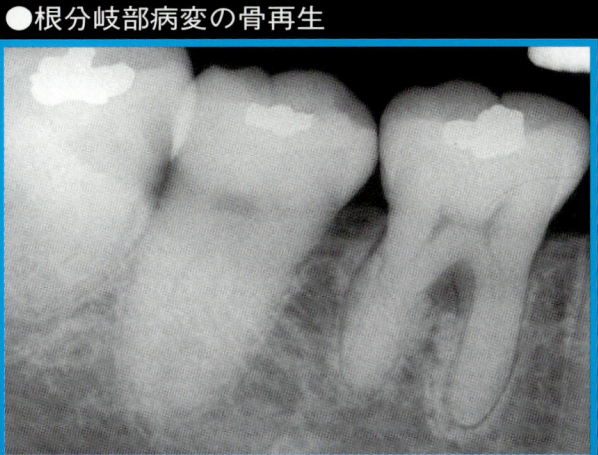

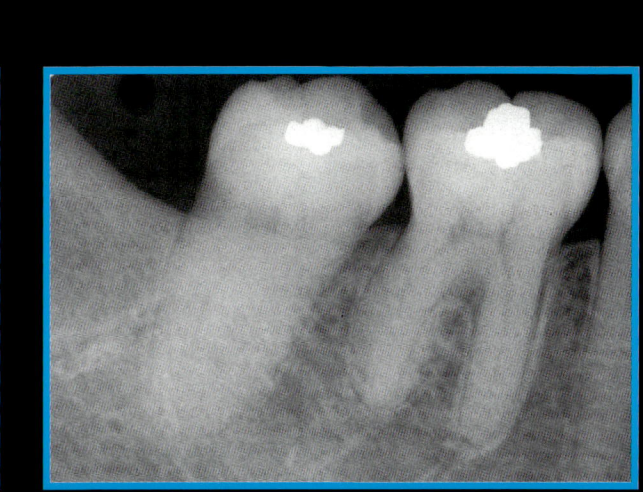

●根分岐部病変の骨再生

●左上の写真からは下顎第一大臼歯の根分岐部に透過像を認める．垂直的な歯周ポケット深さは6～7mmであった．GTR法を用いて骨再生を図ったところ透過像は消失し，歯周ポケット深さは2mmに改善した（歯周外科治療編6参照）．

●外科的歯内療法

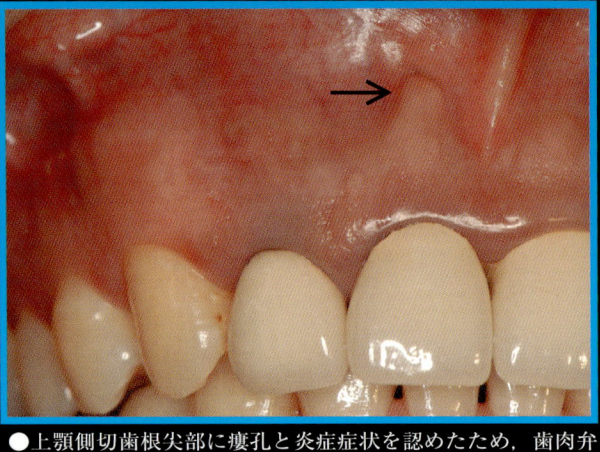

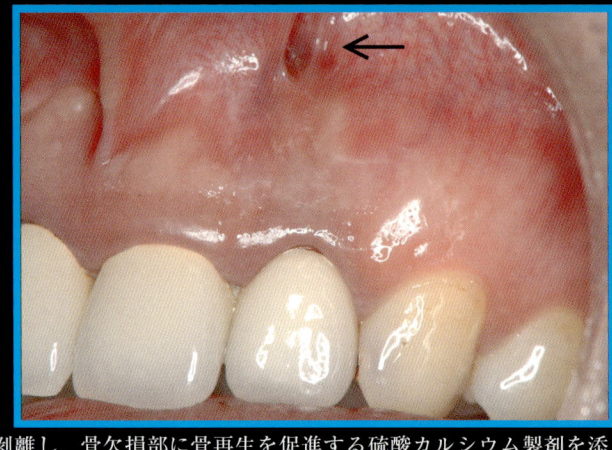

●上顎側切歯根尖部に瘻孔と炎症症状を認めたため，歯肉弁を剥離し，骨欠損部に骨再生を促進する硫酸カルシウム製剤を添入した．（歯周外科治療編 7 参照）．

●骨増大術

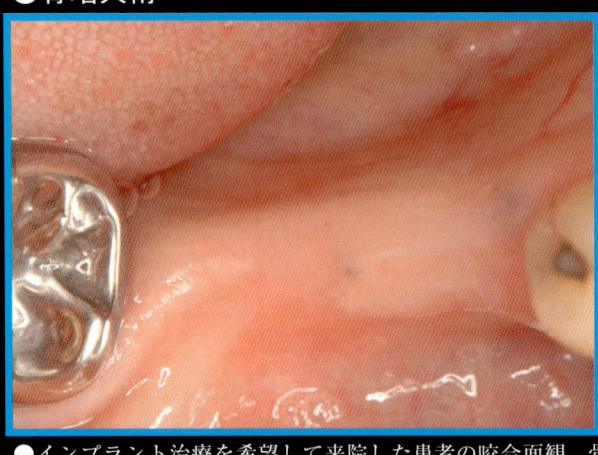

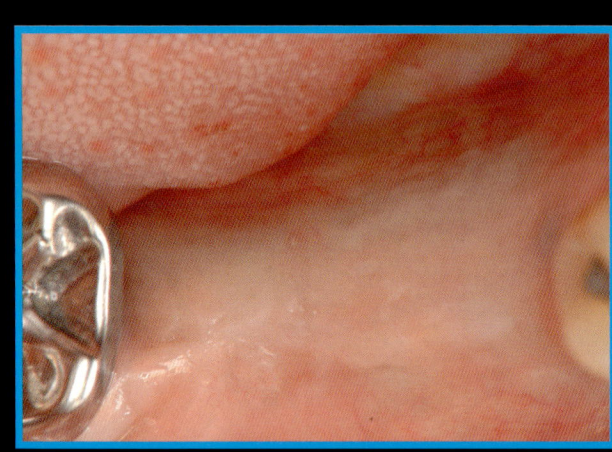

●インプラント治療を希望して来院した患者の咬合面観．骨幅が十分でないので，歯肉弁を剥離し，GBR を行った．右上の写真から歯肉幅が増大していることがわかる（歯周外科治療編 8 参照）．

●リスク管理の失敗

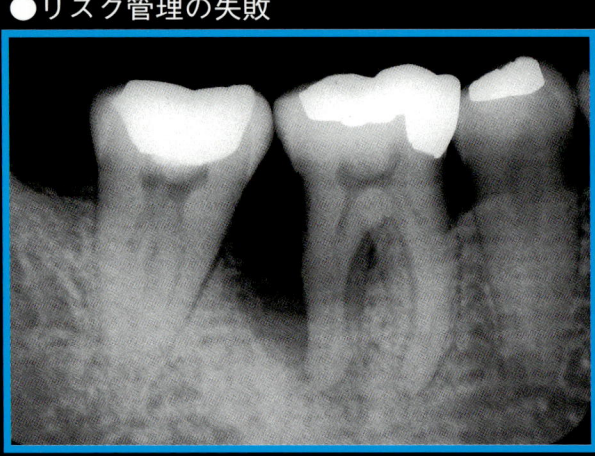

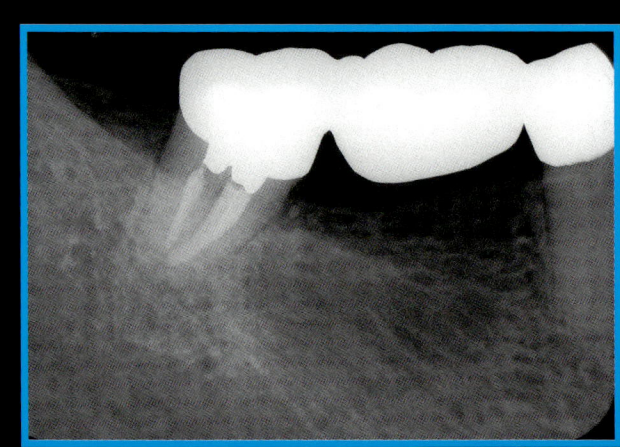

●右側下顎第一大臼歯の遠心根周囲に根尖に及ぶ透過像を認める．人工骨移植が行われたが，結局，抜歯となっていた（この後筆者が担当した）．患者教育，咬合管理，およびプラークコントロールが徹底されていなかった症例である（歯周外科治療編 13 参照）．

第1部

診断編
(Diagnostic Edition)

　歯周疾患では，プラークによる持続的な「細菌感染」による慢性的な「炎症反応」および咬合（力）によって「組織破壊」が引き起こされます．

　歯周疾患の臨床診断では，医療面接に始まり「歯肉縁上のプラーク量」「歯周組織の炎症反応」「歯周組織が破壊された程度」および「咬合診査」から総合的に診断したのちに患者の希望を尊重して適切な治療法を決定します．現状の歯周検査はまだ理想には程遠いですが，疾患の進行度を簡便に把握することにおいては実用的です．

　「歯周炎の進行モデル」がこれまで発表されてきましたが，多因子性疾患である歯周炎の進行様態は個々の患者で大きく異なることから，既存のモデルでは十分に説明ができていません．そこで本書では，著者が考える「複雑系（カオス）のモデル」を紹介しました（本編2参照）．

　著者は卒前の臨床実習で「患者ごとの疾患のストーリーを把握し，一口腔単位の治療方針を立てる教育」を受け，診断に際しては，医療面接と現症から患者の疾患が進行したナラティブを考える習慣を身につけるように指導されました．

　この習慣は現実の疾患の多様性を再認識することにつながりました．また卒後には，医局の症例検討会で患者の全人的な理解が歯周疾患の治療方針を決定するために不可欠であることを学びました．

　患者との会話を通じて，患者の疾患のナラティブを理解していく過程は「患者ごとの疾患の病態の謎解き」と位置づけられます．「推理ゲーム」のような側面がありますが，「ゼロから考える」習慣を持つことは診断には不可欠です．これは同時に「患者を理解する」ことにつながり，患者との信頼関係が得られやすいでしょう．

　また最近，普及しつつある歯科用CTは口腔インプラント，歯内疾患に加えて歯周疾患の診断にもたいへん有効なツールです．歯周外科療法を行う前に三次元画像診断を行って，骨吸収の程度や歯根形態を把握しておくと手術が手際良く進められますし，術後の硬組織の再生を評価できます．

　なお本書では全編にわたりCT読影についてもできるだけ解説を加えてみました．情報の分析力の向上に役立ててください．

第1部　診断編

Diagnostic Edition 1

歯周病の病因論

I 歯周病の病因論のパラダイムシフト

われわれはいつもかぎられた情報に基づいて行動するため，しばしば誤ったり，失敗を犯します．これを「誤謬性」と呼び，またこれまでの既成概念が変ることを「パラダイムシフト」と呼びます．歯周病学および歯周治療学においても，これら「誤謬」と「パラダイムシフト」が繰り返され，歯周病の病因論は何度か変遷しているのです（表1-1-1）．

歯周病学領域では，「複数の細菌による複合感染症」「宿主―細菌相互作用」「多リスク因子性疾患」および「バイオフィルム感染症」のパラダイムシフトがありました．

歯周病は，概念上「歯肉炎」と「歯周炎」とに分類されています（図1-1-1）．しかし，「歯肉炎」から「歯周炎」へ進行する過程は未だに不明です．炎症が歯肉に限局している場合は「歯肉炎」，組織破壊（軟組織と硬組織）を生じたら「歯周炎」と定義されているだけです．歯肉炎はプラークによって発症し，「歯肉炎」から「歯周炎」へ進行すると，歯周ポケットに棲息する複数のグラム陰性嫌気性桿菌による「複合感染症」によって，歯周組織の破壊が進行します．

歯周病の原因はかつて「歯石」と考えられていましたが，Löe らの行った「実験的歯肉炎

表1-1-1　歯周病の病因論のパラダイムシフト

紀元前～1955年	歯石時代
1965年	Löe H：プラークによる実験的歯肉炎を発表
1955～1980年	プラーク（細菌）時代，非特異的から特異的細菌説へ
1979年	Cianciola ら：EOP 患者の好中球遊走能の低下を発表
1980年代	宿主―細菌相互作用時代
1986年	Löe H：スリランカの農夫を対象にした疫学研究
1990年代	歯周病病態のリスク因子の役割
21世紀	歯周病の予知（発症前診断），予防および個体医療

歯周病の原因はかつて歯石と考えられていた．その後の研究により細菌（プラーク）によって発症すること，Löe らの疫学研究から，歯周病の病態は個体差が大きく，「抵抗性を示す患者」と「ハイリスク患者」の存在が示唆された．そして「細菌」を中心としていた歯周病研究は，「宿主」を研究する方向へとシフトした．その後，患者ごとのリスク因子を探り，リスク因子の軽減が治療上も重要であることが認識されるようになった．現在では，歯周病の位置づけが「感染症」から「生活習慣病」へと変わり，プラークコントロールに加えて，歯周病のリスク因子の改善が歯周病の治療のみならず全身の健康増進にとても重要であることがわかっている．

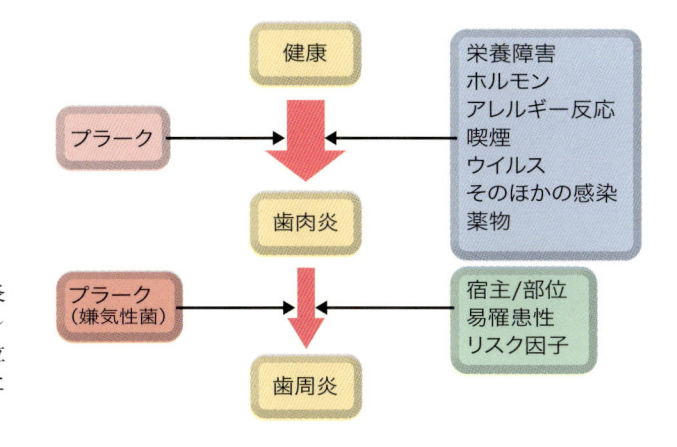

図1-1-1 歯肉炎と歯周炎の分類．プラークによって歯肉炎が生じる．プラーク由来の歯肉炎には栄養，喫煙，ストレス，薬物やホルモンが修飾する．歯肉炎に罹患している部位のうち，宿主の易罹患性やリスク因子が加わると，歯周炎に進行して歯周組織の破壊が進行する．

表1-1-2 異常咬合（パラファンクション）の5つの分類

咬合異常の分類	特徴	具体例
身体的に活性化される	神経症的なものも多少ある	夜間のブラキシズム，指を吸う癖，爪を噛む癖
精神的ストレスにより活性化される	神経症的でなく，ストレスに対する反応による	戦争時の兵士，高層ビル上の労働者，長距離トラック運転手，アスリート，激痛に見舞われている人
習慣的な原因	釘や鉛筆を噛む職業，癖	裁縫師，室内装飾業者，作家
内分泌異常	疾患により，筋肉が痙攣を起こす	破傷風，髄膜炎，てんかん
過剰な代償的運動	外傷性咬合や過高な補綴物により通常の代償的運動が行いにくくなる	

の研究から細菌（プラーク）によって発症することが明らかにされました[1]．もっとも，Löeらはプラークによる「歯肉炎」の発症を調べていますが，「歯周炎」への進行までは調べてはいません．

1986年，スリランカの茶園で働く農夫の口腔内を調べたLöeらの疫学研究[2]から，プラークコントロールが悪くとも，調査対象とした農夫のうち11％は「歯周疾患なし」，81％で「軽度から中等度に進行し」，8％は「重度に進行している」ことが報告され[1]，歯周病の進行は個体差が大きく[2]，「ハイリスク患者」の存在が示唆されました．

この割合は先進国でも発展途上国でもほとんど同じです．また，プラークコントロールが悪くとも，歯周炎に罹患していない，いわゆる「歯周病が進行しにくい患者」が存在することもわかりました．

この頃から，歯周病病態は細菌因子のみから説明することは困難で，宿主因子を含めた研究が必要であるという認識が生まれました．

1980年代に入ると，歯周病研究は「細菌」から「宿主」の方向へとシフトし，歯周病の病態は「宿主－細菌相互作用」の観点から考えられるようになりました（表1-1-1参照）．

早期発症型歯周炎（現在の侵襲性歯周炎）に罹患している患者の約8割は好中球の遊走能が低下していたとするCianciolaらの研究[3]は歯周病学の研究の方向性を「宿主因子」へと加速させました．1990年代には，歯周病の病態には患者ごとのリスク因子がかかわるとする概念が構築されました．

医科ではかつて中年以降にみんな同様に疾患に罹患すると考えられた慢性疾患（糖尿病，高血圧，がん，肥満など）は「成人病」と呼ばれていましたが，その後の研究から「生活習慣病」

へと改名されました．歯周病の分類にもかつては「成人性歯周炎」という名称がありましたが，「慢性歯周炎」へ変りました．

歯周病の疾患概念も「成人病」と「感染症」から「生活習慣病」へと変遷し，生活習慣にかかわるリスク因子の重要性が認識されるようになってきたのです．

II 消えた「異常咬合原因説」

歯周病には「炎症型」と「非炎症型」が存在し，異なる段階で2つのタイプの歯周病が共同して関与するという学説が1975年に報告されました[4]．

「非炎症型」歯周病の病態説では，歯周病を「感染による炎症反応の有無にかかわらず，咀嚼系における自己破壊的な過程」と捉え，歯周病は異常咬合（パラファンクション）によって進行すると考えられました．また，異常咬合を5つに分類し，それぞれの特徴が解説されています（表1-1-2）．

「歯周ポケット形成」については，異常咬合によって歯槽骨が吸収したのちに歯周ポケットが形成されるという仮説が提唱されました．しかし，直接的なエビデンスや科学論文が乏しく，その後は「異常咬合による非炎症性の歯周病進行説」は注目されなくなりました．欧米の歯周病学者らは，この「異常咬合」やそれにかかわる因子をあまり考慮していないようです．目に見える「プラーク説」のほうに説得力を感じたのかもしれません．

しかし，プラークが多量に付着している歯肉炎患者やプラークの付着はわずかであっても深い歯周ポケットを多部位に認める歯周炎患者を診ると，プラークのみが歯周病の進行にかかわっているとは考えにくく，臨床経験から「異常咬合によって歯周病は進行する」と考えている臨床家は多いでしょう．

筆者も治療の成功経験から，「異常咬合の制御」が必要な歯周病を数多く経験しました．「目に見えない咬合力」の問題を臨床家はもっと認識すべきです（リスク因子，異常咬合）．

III 「プラークコントロール中心主義」の問題点

プラークコントロールは「歯肉炎」の改善には有効ですが，「歯周炎」の進行を予防できるわけではありません[5,6]．歯周病が「歯肉炎」から「歯周炎」へと進行すれば，壊死したセメント質や菌体成分を機械的に除去しないかぎり，炎症反応は消失しません．

患者自身によるプラークコントロールは歯周病の予防と治療の根幹を成しますが，それだけでは治癒しない歯周病はたくさんあります．歯肉縁上のプラークコントロールに加えて，専門的な治療が不可欠なのです．

米国で行われた大規模な疫学研究からは，プラークコントロールによって歯肉炎の罹患率は減りましたが，歯周炎の罹患率は変化していません[7]．これは細菌以外の因子が歯周炎の発症と進行に関与している可能性を示唆しています．

未だにプラークコントロールで歯周病が治るといった「プラークコントロール中心主義」的な考えに固執する歯科医師もいるようですが，慢性疾患で多因子性疾患である歯周病を「プラーク」という1つの因子のみから説明することはできません．「患者ごとのリスクを評価する」という姿勢が不可欠なのです．

さらにプラークコントロールが不良であっても，歯周病が進行していない「歯周病の抵抗患者」の存在も知られています[1]．これは「歯周病のリスク度が低い患者」と考えられます．先進国でも発展途上国でも，歯周病のハイリスク患者は8％程度存在しますし，抵抗群も10％程度存在します．このリスクの低い患者では，プ

表1-1-3　米国歯周病学会コンセンサス・レポート（1999年）

①歯肉疾患（歯肉炎）
②慢性歯周炎（成人性歯周炎）
③侵襲性歯周炎（早期発症型歯周炎）
④全身疾患の一症状としての歯周炎（全身疾患がかかわる歯周炎）
⑤壊死性歯周疾患（急性壊死性潰瘍性歯肉炎）
⑥歯周組織膿瘍
⑦歯内病変関連歯周炎
⑧先天性あるいは後天性の形態異常

Annals of Periodontology December 1999 vol 4. No.1

表1-1-4　歯周病の分類（2006年日本歯周病学会）[8]

①歯肉病変（Gingival lesions）
②歯周炎（Periodontitis）
③壊死性歯周疾患（Necrotizing periodontal diseases）
④歯周組織の膿瘍（Abscesses of periodontium）
⑤歯周—歯内病変（Combined periodontic-endodontic lesions）
⑥歯肉退縮（Gingival recession）
⑦咬合性外傷（Occlusal trauma）

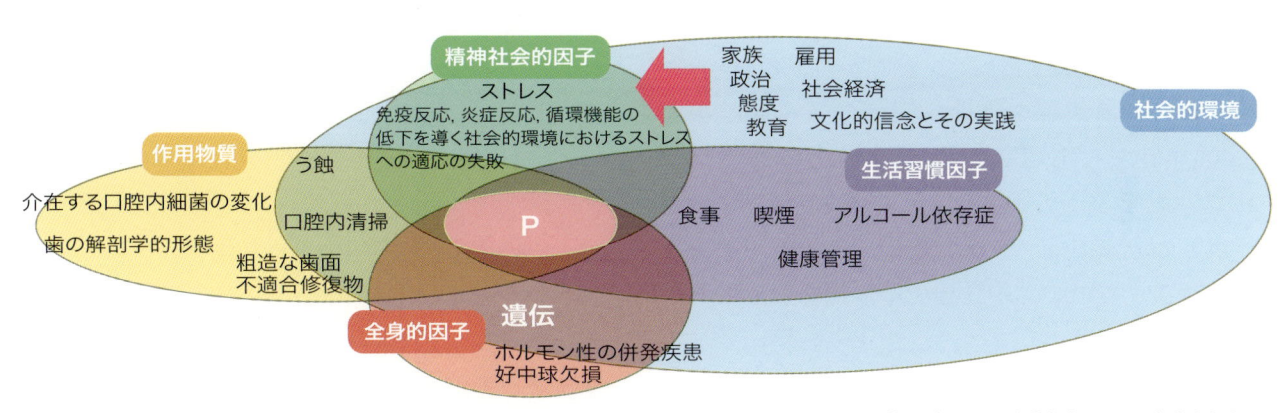

図1-1-2　歯周病の病因における個人および環境因子の関与[9]．歯周病のリスク因子は，「局所リスク」「宿主リスク」「遺伝的リスク」および「環境リスク」に分類できる．歯周病のリスク因子の内，コントロールできるリスクは口腔内管理，喫煙，食生活，悪習癖および全身の健康状態であり，一方，コントロールできないリスクには，加齢や遺伝的素因がある．P＝歯周炎．

ラークコントロールが不良であっても，歯周炎はあまり進行しないでしょう．

　一方，ハイリスク患者はより厳密なプラークコントロールとリスクの軽減が必要になります．患者に求めるプラークコントロールのレベルは，歯周病のリスク度に応じて変わります．

IV　歯周病の分類

　慢性疾患は単一の原因では起こりません．「複数の関連因子」と「時間」の影響が積算されて疾患の病態を形成します．歯周病は単一の

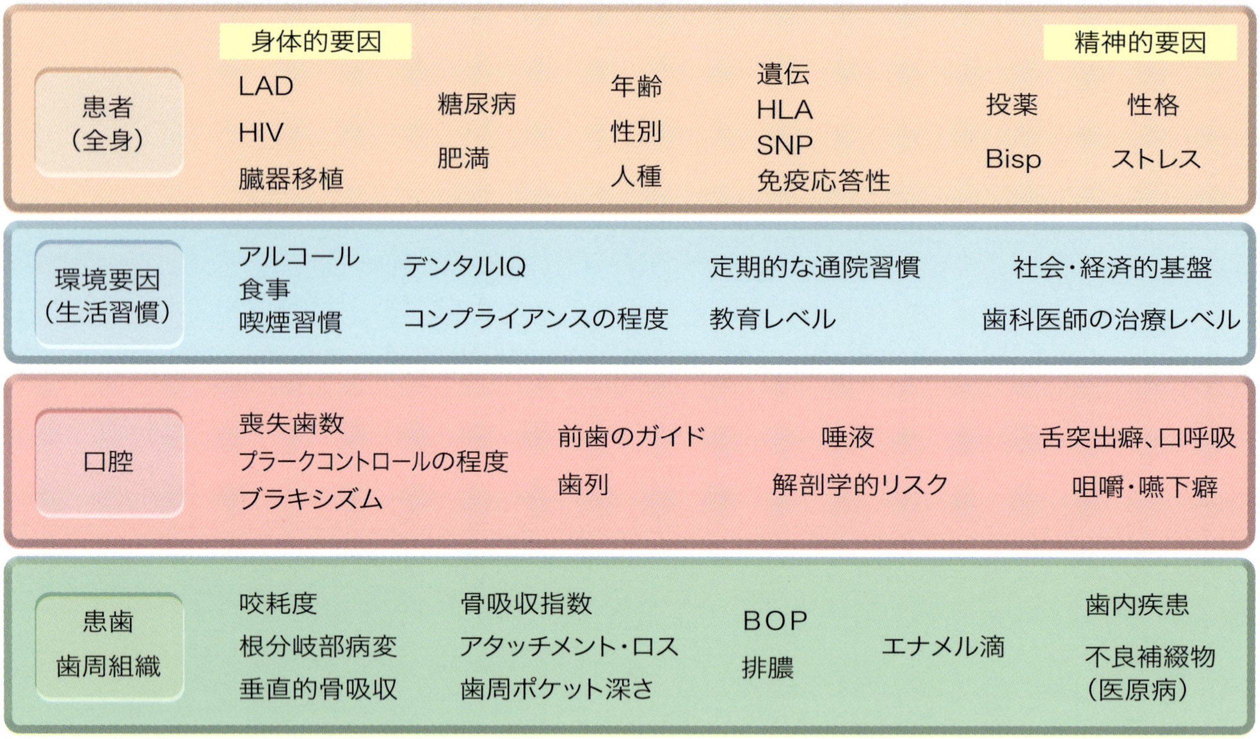

第1部　診断編

	身体的要因				精神的要因	
患者（全身）	LAD HIV 臓器移植	糖尿病 肥満	年齢 性別 人種	遺伝 HLA SNP 免疫応答性	投薬 Bisp	性格 ストレス

環境要因（生活習慣）	アルコール 食事 喫煙習慣	デンタルIQ コンプライアンスの程度	定期的な通院習慣 教育レベル	社会・経済的基盤 歯科医師の治療レベル

口腔	喪失歯数 プラークコントロールの程度 ブラキシズム	前歯のガイド 歯列	唾液 解剖学的リスク	舌突出癖、口呼吸 咀嚼・嚥下癖

患歯 歯周組織	咬耗度 根分岐部病変 垂直的骨吸収	骨吸収指数 アタッチメント・ロス 歯周ポケット深さ	BOP 排膿	エナメル滴	歯内疾患 不良補綴物 （医原病）

図1-1-3　歯周病のリスク因子．患者，患歯および部位レベルで歯周病のリスク因子が報告されている．

疾患ではなく，数多くの亜型に分類されています．米国歯周病学会による歯周病の分類（表1-1-3）や日本歯周病学会の歯周病分類システム（2006年）[8]など国ごとに約10年おきに修正されています（表1-1-4）．

現在の分類では，多様な歯周病の病態がより細分化されていますが，詳細な病態を把握できているわけではありません．疾患の分類はそれぞれの専門学会が研究結果に基づいて決定しているので，普遍の真理に基づいているわけではありません．今後も新しい情報に基づいて修正が繰り返されるでしょう．

歯周病は細菌感染によって発症しますが，その病態は個人の生体防御細胞機能および多数のリスク因子の修飾を受けています（図1-1-2）．したがって，患者ごとにリスク因子をなるべく詳細に取り上げて，個体ごとの病態を特定していくという姿勢が必要です（図1-1-3）．また，診断の結果を患者に説明し，患者自身の「気づき」を促して，患者が自分のリスク因子を認識し，積極的に歯周病のリスクを管理することが治療上も重要です．

V　歯周病は多因子性疾患

多因子性疾患である歯周病には数多くの因子（図1-1-3参照）が複雑にかかわっているので，病態は「多様性」を示します．「体質」とか「個体差」と言い換えることもできるでしょう．

この「多様性」という言葉はいろいろな分野で使われていますが，平たく言えば「複雑すぎてよくわからない」ということです．慢性疾患や心身相関の発生メカニズムの複雑性を考慮すれば，科学的根拠に基づく医療（エビデンス・ベースド・メディシン）の考え方と二重盲検法に基づく臨床試験の吟味だけでは十分ではありません．

歯周病という病気は細菌感染に加えて宿主の応答性，環境因子，遺伝的素因，精神的ストレス，悪習癖および医原病などがかかわった疾患であり，科学的に検証しえない因子が含まれていると考えられます．そして，治療においては，単一の治療法で劇的な改善が得られるというような疾患ではなく，患者教育を通じて丹念に疾患のリスクを軽減し，適切な治療を行うことが求められるのです．

歯周病を含む慢性疾患はある程度疾患が進行した段階で診断するため，「結果」から「原因」や「病態」を推測しており，処理する情報は多岐にわたります．患歯の咬耗やファセットからは「咬合性外傷」を疑います．歯槽骨の破壊程度からは歯周炎の進行度を推測します．精神的ストレスや歯ぎしりの有無および程度については，問診やバイトプレートの削れた量と形態から判断します．

歯根膜の弾性の低下，セメント質の肥厚といった加齢にともなう変化は非常に緩慢に進行し，嚙む習慣やセメント質の不均質性や悪習癖も歯周病の進行を増悪させるのです．

参考文献

1. Löe H, et al. : Experimental gingivitis in man. J Periodontol. 1965 : 36 : 177-187.
2. Löe H, Anerud A, Boysen H, Morrison E. : Natural history of periodontal disease in man. Rapid, moderate and no loss of attachment in Sri Lankan laborers 14 to 46 years of age. J Clin Periodontol. 1986 : 13(5) : 431-445.
3. Cainciola LJ, Genco RJ, Patters MR, McKenna J, van Oss CJ. : Defective polymorphonuclear leukocyte function in a human periodontal disease. Nature. 1977 : 265(5593) : 445-447.
4. Drum W. : A new concept of periodontal diseases. J Periodontol. 1975 : 46(8) : 504-510.
5. Hujoel PP, Cunha-Cruz J, Loesche WJ, Robertson PB. : Personal oral hygiene and chronic periodontitis : a systematic review. Periodontol 2000. 2005 : 37 : 29-34.
6. Weyant RJ. : No evidence that improved personal oral hygiene prevents or controls chronic periodontitis. J Evid Based Dent Pract. 2005 : 5(2) : 74-75.
7. Douglss CW, Gillings D, Sollecito W, Gammon M. : National trends in the prevalence and severity of the periodontal diseases. J Am Dent Assoc. 1983 : 107(3) : 403-412.
8. 日本歯周病学会編：歯周病の診断と治療の指針．東京．医歯薬出版．2007.
9. Clarke NG, et al. : Personal risk factors for generalized periodontitis. J Clin Periodontol. 1995 : 22 : 136-145.

第1部　診断編

Diagnostic Edition 2

歯周疾患進行の理論的モデル

I これまでの理論的モデル

　「歯肉炎」から「歯周炎」へ進行する度合いあるいは歯周炎の進行度は歯周病のリスク度によって異なります．さらに，同じ患者の口腔内でも，「患歯ごと」「患歯の部位ごと」に歯周病の進行に差があります．歯周炎に罹患すると，自然治癒は期待できず，疾患は不可逆的に進行します．歯周疾患の進行様態を数学的に説明することを試みた「理論的モデル」が1980年代から報告されています（表1-2-1）．
　いずれも概念的な定義づけを試みており，歯周病の特徴の一端を表現しています．
　またSocranskyらが提唱した3つの歯周病進行モデル[1]のうち，「直線的(linear)モデル」と「規則的な悪化理論」は，中年以降には誰でも同じように歯周病が進行するというもので，かつての「成人病」と同じ概念に基づくモデルでした．しかし，「成人病」から「生活習慣病」へ変わったことからも，疾患の「直線的モデル」は否定されました．臨床的には，3番目の「不規則的な悪化理論」がもっともよく当てはまります[1~3]．
　歯周炎の進行は時間軸に沿って直線的に進行するのではなく，「活動期」と「非活動期(休止

表1-2-1　歯周疾患進行の理論的モデル（仮説）

モデル	解釈	参考文献
①直線的(linear)モデル	緩慢に一定の速度で歯周疾患が進行する	1
②規則的な悪化(burst)理論	「悪化(burst)」と「緩和」の期間が規則的に生じる	1
③不規則な悪化(burst)理論	「悪化(burst)」と「緩和」の期間が不規則	1, 2, 3
④疫学的モデル	加齢にともない継続的に歯周疾患が進行する	4
⑤ブラウン運動的または無規則的モデル（ランダム・ウォークモデル）	「短期的な悪化」と「緩和」が不規則に起こるが，潜在的な疾患の活動性は一定	5
⑥フラクタルモデル	多因子性モデル：加齢にともない「悪化」と「緩和」を繰り返して疾患が進行する．ワイエルシュトラス関数を利用したモデル	6, 7
⑦マルチレベルモデル	burstおよびlinear理論は同じ現象の異なる表現形にすぎないと考えている	8
⑧複雑系(カオス)の理論	ホメオカオスの理論	9

表中の参考文献はこの項の最後の文献を指す．

図1-2-1 歯周病の進行様態．歯周炎の罹患性には個体差が大きいため，歯周病の診断を行う際には，個人ごとの歯周炎のリスク度を評価する必要がある．歯周疾患の易罹患性を示すもっとも簡便な臨床指標は，年齢における歯周組織の破壊程度（抜歯本数も含めた）であろう．垂直性骨吸収の有無と程度も患歯のリスクを評価する指標になる．AgP = aggressive periodontitis（侵襲性歯周炎），CP = chronic periodontitis（慢性歯周炎）．

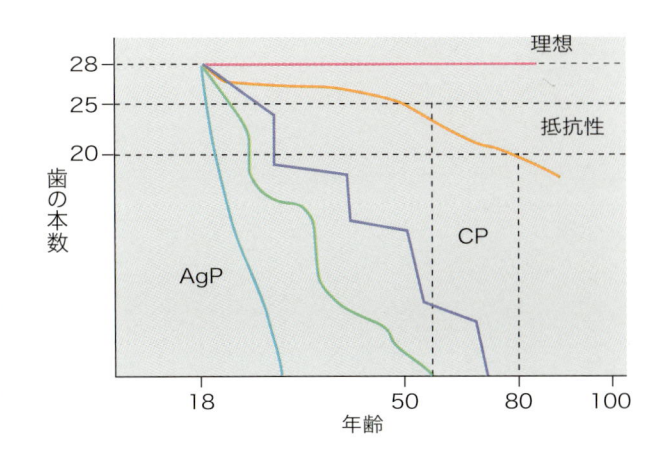

表1-2-2 歯周病の規則性

①細菌感染（プラーク）で発症する
②歯周疾患の進行は健康→歯肉炎→歯周炎の順に進行する．換言すれば，プラーク（細菌）→炎症→組織破壊の順に進行する
③歯周病の進行には個人差が大きい
④一口腔内でも歯周病の進行度合いは異なる．臼歯部から進行する傾向が強い
⑤プラークだけでは歯周炎に罹患しない．各種リスク因子がかかわる
⑥歯周病は「感染症」に加えて「生活習慣病」と位置づけられる
⑦歯周病のハイリスク患者は8％程度，一方，抵抗群は10％程度存在する
⑧歯周炎に罹患すると自然治癒しない
⑨歯周炎の進行には，「活動期」と「非活動期」があり，進行速度は時間に比例しない
⑩歯周治療によって進行を停止あるいは抑制可能である
⑪患者の治癒力にも個人差がある．喫煙者や糖尿病患者はハイリスク患者で治癒し難く，治療後も歯周炎の再発を起こしやすい
⑫加齢にともない罹患率が高くなる

多様な歯周病の病態にもいくつかの規則性がある．

期）」とを交互に繰り返すとする「非直線理論（non-linear theory）」が提唱され，歯周ポケットの「活動期」と「休止期」を診断し，治療においては歯周ポケットを「活動期」から「休止期」へと変えることが重要と考えられました（図1-2-1）．

その後，「疫学的モデル」「発作的突発性理論（burst理論）」「ブラウン運動的モデル（ランダム・ウォークモデル）」「フラクタルモデル」「マルチレベルモデル」[4~8]が報告されましたが，「多因子性疾患」である歯周病病態の「多様性」を説明するには十分ではありません．

「疫学的モデル」では，歯周病を「生活習慣病」ではなく「成人病」として捉えています[4]．

また「発作的突発性理論（burst理論）」では，患者が歯科医院に来院しなければ歯周ポケットの急発を判定できないだけでなく，多くの患者では，来院前に何度か小さい急発を繰り返していることが考慮されていません[9]．

II 歯周病病態の規則性

歯周病の病態が多様であるとはいえ，ある一定の規則性があります（表1-2-2）．物理学や数学にあるような「シンプルな法則」を導き出すことは難しくとも，帰納法的に共通点を見い出す作業を行うことにより，診断および治療上の「ヒント」や「さじ加減」を見い出すことは可能です．

筆者は，歯周病患者の「免疫学的リスク因子」の特徴を研究してきました[10〜15]．すなわち，早期に歯周病が進行するため「易罹患性宿主」と考えられている侵襲性歯周炎患者群に共通する免疫学的特徴を調べて患者亜群に再分類することを試みました[14]．しかし，患者亜群ごとの免疫応答性からは共通する特徴を発見することは困難でした．その結果，「患者群」として捉えるだけでなく，患者個々に見る姿勢（個体医療）が必要だと考えるようになりました．

歯周病患者を個々の患者で調べる「個別結果集」のような症例報告（ケースレポート）の集大成のようになるかもしれませんが，今ではNBM（narrative-based medicine）としてその意義が認識されるようになりました．

III 「複雑系（カオス）の理論」から説明する歯周疾患の進行様式

歯周炎の進行には複数の因子が時間軸に沿って不定期にしかも複雑にかかわるため，予測不可能なことが起こります．筆者は共同研究者と歯周病の進行を「複雑系の理論（カオスの理論）」から説明することを試み，歯周病の病態には患者の宿主免疫応答性の多様性に加えて「セメント質構造の不均一性」や喫煙に代表される「リスク因子」がかかわっていることを提唱しました[16]．

筆者らの学説は，基本的には「non-linear説」を支持します．患歯の部位ごとの進行度合いには「セメント質構造の不規則性」「歯列」「歯根形態」「咬合力」「咬合様式」も関与していると考えています．

1991年に歯周病の進行様式を「フラクタルモデル」で説明したLandini[6]は，1997年にはWeierstrass-Mandelbrot（ワイエルシュトラス）関数を利用して歯周病の進行モデルを再考し，歯周病の進行を「カオスの理論」から説明できる可能性に言及しています[7]．

慢性疾患では，複数のリスク因子がわずかずつ影響し，しかもリスク因子同士が関連して病態を形成するので，「シンプルな系」で研究を進める数学や物理学では「複雑系のシステム」を扱うのは難しいでしょう．

従来の科学の「単純さへの還元主義的思考」では，複雑な生命体を扱う生命科学，たとえば歯周病のような慢性疾患の病態を説明するのは困難であり，「複雑なものを扱う科学」が必要だと思います．

東京大学の金子邦彦教授らは，生態系の中で「宿主－寄生体（細菌）相互作用」のモデルに出現するカオスに「ホメオカオス」という名をつけて研究しています[17]．金子教授らは一般に考えられているカオスのような激しい変動は生物を絶滅させる可能性があるため，生物の個体変動におけるカオスは「弱いカオス」になっていると考えています．

この学説では，宿主に対して細菌の作用が弱い時には，宿主は細菌に甘んじて，ある一定の常態下で安定し「共生状態」にあるものの，細菌の作用が高まり，宿主と細菌の相互作用が強まると，宿主は細菌から逃れようとして，非常に不安定な状態（カオス的不安定性）になる，と考えています．

細菌の作用が高まって出現する「カオス的不安定性」を弱めて多種共存するシステムを構築していると考え，この「自由度の大きい弱いカオス」のことを「多様性」を保つという意味から「ホメオカオス」と呼んでいます．

「安定した状態」と「カオス的不安定性により変動する時期」が交互に現れるという学説は，歯周ポケットが「活動期」と「休止期」を繰り返すという現象に似ており，歯周炎の進行を，「ホメオカオスの理論」で説明することも可能かもしれません．そうすると，治療概念としては，従来から言われている「活動性の歯周ポケットを非活動性にする」ことを，歯周ポケットの状態を「カオス的不安定な状態」から

「安定した状態」に変えることと換言できるでしょう.

ただし,歯周炎の進行には,宿主に対する細菌の関与に加えて,多数のリスク因子が継続的に,しかもリスク因子同士が相互に作用しながらかかわるため,より複雑な理論になるであろうことは容易に想像できます.

参考文献

1. Socransky SS, Haffajee AD, Goodson JM, Lindhe J. : New concepts of destructive periodontal disease. J Clin Periodontol. 1984 : 11 : 21-32.
2. Goodson JM, Tanner AC, Haffajee AD, Sornberger GC, Socransky SS. : Patterns of progression and regression of advanced destructive periodontal disease. J Clin Periodontol. 1982 : 9 : 472-481.
3. Zimmerman SO. : Discussion : attachment level changes in destructive periodontal diseases. J Clin Periodontol. 1986 : 13 : 473-475.
4. Cohen ME, Ralls SA. : Distributions of periodontal attachment levels. Mathematical models and implications. J Periodontol. 1988 : 59 : 254-258.
5. Manji F, Nagelkerke N. : A stochastic model for periodontal breakdown. J Periodontal Res. 1989 : 24 : 279-281.
6. Landini G. : A fractal model for periodontal breakdown in periodontal disease. J Periodontal Res. 1991 : 26 : 176-179.
7. Landini G. : Is periodontal breakdown a fractal process? Simulations using the Weierstrass- Mandelbrot function. J Periodontal Res. 1997 : 32 : 300-307.
8. Gilthorpe MS, Zamzuri AT, Griffiths GS, Maddick IH, Eaton KA, Johnson NW. : Unification of the "burst" and "linear" theories of periodontal disease progression : a multilevel manifestation of the same phenomenon. J Dent Res. 2003 : 82 : 200-205.
9. Ralls SA, Cohen ME. : Problems in identifying "bursts" of periodontal attachment loss. J Periodontol. 1986 : 57 : 746-752.
10. Takahashi K, et al. : Studies on the phenotypic and functional characterization of peripheral blood lymphocytes from patients with early-onset periodontitis. J. Periodontol. 1995 : 66 : 391-396.
11. Takahashi K, et al. : Clinical and laboratory studies on a patient with early onset periodontitis and her family members. A case report. J Periodontol. 1995 : 66 : 403-412.
12. Takahashi K, et al. : Assessment of in vitro interleukin-2 producing capacity of peripheral blood lymphocytes from patients with periodontitis. J. Clin. Periodontol 1997 : 24 : 44-50.
13. Guo S, et al. : Antibody responses against Porphyromonas gingivalis infection in the patients with early-onset periodontitis. J. Clin. Periodontol. 2000 : 27 : 769-777.
14. Takahashi K, et al. : Heterogeneity of host immunological risk factors in patients with aggressive periodontitis. J. Periodontol. 2001 : 72 : 425-437.
15. Takahashi K, Azuma T, Motohira H, Kinane DF and Shin K. : The potential role of IL-17 in the immunopathology of periodontal disease. J. Clin. Periodontol. 2005 : 32 : 369-374.
16. Papantonopoulos GH, Takahashi K. : A non-linear approach to periodontal diseases susceptibility. Research Focus on Smoking & Women's Health Katherine P Tolson & Emily B Veksler (eds) : 2008 : Nova Science : 159-182.
17. 金子邦彦,池上高志:複雑系の進化的シナリオ.—生命の発展様式—.東京.朝倉書店.1998.

Diagnostic Edition 3

歯周病のリスク因子

I 生活習慣に基づくリスク評価

　これまでの歯周病の診断は,「歯肉縁上プラークの付着状況」「歯肉の炎症の程度」および年齢における「歯周組織の破壊程度」から現在の歯周疾患の進行した「状態」を表現することでした．これは「火事の焼け跡」を検証しているのに似ています．

　一方，将来的な疾患の進行を予測することが「リスク評価」です．すなわち，歯周病のリスク評価は，「医療面接」と「口腔内診査」を通じて，患者ごとのリスク因子を評価して，リスクに応じた予防と治療に生かそうという概念です．

　「年齢における歯周組織の破壊程度」「現在の炎症の程度」「遺伝的素因」および喫煙などの「環境リスク因子」，糖尿病を代表とする全身疾患や生活習慣などの多岐にわたる因子がリスク因子として挙げられています(本編1・図1-1-2，図1-1-3参照)．

　環境リスク因子は多数あり，お互いに相互作用している可能性もありますが，現時点ではそれらの機序は不明で，定量することは困難です．重度の歯周病患者がコントロール不良な糖尿病や喫煙者に多かったという疫学研究から，歯周病は「感染症」や「成人病」から「生活習慣病」へと疾患概念が変りました．

　江戸時代の儒学者および健康学者でもあった貝原益軒(1630〜1714)は，「養生訓」の中で「凡そよき事あしき事，皆ならひよりおこる(健康も病気も習慣から起こる)」と説いており，約300年も前に「生活習慣」の重要性を指摘しています．歯周病のリスク因子の多くも生活習慣に関連しています．

II リスク因子の信憑性

　歯周病のリスク因子には，確固たるエビデンスが得られた因子(喫煙，コントロール不良な糖尿病)と関連が疑われるものの，強いエビデンスの得られていない因子とがあります．

　また，研究論文があまり発表されておらず，エビデンスのレベルは低いのですが，異常咬合のように臨床家たちの間では当然のことと捉えられている因子など，さまざまなリスク因子が報告されています(図1-3-1)．

　「口呼吸」「舌突出癖」「嚥下不良」なども歯周病のリスク因子として働いている可能性が指摘されています．

　臨床では，患者を診断する際に，従来の歯周組織の進行度と炎症度だけでなく，リスク評価を意識した診断を行い，リスクの軽減を図る説明や治療を行います．「糖尿病」と「喫煙」は歯周病のリスク因子であることがこれまでに繰り返し報告されているので，本書では省略します．

歯周病のリスク因子

明らかなリスク因子	エビデンスを得難い因子	推定上のリスク因子
特異的な細菌群	異常咬合	遺伝子多型
喫煙	歯列, 前歯のガイド	年齢
コントロール不良な糖尿病	コンプライアンスの得られない患者	社会経済的な状況 人種/民族
歯根の形態		性別 心理社会的要因
白血球機能の低下	悪習癖（舌癖etc）	骨粗しょう症 肥満

図1-3-1　リスク因子の信憑性．

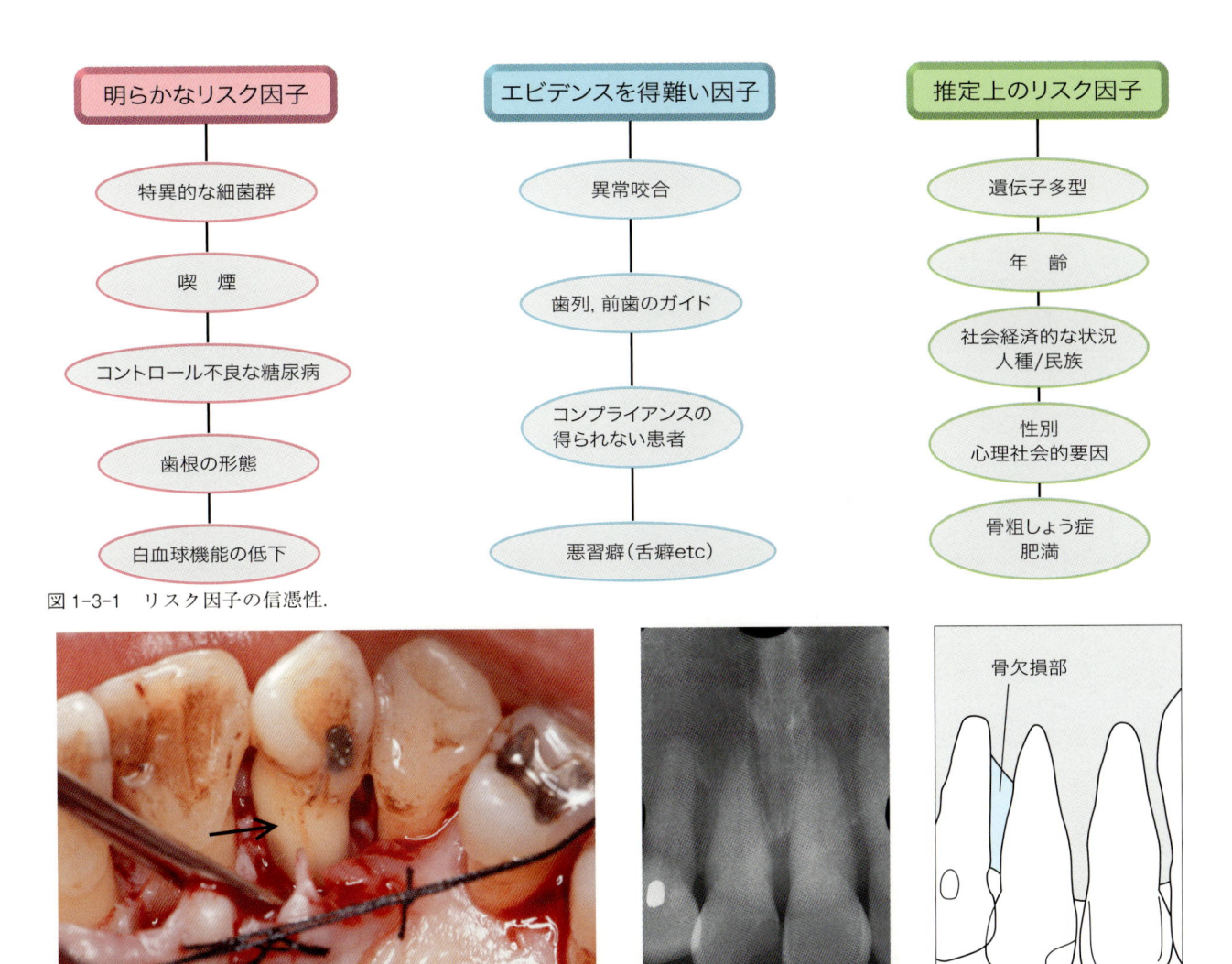

図1-3-2a〜c　上顎側切歯の口蓋裂溝（矢印）とデンタルX線写真．

III 局所因子

1. 歯の解剖学的特徴

「歯根の窪みや溝」はプラークコントロールやルートプレーニングの際に器具のアクセスが困難な部位で，細菌が棲息する「隙間」を提供するため，「局所的リスク因子」になります[1]．「上顎側切歯の口蓋裂溝（palato-gingival groove　図1-3-2）」「上顎第一小臼歯の近心溝」「下顎側切歯の隣接面溝」「下顎大臼歯近心根内側」は注意が必要です．また，「歯根の形態のバリエーション」として「根分岐部のエナメル突起」は，付着が喪失しやすく，治療によって再付着が起こらないために，局所的なリスクになります．

2. 歯列不正

「歯列不正」も歯周病の局所的リスク因子です．前歯部のガイドが不良な場合，臼歯部の歯周病が進行しやすい傾向があります．とりわけ，前歯が先天欠如していたり，埋伏歯の場合には，前歯のガイドが不良になります．「側切歯の先天欠損（図1-3-3）」「スリーインサイザー」や「切端咬合（図1-3-4）」「開口」「反対咬合（図1-3-5）」のように骨格がかかわる場合もあります．「近心に傾斜した臼歯」ではプラークの滞積が起きやすくなります．

第1部　診断編

27

第 1 部　診断編

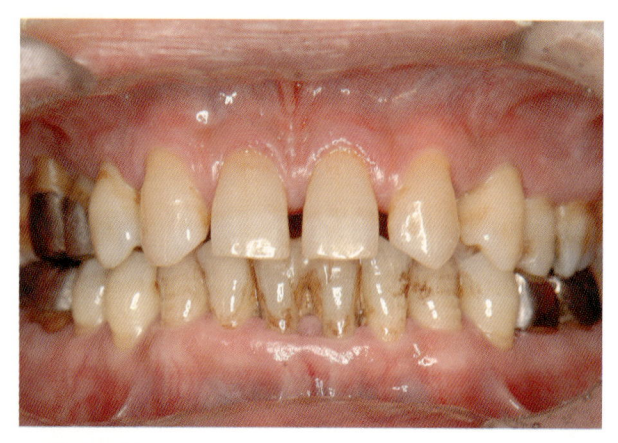

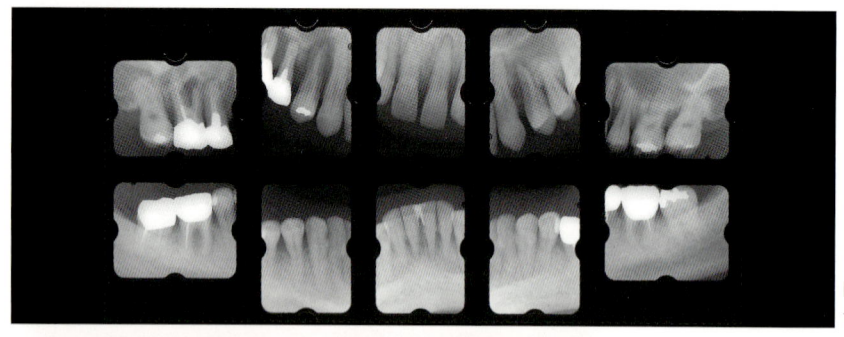

図 1-3-3a，b　49 歳の男性．喫煙者．
歯列不正．両側上顎側切歯の先天欠損．

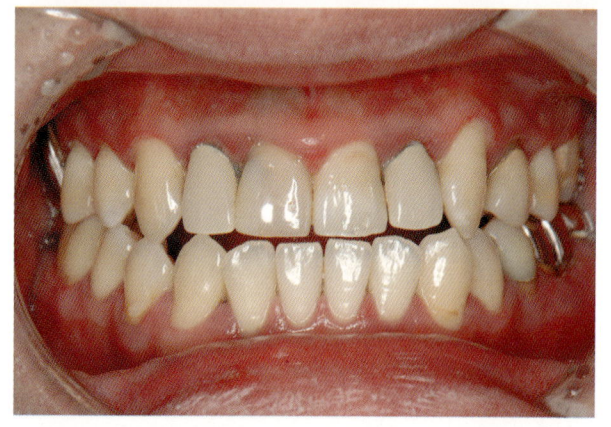

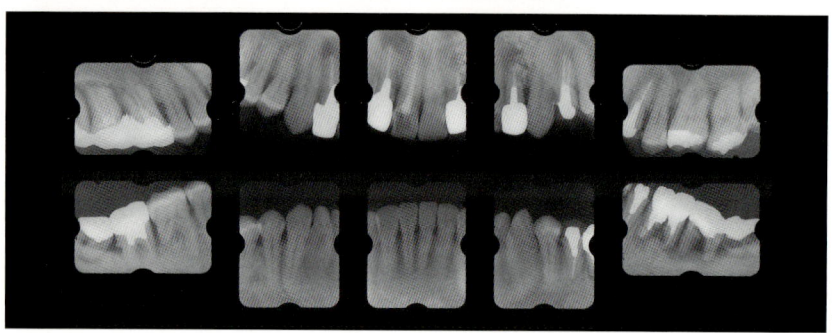

図 1-3-4a，b　33 歳の男性．非喫煙者．
歯列不正．切端咬合．

IV　異常咬合

　無目的で意識的あるいは無意識的に行われる非機能的運動（parafunction）は「咬合性外傷」として作用し，歯肉炎では影響しませんが，歯周炎に進行すれば相乗的に歯周組織を破壊するため，歯周病のリスク因子になります[2]．X 線

歯周病のリスク因子

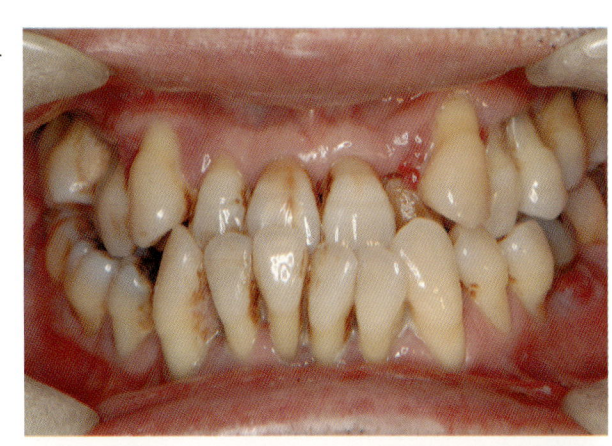

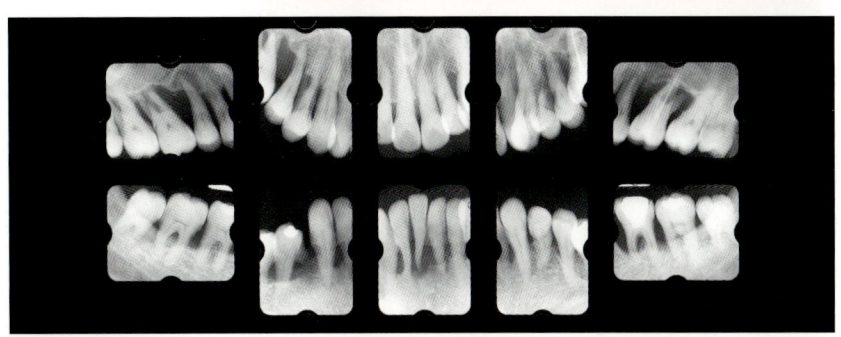

第1部 診断編

図1-3-5a, b　45歳の男性．非喫煙者．歯列不正．反対咬合．

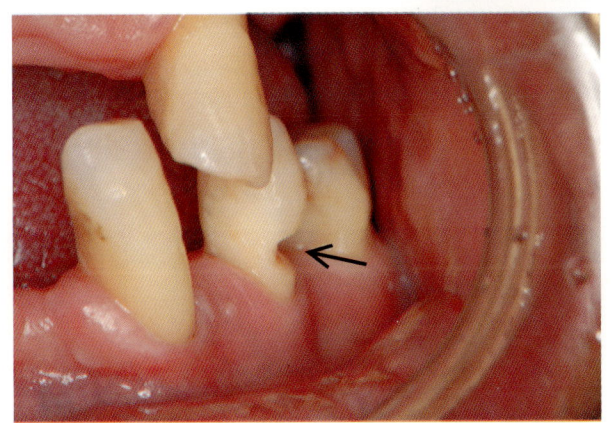

図1-3-6　60歳の男性．喫煙者．顕著なくさび状欠損（矢印）．

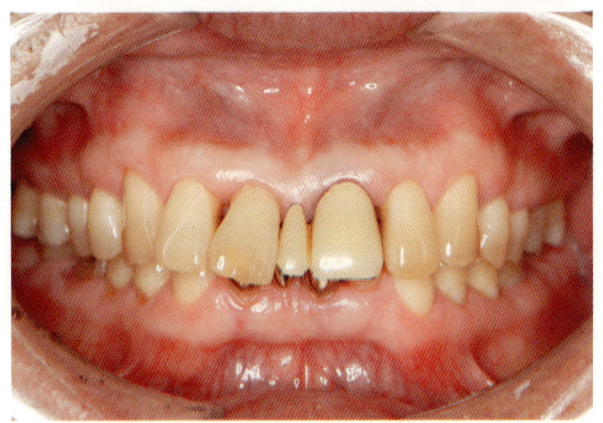

図1-3-7　56歳の男性．喫煙者．クレンチャー．

所見では，「垂直性骨欠損」「歯根膜腔の拡大」「歯槽硬線の消失」が読影上のポイントです．

　歯周病のリスクが低い患者では，咬合力が歯牙へ作用するため，歯痛や冷水痛を訴えて来院した場合，顕著な咬耗やくさび状欠損[5]が観察されることがあります（図1-3-6〜8）．

　最近では，強い咬合力による問題が「dental compression syndrome」と命名され，悪習癖，精神的ストレスとの関連性が疑われており，顎関節症の要因とも考えられています[3]．

　加齢とともに歯の咬耗が進み，咬合高径が低くなります．そのため正常な歯列であっても加齢にともない犬歯誘導が失われると，側方運動時のガイドがグループファンクションになり，臼歯の骨吸収が進行しやすくなると考えられます[4]．

　これまでの研究からは，マウスガード（バイトプレート，スプリント）を使用することによる「睡眠時のブラキシズム」の緩和効果は明らかでないものの，咀嚼筋の過緊張を緩和し，咬耗を抑制できることから，患歯への外傷性咬合を緩和することは可能です[5]．なにより，患者自身の気づきを促すことで，生活習慣の改善を期

29

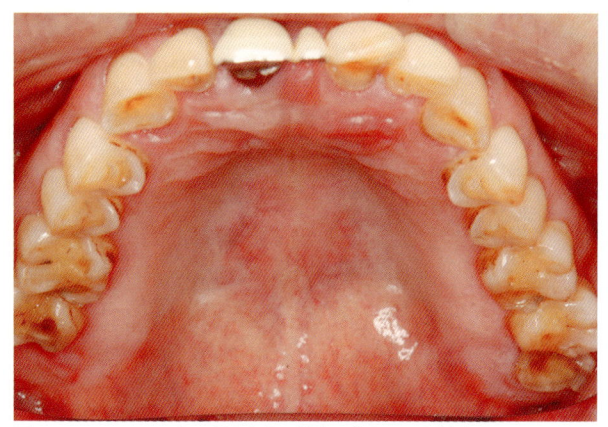

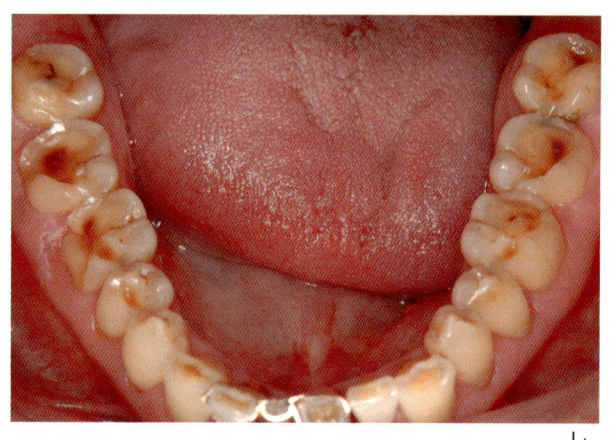

図1-3-8 a, b　上下顎咬合面観．著しい咬耗を認める．

待できます．

　過去に報告されたイヌやネコを使った実験からも歯周病における外傷性咬合の関与が示唆されています[6,7]．ただし，動物実験の結果を生活習慣病である歯周病に当てはめるにはいくつかの問題があります．まず，実験では絹糸を歯肉溝周辺に巻いてプラークの滞積を促進させたり，過剰な咬合干渉を付与しています．また，ヒトやサルの下顎運動に比較すると，イヌやネコでは「蝶番運動」しかできません．グラインディングはできませんし，クレンチングしているかどうかは不明です．「喫煙習慣」はありませんし，「糖尿病」にも罹患していません．また，1歳児なみの知能なので，ヒト成人のような「精神的ストレス」は感じないでしょう．遺伝的にも人間より歯周病に対して抵抗性が高いと思われます．すなわち，歯周病のリスク因子をほとんど持たない動物に行った実験であることを念頭において結果を解釈する必要があるでしょう．ヒトに当てはめれば，「歯周病の抵抗群患者」あるいは「歯周病のリスクが非常に低い患者」に対して極端な条件下で行った実験と言えるでしょう．

V　細菌因子

　プラーク（細菌）によって「歯肉炎」が発症することが報告されて以来，歯周病学研究では細菌学的アプローチが主流になりましたが，「宿主―細菌相互作用」（本編1・表1-1-1参照）の概念が提唱されてからは，細菌の菌体成分（LPSなど）に対する炎症性サイトカイン産生やToll-like receptor（TRL）経路のシグナル伝達といった生体応答の研究が主流になりました．

　歯周ポケット内には，数百の口腔内細菌や真菌が棲息していますが，歯周病は，感染症における「コッホの3原則」を厳密には満たしておらず，歯周ポケットの歯周病原性細菌が疾患の「原因」か「結果」かを証明することができません．

　500種類ともいわれる口腔内細菌の特定や無数の抗原の生物学的作用を調べることは可能かもしれませんが，現在はそれを実施するだけの学術的価値が見い出せていません．歯周病原性細菌が検出されないほうがより安全なのは確かですが[8,9]，細菌検査の診断上の意義が未だに明瞭ではありません．治療や抗生物質の効果判定に使用されている程度でしょう．

　嫌気培養法で歯周ポケットから高頻度に検出されたことから注目されたP. gingivalisについては30年以上も研究が行われていますが，未だに歯周病原性細菌（関連細菌）という位置づけで，原因か否かの結論は出ていません．

　バイオフィルム研究にもブレークスルーがみられません．歯周病の治療では，根面のデブラ

歯周病のリスク因子

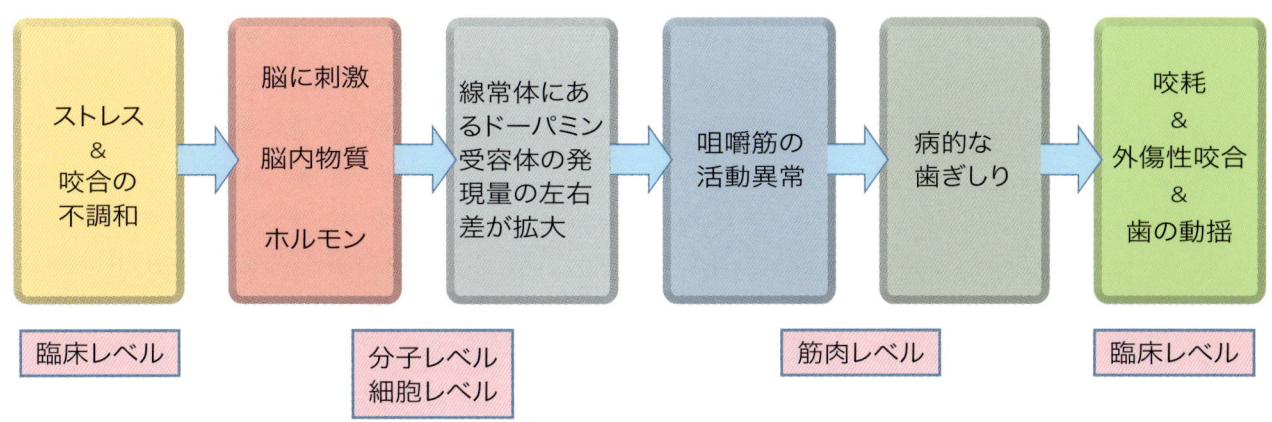

図1-3-9 歯ぎしりの仮説．治療法として，スプリント療法，咬合治療と自己暗示療法が行われている．歯ぎしりのメカニズムが解明されれば，薬物療法が可能になるかもしれない．

イドメントが不可欠で，細菌だけでなく壊死したセメント質の機械的な除去を行うので，バイオフィルムの化学的除去は補助的であって最終的な治療にはなりません．

VI 精神的ストレス

精神身体的なストレスの口腔疾患への関与は，すでに半世紀前に指摘されています[10]．精神的ストレスは，歯周病だけでなく，「舌痛症」「味覚異常」「顎関節症」および「口腔乾燥症」などの心身医学領域との境界に位置する口腔疾患を増悪させることが報告されています．

生活上のストレスは歯周病の重症度に相関することが報告され[11]，ストレスが誘導する状態が歯周疾患のリスクになり得ますが，詳細なメカニズムは不明です[12]．

また，精神的ストレスや落胆は歯周組織の破壊にかかわることが報告されています[13]．急性壊死性潰瘍性歯肉炎の発症には，スピロヘータの感染に加え，ストレスと喫煙がリスク因子として作用する可能性が報告されています[14,15]．

ベトナム戦争に従軍した兵士の口腔内が急速に破壊されていたことから，「歯周情動ストレス症候群（periodontal emotional stress syndrome）」として，ストレスが歯周疾患に及ぼす影響が示唆されています[16]．

ストレスは病的な歯ぎしりを引き起こすと考えられています（図1-3-9）．また，喫煙者でストレスのある人は喫煙本数が増える傾向にあり，歯周炎を相乗的に増悪させる方向に働くかもしれません（図1-3-10）．このように，ストレスはほかのリスク因子を増悪させる可能性もあります．

患者の社会的および家庭環境あるいは精神身体的なストレス度なども歯周疾患のリスク因子になることが考えられます．患者に関する因子としては，「性格」「ストレスのある人生を送っていること」が挙げられていますが，「コンプライアンス」と同様に，科学的には説明しにくい領域です．侵襲性歯周炎患者にも，強いストレス，社会経済的問題を抱えているケースが少なくありません（図1-3-11～13）．

高血圧症，糖尿病，肥満，がんなどの慢性疾患と同様に，ストレスは歯周病のリスク因子と

第1部　診断編

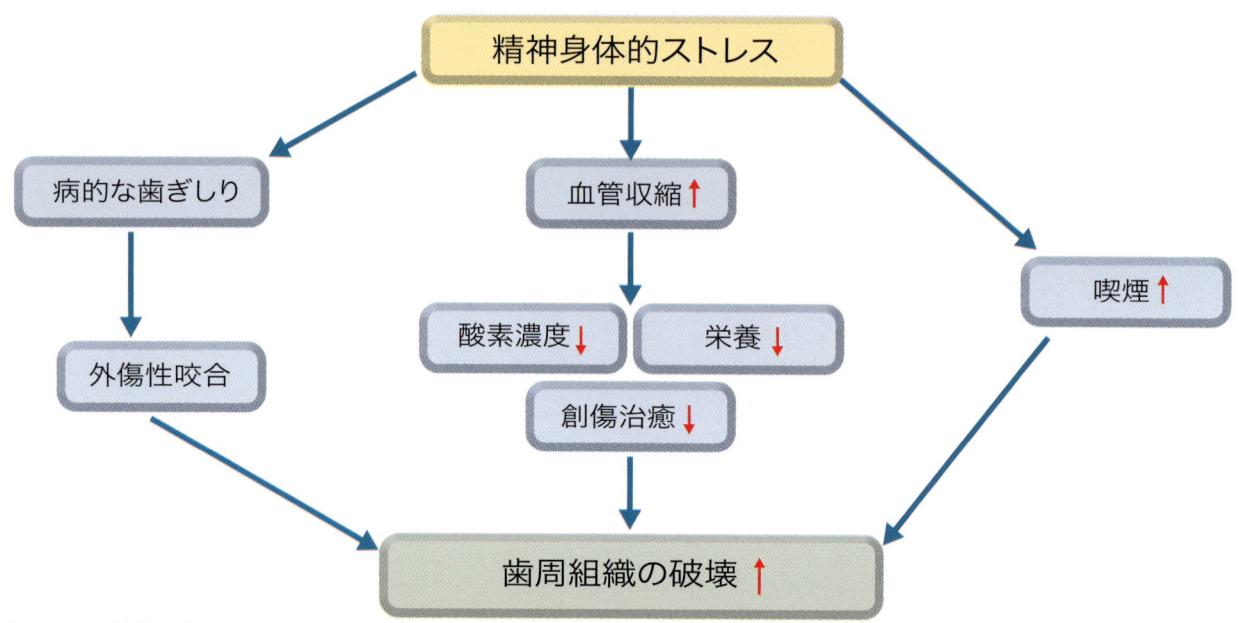

図1-3-10　精神身体的なストレスが歯周組織に及ぼす影響（仮説）．ストレスは，病的な歯ぎしり，喫煙，血管収縮など複数の機序で歯周炎のリスクになり得る．

●侵襲性歯周炎患者（医療面接を行うと，職場，家庭内のトラブル，就職や経済的な問題による精神的ストレスに悩んでおり，炎症性歯肉を呈している）

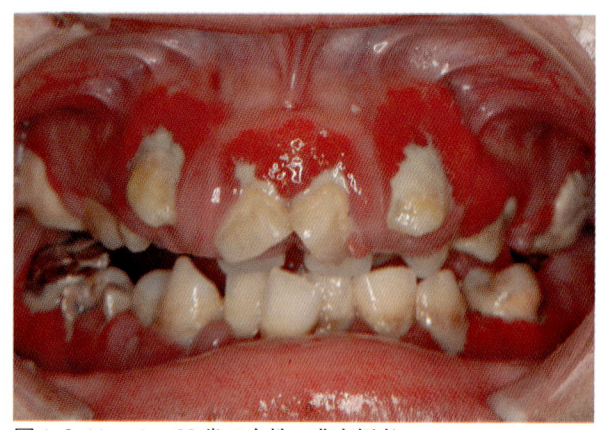

図1-3-11a, b　22歳の女性．非喫煙者．

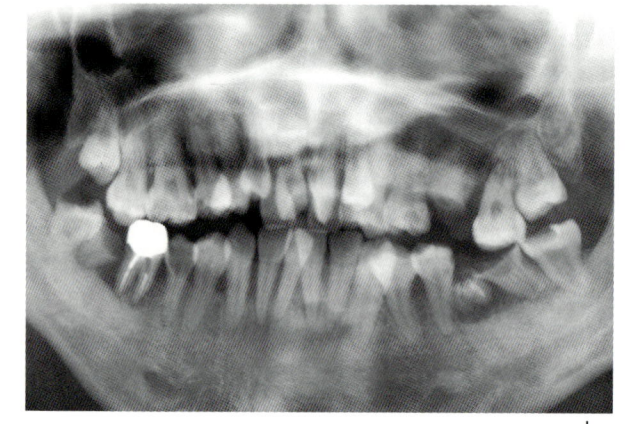

考えられますが，症例報告やアンケート調査による疫学研究が主流で，メカニズムに言及できていないことと，定量化を図れないことが説得力の弱い理由かもしれません．

VII　遺伝

歯周病の「遺伝的リスク因子」についても多くの研究が行われています[17,18]．双生児の歯周疾患に関する疫学研究から，歯周病には遺伝的素因が50％かかわるとした報告があります[19]が，原因あるいは関連遺伝子が特定されたわけではありません．

これまでに，歯周病の病態にかかわるいくつかの候補遺伝子（表1-3-1）が報告されましたが，歯周病の病態を大きく左右する「マスター遺伝子」は特定されていません．βインテグリン（CD18）とカテプシンCの2つが，それぞれ「白血球粘着異常症」および「パピオン・ルフェーブル症候群」患者の原因遺伝子として特定され，患者の歯周病の原因遺伝子でもあるこ

歯周病のリスク因子

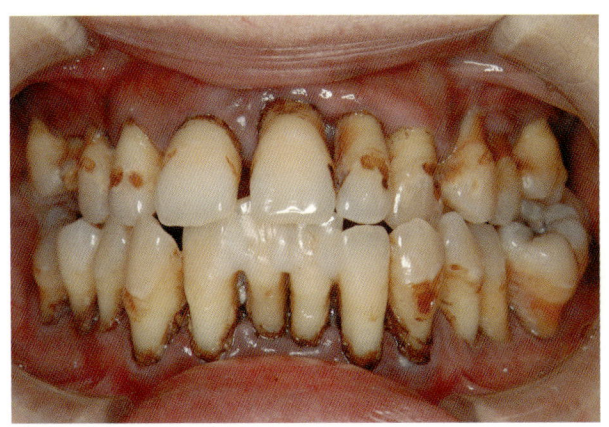

図1-3-12a, b　36歳の女性．喫煙者．

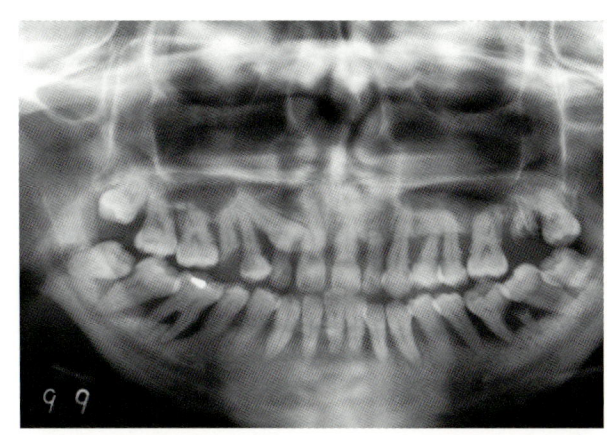

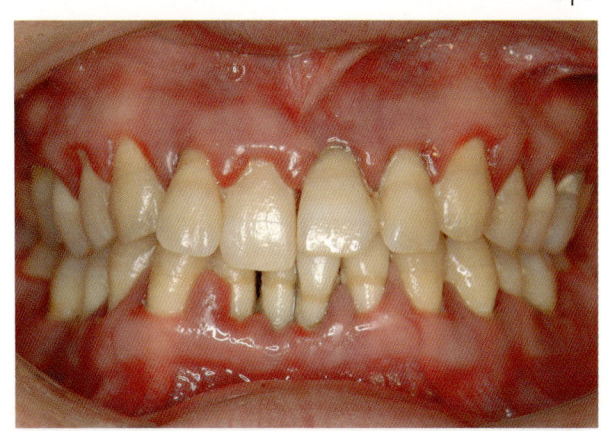

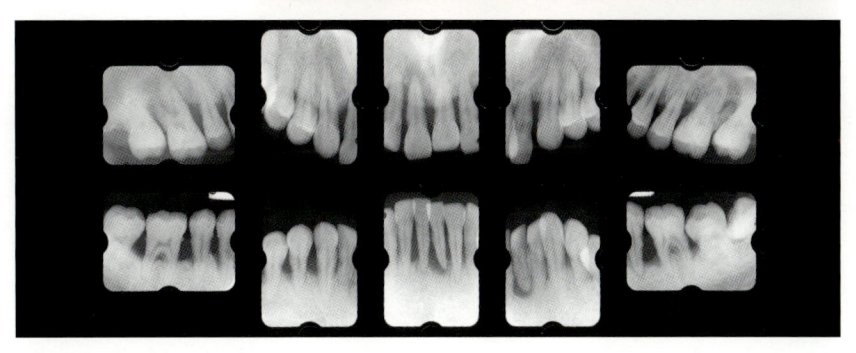

図1-3-13a, b　24歳の男性．喫煙者．

とが報告されたにすぎません[17]．遺伝子多型（IL-1, TNF-α, FcγR, IL-10, VitD）[18]の研究が報告されていますが，複数の遺伝子がいかなる機序で歯周病の病態を規定するのかは皆目わかっていません．

多因子性疾患である歯周病の病態を「単一の遺伝子配列の異常」から説明しようとする戦略には無理があります．ヒトの全遺伝子が解読されてからは，ポストゲノム研究として「エピジェネティクス研究」にシフトしつつあります．遺伝子配列の解析だけでは，疾患とのかかわりを証明することが困難と考えられているのでしょう．

最近，「早期老化症」の代表的な疾患であるWerner症候群患者（DNAヘリケースの遺伝子異常が原因）の歯周病の特徴が報告されました[20]．Werner症候群患者の歯周病は総じて軽度であったことから，「病的老化」あるいは「加齢」自身が歯周病の「遺伝的リスク因子」にはならない可能性が示唆されています．歯周疾患は「加齢」そのものというより，「加齢にともなう歯周組織の破壊が積算された結果」である可能

第1部　診断編

33

表1-3-1 歯周病の増悪にかかわる候補遺伝子．歯周病の候補遺伝子あるいは関連遺伝子が報告されている．

炎症の制御	IL-1，IL-6，TNF-α，PGE$_2$
貪食細胞の機能	FcγRⅡ，CAMs
免疫応答性	HLA，TCR，TLR，etc
骨代謝	E$_2$R，VitD R

性が高いと言えます．

　一方，Down症候群患者も「早期老化症」であり，染色体末端に存在するTTAGGGという6塩基配列の反復配列であるテロメア長が短いことから，「老化研究のモデル」として取り上げられたことがあります[21,22]．侵襲性歯周炎患者のテロメア長は，健常者のそれに比較して短くはありませんでした[23]．

　臨床的には，Down症候群の患者は，しばしば重篤な歯周疾患やう蝕に罹患しています（図1-3-14）．しかし，Werner症候群と同様に，「病的老化」の観点だけから捉えることは適切ではありません．中等度以上の精神遅滞をともなうDown症候群患者らは，「精神的な問題」「口腔清掃に対する無理解」「不規則な食生活」「口腔の悪習癖」などがかかわっていると考えられます．

　全身麻酔下で歯科治療を行っても，患者自身による口腔ケアができないため，良好な長期予後は期待できません．妥協的に対処療法を繰り返しているのが現状でしょう．この2つの遺伝性疾患患者の口腔状態は，「老化」そのものが歯周病の遺伝的リスクになるというよりは，「生活習慣」のほうが歯周病の進行に多大な影響を及ぼしている可能性を強く示唆しています．

　生活習慣病にも「遺伝」はかかわっています．たとえば，2型糖尿病に関連する遺伝子は数多く報告されています．しかし，ターゲットになる遺伝子が未確定な現状では，歯周病の遺伝子治療は現実的ではありません．臨床的には，生活習慣の改善によるリスクの軽減を図りつつ，安全で低侵襲性の医療を提供することが妥当です．

　好中球減少症患者やパピヨン・ルフェーブル症候群のように歯周炎に非常に高い罹患性を示す患者であっても，骨髄移植を行ったり，歯周ポケット内を抗菌剤で洗浄し，抗生物質の局所投与を行い，厳密なプラークコントロールを継続することで歯周炎の進行を予防できることが報告されています[24,25]．

Ⅷ　Dental IQ

　低いDental IQは歯周病のリスクになります．自分の健康増進に関心の低い人は，一般的に口腔の健康管理に対する意識も低いでしょう．患者の口腔および全身の健康に対する「価値観」は歯周疾患の進行および治療の予後に大きく影響します．

　歯周疾患は「痛み」をともなわないことが多いため，多くの患者は自分の問題を深刻に受け止めず，歯科医師や歯科衛生士による口腔衛生指導にも適切に従わないことがあります．患者の「性格」「社会的立場」「教育レベル」などもかかわります．

　Dental IQや健康増進の意識が低い人からは

歯周病のリスク因子

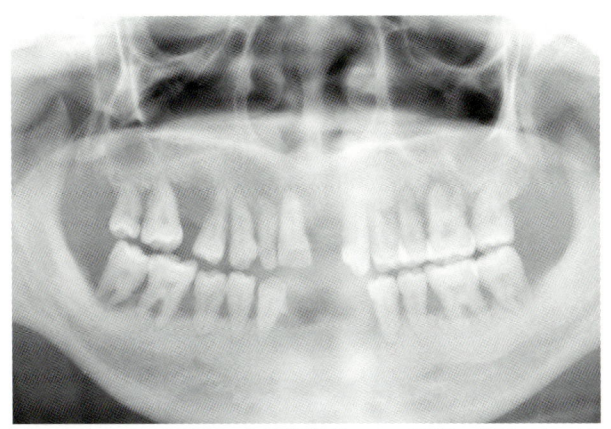

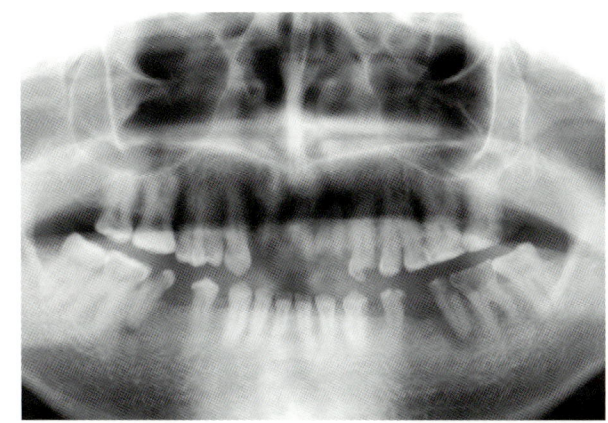

第1部　診断編

図1-3-14a, b　Down症候群患者．a：24歳の男性．b：同36歳の男性．2人とも，重度歯周炎に罹患している．

生物学的なリスク因子
特異的細菌
遺伝的特質
全身疾患

生活習慣的なリスク因子
喫煙
ストレス
口腔衛生

呼吸器疾患　肥満
妊娠・出産　心血管系疾患
骨粗しょう症　糖尿病

図1-3-15　全身と歯周病のかかわり．歯周病には複数のリスク因子がかかわり，全身にさまざまな悪影響を及ぼす可能性が示唆されている．また，他疾患との双方向にかかわることがある．

コンプライアンスが得られないことが多いので，歯周治療は成功しにくいでしょう．

最近，「歯周医学」の研究から歯周病と他疾患との密接なかかわりが明らかにされつつあるので（図1-3-15），これらの情報を歯周病患者の予防と治療へのモチベーションに利用できるでしょう．

喫煙，肥満あるいは偏食などの好ましくない生活習慣は歯周疾患のみならず，心臓疾患や糖尿病などの生活習慣病にとっても共通のリスク因子になります．通常は，全身的な問題が歯周組織の破壊に少なからず影響を及ぼしているので，歯のみでなく「患者を診る」という姿勢で診査・診断し，適切な治療方針を立てる必要が

あります．これらの知見は，患者個々の歯周疾患の病態を理解し，個体ごとの診断，治療および予防（個体医療）を行ううえで貴重な指針を与えてくれます．

IX　コンプライアンス

医療の場で言われるコンプライアンスとは，「医療従事者のアドバイスや指示に患者が従う行動の程度」と考えれば良いでしょう．患者が治療に協力的で，プラークコントロールとリスクの軽減を行うことが良好な長期予後の確保につながります．

患者のコンプライアンスを得るには，歯科医師の「説明力」のほかに患者の価値観や性格も一因になります．患者のこれまでの歯科既往歴は患者のコンプライアンスを得られるか否かの指標になります[26]．

個人病院でSPTに通院する患者のコンプライアンスの程度を調べたところ，14年間で適切なSPTを継続した患者は27％で，年齢の若い，社会経済的に富裕な患者はドロップアウトする率が低い傾向があります[27]．メインテナンスに通う患者は3割程度という報告もあります[28]．また，歯周外科治療を受けた患者ほど長期的にメインテナンスに通う傾向があります．歯周外科治療を受けた経験がコンプライアンスを高めているのか，治療のコンプライアンスが得られた患者だからこそ歯周外科治療まで行えたのでしょう．

直接生命にかかわらないような慢性疾患に罹患している患者の治療やメインテナンスに対するコンプライアンスは低い傾向にあります[29]．ブラッシング指導した内容を適切に実行する患者はせいぜい50％程度で，歯間部の清掃はさらに悪いでしょう．大学病院では，11～45％の患者がドロップアウトし，個人病院では，コンプライアンスが得られているのは患者の1/3以下です．

コンプライアンスを得られない理由としては，「治療に対する恐れ」「自虐的な習慣」「経済的要因」「健康増進の意識」「患者の生活におけるストレスのあるできごと」などが挙げられます．大学病院の歯周病科の教授へ紹介された重度歯周炎患者61名について治療後14年間にわたるメインテナンス結果をまとめた論文では，以下のような厳密な患者の選別基準がありました[30]．①50％以上の歯周組織が破壊されている，②歯周治療に対して快く同意する，③最良のプラークコントロールを維持できる，④定期的なメインテナンス治療に積極的に通う．いわゆる患診の分類（本編7・表1-7-1参照）のタイプⅠの患者に限定した臨床研究と言えるでしょう．

この選び抜かれた患者を対象にした研究では，少数の患者のかぎられた部位のみが悪化しています．14年間にわずか2.3％の歯が喪失しているだけで，アタッチメント・ロスが2mm以上みられた部位は0.8％程度，年間約0.1％程度です．

一方，未治療の重度歯周炎患者では，1年間でアタッチメント・ロスが2mm以上進行した患歯が3.2％ありました[31]．未治療の歯周炎患者の進行度合いは，歯周治療および適切なメインテナンスを受けている患者の20～30倍も高かったことになります．

論文の著者らは，研究に参加した被験者らを「well-maintained患者」であったと考察しています[31]．また，Hirschfeld & Wasserman, McFallおよびGoldmanらが報告[32~34]した「downhill群」および「extremely downhill群」は見い出せなかった，と述べています．この違いは来院した患者層がかなり違っていたためと考えられます．

個人の開業医に来院した歯周炎患者群と大学病院で歯周病科の教授に診療を受けた，治療に対して非常に協力的で健康増進に対する意欲の高い選ばれた歯周炎患者群とでは，予後が異なっていても何ら不思議ではありません．

Ⅹ 医原病

適合不良な修復物は細菌の棲息する場所を提供するだけでなく，プラークコントロールを不良にします[35, 36]．とくに，歯肉縁下にマージンを設定する場合には影響が大きくなります．修復物の辺縁適合性だけでなく，歯周治療の技能も医原病になり得ます．

図1-3-16は歯周外科治療後に腐骨を形成した症例です．患者は52歳の女性．某歯科医院

●歯周外科治療後に腐骨を形成した症例

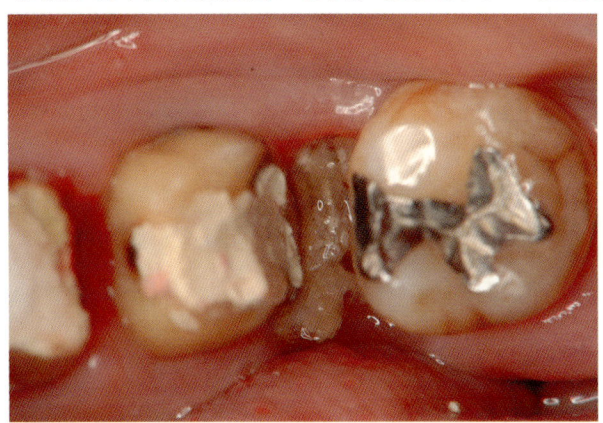

図1-3-16a 下顎大臼歯歯間部に腐骨を認めた．

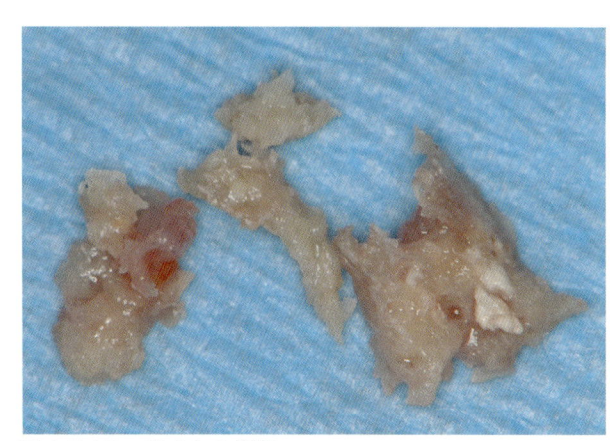

図1-3-16b 除去した腐骨．

で歯周外科治療を受けた後，同部の違和感および疼痛が軽減しないため来院しました．問診からはビスフォスホネート系薬剤は服用していませんでした．

患者は，縫合してもらった覚えがないと言います．大臼歯の歯間部に腐骨を認めました．術後に感染した可能性が高いと思われます．

参考文献

1. Leknes KN, Lie T, Selvig KA. : Root grooves : a risk factor in periodontal attachment loss. J Periodontol. 1994 : 65(9) : 859-863.
2. Glickman I, Smulow JB. : Effect of excessive occlusal forces upon the pathway of gingival inflammation in humans. J Periodontol. 1965 : 36 : 141-147.
3. McCoy G. : Dental compression syndrome and TMD : examining the relationship. Dent Today. 2007 : 26(7) : 118-123.
4. Gher ME. Changing concepts. The effects of occlusion on periodontitis. Dent Clin North Am. 1998 : 42(2) : 285-299.
5. Macedo CR, Silva AB, Machado MAC, Saconato H, Prado GF. : Occlusal splints for treating sleep bruxism (tooth grinding) Cochrane collaboration 2009.
6. Svanberg G, Lindhe J. : Experimental tooth hypermobility in the dog. A methodological study. Odontol Revy. 1973 : 24(3) : 269-282.
7. Lindhe J, Ericsson I. : The effect of elimination of jiggling forces on periodontally exposed teeth in the dog. J Periodontol. 1982 : 53 : 562-567.
8. Grossi SG, et al. Assessment of risk for periodontal disease. I. Risk indicators for attachment loss. J Periodontol. 1994 : 65(3) : 260-267.
9. Grossi SG, et al. : Assessment of risk for periodontal disease. II. Risk indicators for alveolar bone loss. J Periodontol. 1995 : 66 : 23-29.
10. Manhold JH, et al. : A preliminary report on the study of the relationship of psychosomatics to oral conditions- relationship of personality to dental caries. Science. 1949 : 110 : 585-586.
11. Green LW, et al. : Periodontal disease as a function of life events stress. J Human Stress 1986 : 12 : 32-36.
12. Genco RJ, et al. : Relationship of stress, distress and inadequate coping behaviors to periodontal disease. J Periodontol. 1999 : 70 : 711-723.
13. Becker BE, Karp CL, Becker W, Berg L. : Personality differences and stressful life events. Differences between treated periodontal patients with and without maintenance. J Clin Periodontol. 1988 : 15(1) : 49-52.
14. Horning GM, et al. Necrotizing ulcerative gingivitis, periodontitis, and stomatitis : clinical staging and predisposing factors. J Periodontol. 1995 : 66 : 990-998.
15. Schoor RS, et al. : Acute necrotizing ulcerative gingivitis : etiology and stress relationships. J Public Health Dent. 1995 : 55 : 22-27.
16. De Marco TJ. : Periodontal emotional stress syndrome. J Periodontol. 1976 : 47(2) : 67-68.
17. 高橋慶壮：5章歯周病のリスク因子—．特に遺伝因子および環境因子—．歯周病と骨の科学．骨代謝からインプラントまで．宮田 隆，辰巳順一編集．東京．医歯薬出版．2002 : 41-64.
18. Loos BG, John RP, Laine ML. : Identification of genetic risk factors for periodontitis and possible mechanisms of action. J Clin Periodontol. 32 Suppl. 2005 : 6 : 159-179.
19. Michalowicz BS, Diehl SR, Gunsolley JC, Sparks BS, Brooks CN, Koertge TE, Califano JV, Burmeister JA, Schenkein HA. : Evidence of a substantial genetic basis for risk of adult periodontitis. J Periodontol. 200 : 71 (11) : 1699-1707.
20. Nishimura F, et al. Periodontal conditions in Werner syndrome. J Periodontol. 2010 : 81 : 3.
21. 高橋慶壮：7章老化と骨代謝．歯周病と骨の科学．骨代謝からインプラントまで．宮田 隆，辰巳順一編集．東京．医歯薬出版．2002 : 72-86.
22. Tanaka Y, Abiko Y, Mega J. : The relationship between premature ageing and immune responses in the oral cavity of Down syndrome. Japanese Dental Science Review 2010 : 46 : 78-85.
23. Takahashi K, et al. : Telomere length in leucocytes and cultured gingival fibroblasts from patients with aggressive periodontitis. J. Periodontol. 2004 : 75 : 84-90.
24. Ishikawa I, et al. : Clinical, bacteriological, and immunological examinations and the treatment process of two Papillon-Lefevre syndrome patients. J Periodontol. 1994 : 65 : 364-371.
25. Pernu HE, et al. : The importance of regular dental treatment in patients with cyclic neutropenia. Follow-up of 2 cases. J Periodontol. 1996 : 67 : 454-459.
26. Miyamoto T, Kumagai T, Jones JA, Van Dyke TE, Nunn ME. : Compliance as a prognostic indicator : retrospective study of 505 patients treated and maintained for 15 years. J Periodontol. 2006 : 77(2) : 223-232.
27. Demetriou N, Tsami-Pandi A, Parashis A. : Compliance with supportive periodontal treatment in private periodontal practice. A 14-year retrospective study. J Periodontol. 1995 : 66(2) : 145-149.
28. Checchi L, Pelliccioni GA, Gatto MR, Kelescian L. : Patient compliance with maintenance therapy in an Italian periodontal practice. J Clin Periodontol. 1994 : 21(5) : 309-312.
29. Wilson TG Jr. : How patient compliance to suggested oral hygiene and maintenance affect periodontal therapy. Dent Clin North Am. 1998 : 42 (2) : 389-403.
30. Lindhe J, Nyman S. : Long-term maintenance of patients treated for advanced periodontal disease. J Clin Periodontol. 1984 : 11(8) : 504-514.
31. Lindhe J, Haffajee AD, Socransky SS. : Progression of periodontal disease in adult subjects in the absence of periodontal therapy. J Clin Periodontol. 1983 : 10(4) : 433-442.
32. Hirschfeld L, et al. : A long-term survey of tooth loss in 600 treated periodontal patients. J Periodontol. 1978 : 49 : 225-237.
33. McFall WT Jr. : Tooth loss in 100 treated patients with periodontal disease. A long-term study. J Periodontol. 1982 : 53 : 539-549.
34. Goldman MJ, et al. : Effect of periodontal therapy on patients maintained for 15 years or longer. A retrospective study. J Periodontol. 1986 : 57 : 347-353.
35. Björn AL, Björn H, Grkovic B. : Marginal fit of restorations and its relation to periodontal bone levels. I. Metal fillings ; Odontol Revy. 1969 : 20 : 311-321.
36. Leon AR. : The periodontium and restorative procedures. A critical review. J Oral Rehabil. 1977 : 4(2) : 105-117.

第1部　診断編

Diagnostic Edition 4

歯周病のリスク評価

I 歯周炎進行の多様性は「患者」「患歯」「部位」レベルで認める

患者から「この歯を治療したら何年もちますか」と尋ねられても，正確に答えられるわけではありません．個々の患者や患歯ごとの疾患の進行を正確に予測することは難しいでしょう．

しかし，患者から質問されれば，説得力のある「答え」を用意しておく必要があります．患者を診断した際に，歯周炎の進行度合いを予測するのが「リスク評価」です．

図1-4-1は歯周疾患のリスクを個々の患者

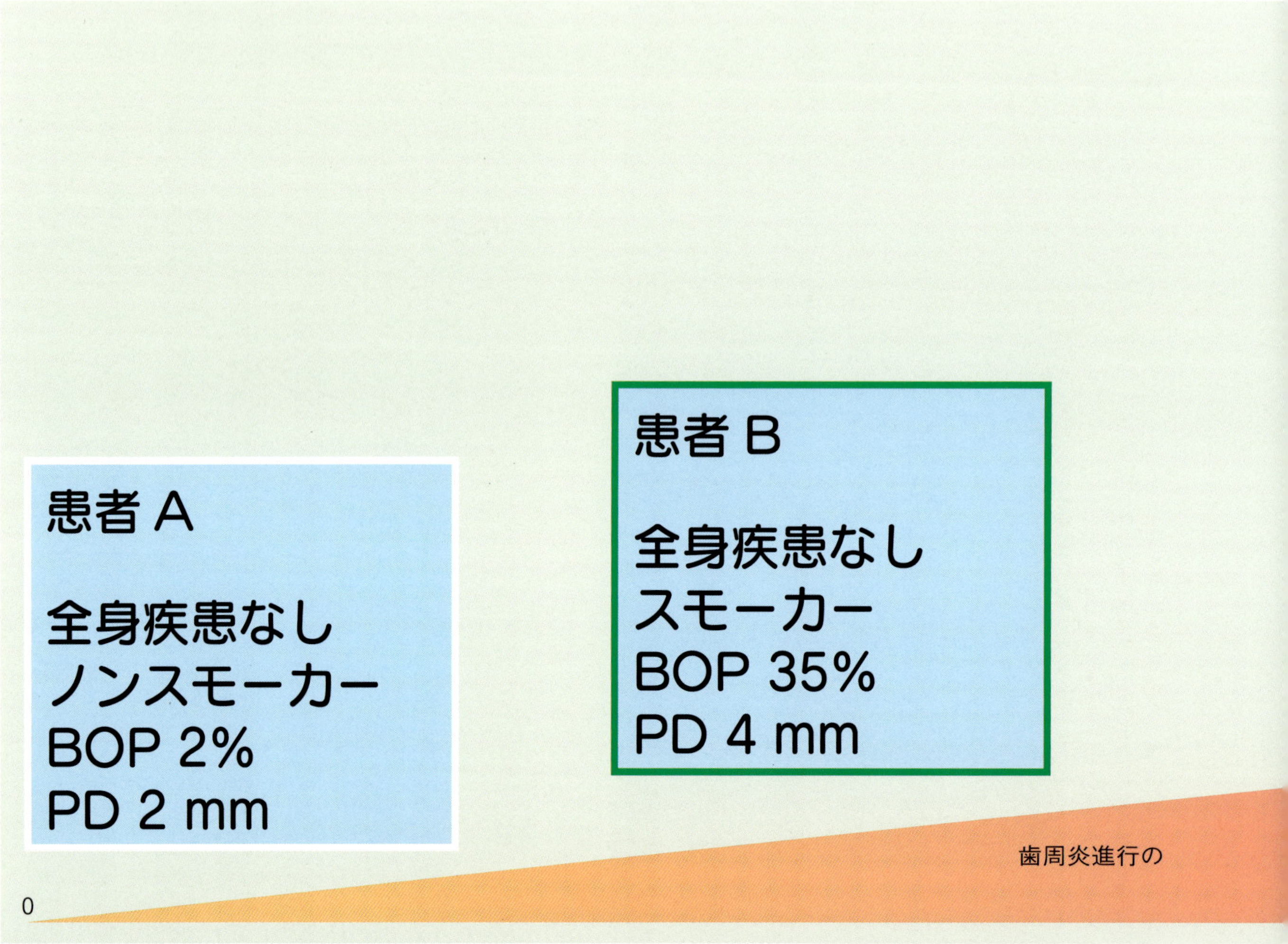

患者A

全身疾患なし
ノンスモーカー
BOP 2%
PD 2 mm

患者B

全身疾患なし
スモーカー
BOP 35%
PD 4 mm

歯周炎進行の

図1-4-1　歯周疾患のリスクは個々の患者ごとに評価する(参考文献1から引用・改変)．PD：平均の歯周ポケット深さ(mm)，BOP：プロービング時に出血した部位の割合(%)．

ごとに評価した1例です．図中の患者Aは歯周炎進行のリスクは低いので，プラークコントロール以外の治療はとくに必要はありません．

患者Bは初期治療で対応可能ですが，タバコを止める，あるいは減らすことが望まれます．患者Cは歯周病のハイリスク患者と捉え，まずは内科的な治療が必要で，さらに咬合治療，歯周外科療法および歯周補綴を含む包括的な歯周治療およびSPTを行います．

患者Dは歯周治療による菌血症により敗血症を引き起こしかねませんので，観血処置をなるべく避けて，非外科的に口腔内の細菌量を減少させます[1]．

日常臨床で簡便に利用可能なリスク評価項目は，以上のような「年齢における歯周組織の破壊程度」「糖尿病を含む全身疾患の有無と程度」「喫煙習慣の有無と程度」「家族歴」「BOP（bleeding on probing）陽性率」などでしょう．

歯周病の進行の多様性は「患者」「患歯」「部位」の3つのレベルで調べられています．リスク評価によってリスクの高い患者や患歯を早期に発見し，適切な予防と治療プログラムを実践することで，健康な口腔の維持・管理に貢献するとともに，治療コストを削減することが可能です．

これからの医療は，患者ごとの特徴を踏まえた「個体医療」が原則で，患者ごとのリスク度に応じた予防と治療が行われるでしょう．患者を同じように扱う「マスの医療」は現代医療に合いません．

患者C
血糖値 150 mg/dl
スモーカー
（20本／日）
外傷性咬合あり
BOP 70%
PD 7 mm

患者D
好中球減少症
化学療法中
好中球数 激減
BOP 90%

リスクレベル

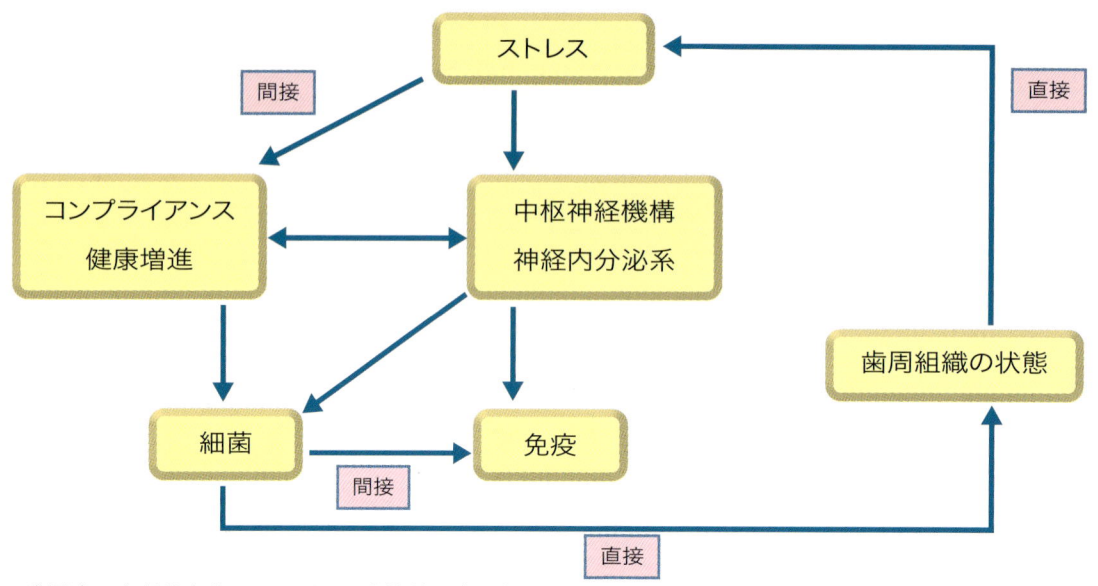

図1-4-2 歯周病－心理社会的リスク因子の病態（仮説）．歯周疾患に心理社会的なストレスがかかわるメカニズムに関する仮説．ストレスは間接的および直接的に歯周組織の破壊にかかわる可能性がある．

II 患者レベル

歯周病のハイリスク患者に関連する因子としては，全身疾患（糖尿病，肥満，精神疾患，遺伝病），喫煙習慣，コンプライアンス（指導に対する従順度）の低さ，性格，社会的状況（Periodontal Treatment Edition 2参照），不良なプラークコントロール，不定期なSPT，IL-1遺伝子多型，年齢および性別が挙げられます[2,3]．

特殊な例としては，侵襲性歯周炎患者や全身的な易罹患性宿主が挙げられるでしょう（本編3・図1-3-10～13参照）．

1．歯周治療に反応しない患者群

米国歯周病学会は，「歯周治療を行っても疾患の進行が止まらない歯周炎」をかつて「難治性歯周炎」と分類しました．

一方，欧州の歯周病学会は，難治性の歯周病患者の主な原因を「喫煙」「異常咬合」「不適切なルートプレーニング」であるとして，「難治性歯周炎」という臨床的な分類には賛同しませんでした．現在の米国歯周病学会の分類には「難治性歯周炎」という項目はありません．

1980年代には「個体医療」「リスク評価」「リスク管理」の概念がありませんでした．当時「難治性歯周炎」と診断された患者には，「歯周病のハイリスク患者」が含まれていた可能性が高いと思われます．

歯周治療に反応しない患者の特徴（精神的因子）がインタビューや性格心理テストによって研究されています[4〜6]．歯周治療に反応する患者と反応しない患者に分類した場合，反応しない患者では，「ストレス因子」「患者の性格（コンプライアンス，歯科医院へ定期的に通院する習慣，痛みの閾値，全身の状態）」「ストレスのために中年以降に喫煙を始めた人」「教育レベルの高い人」「歯科治療に不快感や痛みを感じている患者」などといった，生活習慣，患者の性格やストレスにさらされている環境が関与していることを報告し，「ストレス－行動－免疫モデル（図1-4-2）」を提唱しています．

脳科学研究が進まない現状では，この領域の研究は明確な科学的根拠になりにくいのですが，臨床的な経験からは賛同できる内容を含んでいます．

2. 患者の治癒力の個人差

「治療は外から，治癒は内から（アンドルー・ワイル）」[7] といわれるように，良好な治療予後を得るには，歯科医師の治療技術に加えて患者の協力が不可欠です．患者の治癒力を抑制する因子（リスク因子）を取り除くには「患者教育」が重要で，患者とのコミュニケーションと信頼関係の構築が必須です．

「患者教育」には指導する側（歯科医師，歯科衛生士）の「知識」「診断力」「説明力」および「説明する時間」が必要です．あらかじめ治療のゴールを話し合うことで患者との意思の疎通を図ることができれば治療の成功につながります．

ヘビースモーカーやクレンチャーの歯周治療を行う際には，禁煙指導や咬合力の制御を行わなければ治療は成功しないでしょう．卓越した治療技術を身につけるのと同等に患者の歯周病のリスクを評価し，患者自身の気づきに基づく患者の行動変容を促し，治癒力を高めるように指導する「言葉の技術」，とりわけ「説明力」が重要になります．

III 患歯および部位レベル

ハイリスク歯は，垂直的骨欠損を認める患歯や組織破壊の重度な患歯，たとえば骨吸収が根尖側まで進行した患歯が挙げられます．患歯にかかわるリスク因子は，「診断時の骨欠損の程度」や咬合力の負担が大きい「ブリッジの支台歯」などです．

残存するアタッチメント・レベル，炎症性の指標，器具のアクセスが困難な根分岐部病変，根面溝および不適切な治療（不良補綴物，過度のルートプレーニング）などもかかわります[8]．

一方，未治療の深い歯周ポケットを放置しても，歯周炎は少数の患者の約11％の歯のみで悪化したと報告されています[9]．「歯周ポケットの深さ」は「活動性の歯周炎」を意味するわけではありません．80年代の論文では，「リスク因子」の概念がありませんでしたが，この歯周炎が悪化した患者と患歯は，それぞれ「ハイリスク患者」と「ハイリスク歯」であったと考えられます．

1. ハイリスク歯

「垂直的骨吸収の生じた患歯」「根分岐部病変に罹患した患歯」「歯周—歯内複合病変に罹患した患歯」は，「ハイリスク歯」と定義でき，複数のリスク因子が存在しています．メインテナンス中に歯周炎が進行して喪失する歯の多くも「垂直的骨欠損を有する歯」や「根分岐部病変に罹患した歯」です．

2. 垂直的骨吸収を呈した患歯

垂直的骨吸収を生じた患歯は，外傷性咬合の影響を受けており，予後が不良なハイリスク歯です[10]．骨欠損形態は，1～3壁性骨欠損とその複合型およびカップ状骨欠損があります．いずれの場合にも，咬合力を制御しなければ治療は成功しません．

3. 根分岐部病変

「根分岐部病変に罹患した患歯」は通常臼歯ですが，前歯のガイドが不良な場合に外傷性咬合の影響を受けやすいと考えられます[11]．また，エナメル滴などの解剖学的リスクもかかわります．GTR法の適応症である「根分岐部病変クラスII」や「垂直的骨吸収の存在する患歯」は，歯周炎の「ハイリスク歯」です．治療に際してはリスク因子の軽減が不可欠ですが，そのことに言及した報告は見当たりません．

GTR法の治療結果には報告間の差が大きいことが知られています[12]．これまでのGTR法の臨床研究には，歯周病のリスク評価とリスクの軽減が適切に行われていないケースが含まれていると思います．根分岐部病変に罹患してい

表1-4-1 Lang & Tonetti のリスク評価表(8つの項目について調べている)

①年齢
②歯およびインプラント本数の合計
③BOP陽性率
④歯周ポケット5mm以上の部位数
⑤欠損歯数
⑥歯槽骨吸収指数
⑦全身/遺伝，糖尿病：1型および2型，IL-1多型性，ストレス
⑧環境因子：喫煙，former smoker＝5年以上喫煙していない，occasional smoker＝10本まで，スモーカー＝10本から20本まで，ヘビースモーカー＝20本以上

表1-4-2 Lang と Tonetti(2003)による検査項目

検査項目	概念
BOP(%)	炎症の度合い
5mm以上のポケット部位(数)	破壊の程度
欠損歯(数)	破壊の程度
骨吸収量(%)／年齢	破壊の進行速度
糖尿病の有無および状態(指数)	全身的リスク因子
喫煙の有無および状態(指数)	環境的リスク因子

炎症，組織破壊およびリスク因子関連の6つの因子について定量化を図っている(図1-4-3参照)

る臼歯は，一般的にもっとも歯周炎の進行するリスクが高く，前歯のガイドが不良で外傷性咬合の影響を受けていたり，喫煙，根の解剖学的特徴などのリスク因子がかかわりますが，患者ごとのリスク因子を軽減してGTR法を適応したという報告はありません．

4. 歯周―歯内複合病変

歯周―歯内複合病変のうち，Simonの分類Ⅱ型(歯内病変と歯周病変の両方が存在する)，およびⅢ型(上行性歯髄炎)はハイリスク歯と言えるでしょう[11]．Ⅲ型はもっともリスクが高くなります．

一方，Ⅰ型であっても，長期にわたり歯内疾患に罹患している場合には，根尖周囲の組織破壊が拡大しており，根管治療によって治癒の機転をとらず，外科的治療を選択するケースがあります(Periodontal Surgery Edition 3・図3-7-3参照)．

いずれの病型であっても，歯内療法を先行し，治癒状況を観察後に必要な歯周治療を選択します．選択する歯周治療の術式は残存する歯周ポケットの範囲と形状および骨形態によって変わります．歯科用CTを含めて現在使用可能な検査では，「歯根膜」の状態を正確には把握できないため，まずは歯内療法を先行し，経過観察後に歯周治療を開始します．

不用意に歯根膜を損傷するような治療は避けます．ポケットプローブの診査に加えて，根尖孔外にX線造影性のある水酸化カルシウム製

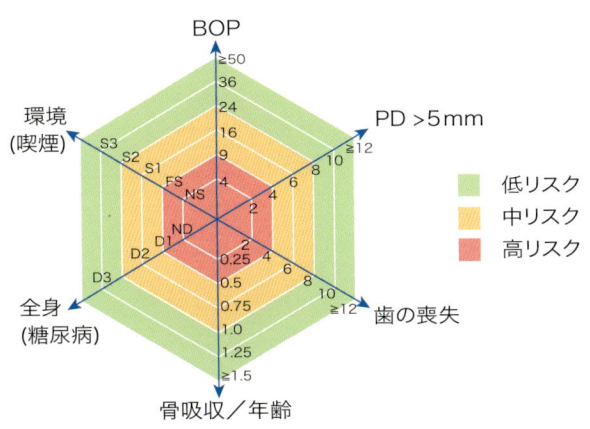

図1-4-3 periodontal risk assessment の 6 項目（Lang & Tonetti）．個人ごとのリスクを評価するために，歯周ポケット深さ，BOP陽性率，喫煙の有無，糖尿病の罹患の有無などのリスク因子を定量的に示す（参考文献14より引用・改変）．

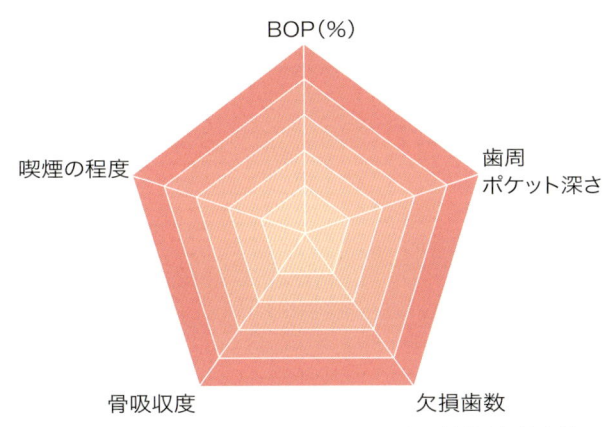

図1-4-4 Multi-factorial risk diagram（5項目）（参考文献15より引用・改変）．

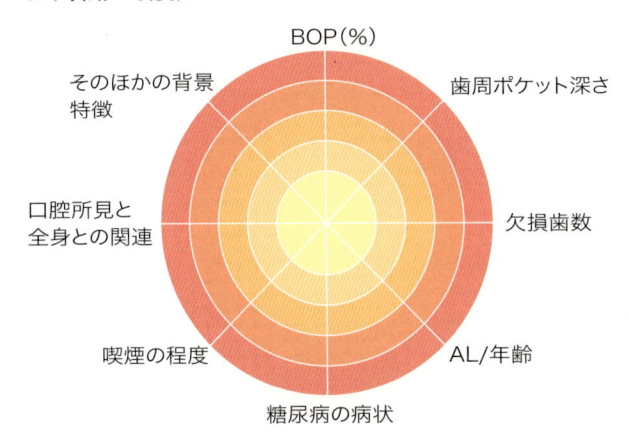

図1-4-5 periodontal risk assessment（8項目）（参考文献16より引用・改変）．

剤を注入して歯周ポケットとの交通の有無を調べたり，必要に応じてフラップを開けて患部の精査および治療を行います．

Ⅲ型では，初めに抜髄あるいは感染根管治療を行いますが，根尖付近まで歯根膜やセメント質が破壊されているので，抜歯か歯周組織再生療法を選択します（本編6参照）．

Ⅲ型では歯周炎が重度に進行しており，多くの場合，不良なプラークコントロールに加えて外傷性咬合，喫煙および解剖学的問題など歯周病のリスク因子が複数かかわっています．

歯周病変が原発で生じた歯周－歯内複合病変の治療においては，感染源および各種リスク因子を除去した後に，破壊された歯周組織を再生するために歯周組織再生療法が不可欠となり治療の難易度は高くなります．

Ⅳ メインテナンス期（SPT期）の歯周病患者のリスク評価

1. 客観的なリスク評価基準の必要性

歯周病の専門医は，「X線的な歯槽骨の吸収度」や「年齢における骨レベル」と「歯周ポケット深さ」に対する認識は高いものの，「喫煙」「糖尿病」および「不良な口腔ケア」に関する認識は低いようです[13]．そのため，過去における歯周組織の破壊の程度を重視する傾向があるので，客観的に歯周病のリスク度を評価するツールが必要です．

歯周病のリスク評価に利用可能なツールがいくつか報告されています（表1-4-1，2，図1-4-3～5）．歯周病のリスク因子の中から，重要度の高い因子を取り上げて患者ごとのリスク度を定量しており，患者教育のための有効なツールになるでしょう．

もっとも，患者ごとに「細菌」「遺伝」「咬合力」「免疫応答性」「ストレス」「喫煙」「全身疾患（糖尿病）」といった歯周病のリスク因子がどの程度病態にかかわっているかを厳密に定量することは困難です．各指標に基づいてリスクの定量化を図っていますが，絶対的な指標ではなく，一応の目安程度に捉えておくほうが無難で

第1部　診断編

表1-4-3　米国歯周病学会のリスク評価表

①年齢
②性別：女性はホルモン分泌の変動によって歯周組織を含めた各組織に影響する．
③歯肉からの出血：歯肉はあなたの皮膚のようなものです．もしも，手を洗うときに手から出血したらどうしますか？
④歯を失っていますか？
⑤歯肉が下がって歯が長く見えますか？
⑥タバコを吸いますか？
⑦過去2年間に歯科医院で予防治療を受けましたか？　半年ごとのクリーニングを推奨，どれくらいフロスを使用していますか？
⑧最近，以下の疾患に罹患しましたか？　心疾患，骨粗しょう症，過剰なストレス，糖尿病（歯周病との関連性が示唆されている疾患です）．
⑨これまでに歯肉の問題を指摘されたことはありますか？　過去に歯周疾患に罹患した既往のある人は将来的にも歯周疾患が6倍も進行しやすいことが報告されています．症状が出ないで進行します．
⑩これまでに永久歯を歯周病が原因で抜歯処置を受けていますか？　あなたの家族に歯周病に罹患している方はいますか？　歯周病細菌は唾液を介して伝播します（家族や夫婦は細菌感染を受けやすい．遺伝的素因も指摘されています）．

す．

　SPT時に，患者のリスク度を客観的に評価し，リスク度に応じた予防プログラムを提供することを目指して，歯周病のリスク評価ダイアグラム[14]がLang教授らによって考案されました（図1-4-3参照）．歯周病の病態にかかわる因子は膨大で，それらすべてを調べることは現実的ではないことから，とりわけ重要な因子と考えられる「骨吸収量を年齢で割った指数」「喪失歯数」「BOP陽性率」「5mm以上の歯周ポケット深さを有する歯数」「全身疾患（糖尿病）の有無」「喫煙の有無」の6項目から「患者ごとの歯周病のリスク度」を評価しています．

　一方，「細菌」「異常咬合」「患者のコンプライアンス」「Dental IQ」「精神的ストレス」「性格」（本編1・図1-1-3参照）などの因子は含まれていません．リスク評価の普及を目指せば項目を絞ったほうが良いのですが，検査の信頼性は下がるでしょう．

　遺伝的素因および全身因子を除いた5項目からなるリスクダイアグラムも報告されています（図1-4-4参照）[15]．さらに，Lang教授らの6項目からなるリスク評価ツールの欠点を指摘し，8項目からなるリスク評価ツールが考案され，Lang教授らの評価ツールと同等にリスク評価に有効であることが報告されています（図1-4-5参照）[16]．これら3つのリスク評価ツールは，評価方法が比較的簡便です．

　現在では，インターネット上で無料の診断用ツールが利用でき，患者教育に利用することが可能です．日本語版の有料ツールも販売されています．米国歯周病学会は，インターネット上に無料の診断ツールを提供しています（表1-4-3）．

　日本では歯周病のリスク診断に対して保険の診療報酬がありませんが，歯周病の診断におけるリスク評価の概念の普及を勘案すれば，患者ごとのリスク評価に基づいたリスクの軽減を図って歯周治療を行うシステム作りを構築する必要があるでしょう．

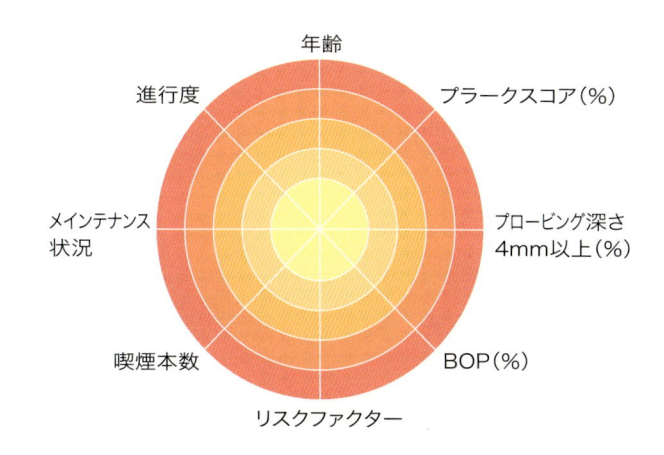

図1-4-6　PATで使用されているリスク評価ダイアグラム（参考文献17より引用・改変）.

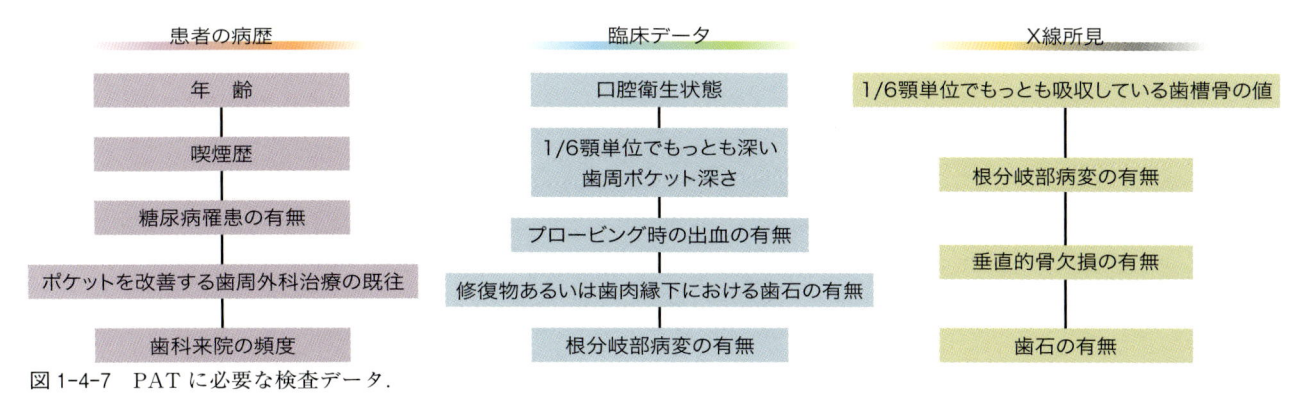

図1-4-7　PATに必要な検査データ.

2. PAT（periodontal assessment tool）

「う蝕」「口腔がん」および「歯周病」のリスク評価ツールとしてOral Health Information Suit（OHIS）が共同開発されました．OHISの中で歯周病のリスク評価ツールであるPAT（periodontal assessment tool）は歯周病研究で有名なRoy C Page教授および米国PreViser社によって共同開発されました[17]．

このPATを用いて歯周病のリスク評価を定量化し，メインテナンス時の患者教育に活用しようとする試みが行われています（図1-4-6）．

Lang教授らによる歯周病のリスク評価ダイアグラムと同様に，PATにおいても宿主因子のほうに重点がおかれており，細菌因子は除外されています（図1-4-7）．歯周病の病因論における「宿主の疾患感受性」や「リスク因子」の重要性を反映しているのでしょう．

リスク因子には，変更可能な環境的および後天的なものと，「遺伝」や「加齢」といった変えられないものとがあります．PATにおけるリスクカリキュレーターは将来の疾病罹患状況をかなりの精度で予測できると報告しています[18〜21]．米国歯周病学会では，このPATツールを活用し，患者を歯周病専門医に紹介する際のガイドラインを作成しています．

最近では，「歯周病の重症度スコア」と「リスクスコア」を組み合わせた総合評価が歯牙喪失の予測に有効とする研究が報告されています[22]．この評価方法を用いれば将来的に，どのくらいの歯が抜歯になるかを予測できます．

3. 歯周病のリスク評価ダイアグラムの問題点

　Lang教授やPage教授らの提唱する「リスク評価ダイアグラム」には，歯周組織の破壊の程度と炎症の度合い，喫煙，糖尿病の有無がリスク評価の項目として挙げられていますが，「目に見えない因子」，たとえば「免疫応答性」，異常咬合および精神的問題（ストレス，性格，社会環境的問題）などが考慮されておらず，十分ではありません．

　80歳以上で20本以上の歯が残っている高齢者の歯列を調べると，前歯部のガイドが不良な反対咬合や開口（切端咬合）の患者は0％だったことが報告されています[23]．「逆は必ずしも真ならず」ですが，臨床経験からは，前歯部のガイドが不良な場合，外傷性咬合により臼歯の歯周炎が進行するリスクは高いと思います（本編3・図1-3-3参照）．さらに，「精神的ストレス」「不適切な咀嚼と嚥下」「舌突出癖」など多数の因子が歯周疾患を修飾すると考えられます[11]．

　しかし，複雑な慢性疾患にかかわる因子をすべて取り上げていくというのは現実的ではなく，普及を目指すなら，診断精度は多少下がっても重要度の高いリスク因子に絞っておおまかな予測をするのも一案です．

　Lang教授らのリスク評価ダイアグラムやPage教授らの開発したPATは歯周病のリスク度を客観的に評価しようという試みで，「検査」に基づくリスク評価とリスク管理が普及することは歯科医療の高度化にとってたいへん重要です．

　リスク評価ダイアグラムは患者教育やカウンセリングに有効に活用できるでしょう．ただし，リスク評価，細菌検査や遺伝子診断を行っても，疾患の予防に「ブラッシング指導」しか提供できないのでは，患者への説得力に欠けます．検査結果の活用法についても考慮する必要があるでしょう．

参考文献

1. Lang et al. : Periodontal diagnosis in treated periodontitis. Why, when and how to use clinical parameters. J Clin Periodontol. 1996 : 23 : 40-50.
2. Heitz-Mayfield LJ. : Disease progression : identification of high-risk groups and individuals for periodontitis. J Clin Periodontol. 2005 : 32 : Suppl : 6 : 196-209.
3. Eickholz P, et al. : Tooth loss after active periodontal therapy. 1 : patient-related factors for risk, prognosis, and quality of outcome. J Clin Periodontol. 2008 : 35(2) : 165-174.
4. Axtelius B, Söderfeldt B, Edwardsson S, Attström R. : Therapy-resistant periodontitis (I). Clinical and treatment characteristics. J Clin Periodontol. 1997 : 24 : 640-645.
5. Axtelius B, Söderfeldt B, Edwardsson S, Attström R. : Therapy-resistant periodontitis (II). Compliance and general and dental health experiences. J Clin Periodontol. 1997 : 24 : 646-653.
6. Axtelius B, Söderfeldt B, Nilsson A, Edwardsson S, Attström R. : Therapy-resistant periodontitis. Psychosocial characteristics. J Clin Periodontol. 1998 : 25(6) : 482-491.
7. アンドルー・ワイル（上野圭一／訳）：「癒す心，治る力」東京．角川書店．1998.
8. Pretzl B, Kaltschmitt J, Kim TS, Reitmeir P, Eickholz P. : Tooth loss after active periodontal therapy. 2 : tooth-related factors. J Clin Periodontol. 2008 : 35(2) : 175-182.
9. Lindhe J, Haffajee AD, Socransky SS. : Progression of periodontal disease in adult subjects in the absence of periodontal therapy. J Clin Periodontol. 1983 : 10(4) : 433-442.
10. Papapanou PN, Wennstrom JL. The angular bony defect as indicator of further alveolar bone loss. J Clin Perio. 1991 : 18 : 317-322.
11. 高橋慶壮，吉野敏明：エンド・ペリオ病変 歯内・歯周複合病変 診断と治療のストラテジー．東京．医歯薬出版．2009.
12. Needleman I, Tucker R, Giedrys-Leeper E, Worthington H. : Guided tissue regeneration for periodontal intrabony defects--a Cochrane Systematic Review. Periodontol 2000. 2005 : 37 : 106-123.
13. Persson GR, Attström R, Lang NP, Page RC. : Perceived risk of deteriorating periodontal conditions. J Clin Periodontol. 2003 : 30(11) : 982-989.
14. Lang N P, Tonetti M S. : Periodontal risk assessment (PRA) for patients in supportive periodontal therapy (SPT). Oral Health Prev Dent. 2003 : 1 : 7-16.
15. Renvert S, Persson GR. : Supportive periodontal therapy. Periodontol 2000. 2004 : 36 : 179-195.
16. Chandra RV. : Evaluation of a novel periodontal risk assessment model in patients presenting for dental care. Oral Health Prev Dent. 2007 : 5 : 39-48.
17. 熊谷 崇，Roy C Page.：見てわかる！ 歯周病リスク評価と臨床応用 OHISリポートでスムーズなメインテナンス．東京．医歯薬出版．2008.
18. Page RC, Krall EA, Martin J, Mancl L, Garcia RI. : Validity and accuracy of a risk calculator in predicting periodontal disease. J Am Dent Assoc. 2002 : 133(5) : 569-576.
19. Page RC, Martin J, Krall EA, Mancl L, Garcia R. : Longitudinal validation of a risk calculator for periodontal disease. J Clin Periodontol. 2003 : 30(9) : 819-827.
20. Page RC, Martin JA, Loeb CF. : Use of risk assessment in attaining and maintaining oral health. Compend Contin Educ Dent. 2004 : 25(9) : 657-660, 663-666, 669 ; quiz 670.
21. Page RC, Martin JA, Loeb CF. : The Oral Health Information Suite (OHIS) : its use in the management of periodontal disease. J Dent Educ. 2005 : 69(5) : 509-520.
22. Martin JA, Page RC, Kaye EK, Hamed MT, Loeb CF. Periodontitis severity plus risk as a tooth loss predictor. J Periodontol. 2009 : 80 : 202-209.
23. 宮崎晴代ほか：8020達成者の口腔内模型および頭部X線規格写真分析結果について．Orthodontic Waves. 2001 : 60 : 118-125.

Tea Time ① 歯科学は「人間の科学」

　17世紀にフランスの哲学者であり科学者でもあったデカルトは「精神」と「肉体」はまったく別で，体は「物質」という「心身二元論」を唱えました．それ以来，西洋医学はひたすら医学の発展を臓器あるいは物質レベルから追求する方向へ進みました．

　日本には西洋医学を積極的に導入し，東洋医学を軽視した歴史があります．しかし，「病は気から」といわれるように，「精神的ストレス」は免疫応答にも影響することがある程度解明されるにつれて，病気の解釈がより一層複雑になったように思います．「患者」の「患」の字は「心」に「串（くし）」が刺さっていると書かれており，歯科医療も医学ですから，患者の心（脳あるいは精神）とつながっていると考えるべきでしょう．しかし，現在の歯科医療では，臓器（歯周組織）を診ても，「患者自身（人間全体）」や「心」までを診てはいないでしょう．

　科学（science）は中世ヨーロッパの貴族たちのお遊びに端を発し，「自然科学」の爆発的な発展によって人類は文明を築きました．しかし，この「科学」にはいろんな分野があります．医学と歯学には「自然科学（数学，物理，化学，天文学など）」よりも「生命科学」さらには人間の精神性をも含む「人間科学」そして「社会科学」が複雑にかかわっています．「医学とは科学の中でもっとも難しい『人間の科学』の確立を目指す学問だ」とするアレキシス・カレルの考え[1]は示唆に富んでいます．

　医学と同様に歯学も「人間の科学」ではないでしょうか．歯科医師は「人間の科学」に基づいて顎・顔面・口腔領域の医療を行っていることを自覚し，口腔内の現症や既往歴だけでなく患者全体を理解する姿勢が求められています．

　また，歯科医師は患者と長期間の付き合いをしますから，歯科医療は「患者に寄り添う医療」と言えるでしょう．全顎的な歯周治療には2〜3年かかりますから，歯科医師と患者間の人間関係が良好であり，治療の成功には患者のコンプライアンスが得られていることが不可欠です．

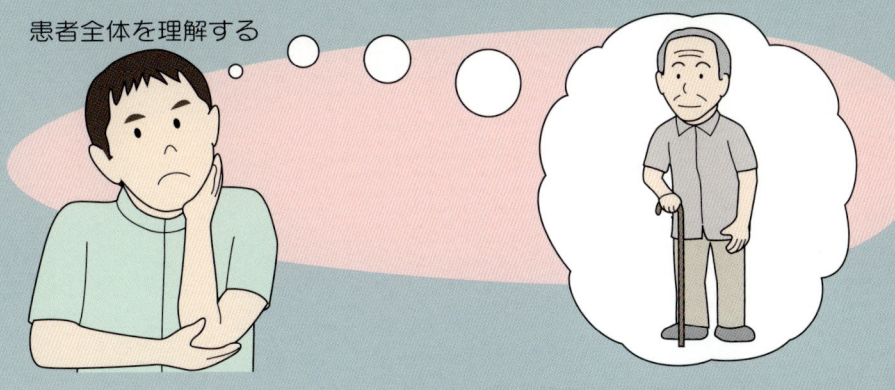

患者全体を理解する

参考文献
1. Carrel Alexis：(渡辺昇一：訳)：人間，この未知なるもの．東京，三笠書房，1994．

第1部　診断編

Diagnostic Edition 5

歯周病とインプラント周囲炎の関連

I　必須の治療オプション

　重度の歯周炎に罹患した患歯がある場合，患歯を抜歯してインプラント治療による咬合回復および隣在歯の固定を行うことで，歯周組織の安定を図ることが可能です．インプラント治療は歯周治療において，必須の治療オプションになっています（図1-5-1）．

II　インプラント周囲炎

　インプラント周囲の軟組織および硬組織が破壊された状態が「インプラント周囲炎」と定義されています．天然歯における「歯肉炎」と「歯周炎」の関係と類似したインプラント周囲に生じる炎症性疾患が「インプラント周囲粘膜炎」と「インプラント周囲炎」です．

　「喫煙」「ブラキシズム」および「重度な歯周疾患」は口腔インプラント治療のリスク因子と考えられており[1]，平成21年度歯科医師国家試験にも出題されています．歯周炎がインプラント周囲炎のリスクであることは常識になりつつあるようです．

　「インプラント周囲炎」に罹患するリスクは，歯周病の重症度やリスク度と相関する傾向にあり，患者ごとの各種リスク因子を，長期間にわ

感染源の除去	咬合力の制御	歯周組織の再生	機能回復	審美的回復
機械的 　ブラッシング 　スケーリング 　ルートプレーニング 　抜歯 　歯周外科 化学的 　抗菌剤 　抗生物質	矯正 暫間固定 バイトプレート 暫間義歯 咬合調整 プロビジョナルレストレーション	骨移植 人工骨補添材 GTR エムドゲイン PRP	固定 矯正 義歯 ブリッジ インプラント	補綴 PPS 矯正

図1-5-1　歯周治療のオプション．歯周治療では「感染源の除去」「咬合力の制御」「歯周組織の再生」「機能回復」「審美性の回復」を目標にして，各治療オプションを組み合わせた「包括的歯周治療」が実践されている．矯正治療，歯周組織再生療法，骨増大術，インプラント治療など，最新の歯周治療が日本でも一部の歯科医師によって実践されている．

たっていかにコントロールしていくかが良好な予後を確保するための鍵になります.

歯周炎によって歯を抜歯した患者は,そうでない患者に比較して,インプラントの「生存率」に有意差はないものの,「成功率」は低いことが報告されています[2,3].

観察期間がまだ短いため,今後の長期的な観察が必要ですが,歯周炎の既往は,「インプラント周囲炎」に罹患するリスクを高めるでしょう.

歯周炎によって歯を喪失した患者のインプラント治療の予後は,インプラント周囲炎の予防にかかっています.インプラント治療を行う際にも,「リスク診断」と「リスク管理」の考えが不可欠です.インプラント周囲炎の治療戦略として,CIST(累積的防御療法)[4]が報告されていますが,効果の判定はまだ十分になされていません.

III 歯を失った理由を考える習慣が必要

歯周病で歯を喪失した患者は,歯周炎が進行する原因とリスクを抱えています.歯周疾患のリスク因子は,インプラント周囲炎にとっても同様です.

インプラント治療に失敗しないためには,「どうしてこの患者は歯を失ったのか」を考えて,リスクヘッジすることが不可欠です.通常であれば,歯を抜歯することはまれにしか起きないはずです.

患者は「異常な状態」が持続した結果として歯を失っているわけですから,その経緯を聞いて疾患のナラティブを患者に説明し,「患者自身の気づき」に基づくリスクの軽減ができないかぎり,天然歯を失った患者に人工物のインプラント治療を行っても,いずれは「インプラント周囲炎」に罹患してインプラントは脱落するでしょう.

天然歯を喪失した状況が改善されなければ,人工物のインプラントが長期にわたり健康な状態で機能することは不可能です.クレンチングして歯が破折した患者では,ブラキシズムを緩和しなければ,インプラントの上部構造が壊れます.

最近,「インプラント周囲炎」が大きな問題として取り上げられていますが,「患者教育」によるリスクの軽減を行うことなくインプラント治療をしているからだと考えられます.

歯科医師には「どうして患者は歯を失ったのか」を考え,リスク診断を行い「患者教育」を通してリスクの軽減を図るための「説明力」が必要です.「インプラントは一生ものだから,悪くなったら歯科医師が悪い」と勘違いしている患者もいますから,歯周病のリスク診断とリスク管理に関する知識と技術があれば,無用なトラブルを回避できます.

参考文献

1. Klokkevold PR, Han TJ. : How do smoking, diabetes, and periodontitis affect outcomes of implant treatment? Int J Oral Maxillofac Implants. 2007 : 22 : Suppl : 173-202.
2. Renvert S, Persson GR. : Periodontitis as a potential risk factor for peri-implantitis. J Clin Periodontol. 2009 : 36 : Suppl : 10 : 9-14.
3. Schou S, Holmstrup P, Worthington HV, Esposito M. : Outcome of implant therapy in patients with previous tooth loss due to periodontitis. Clin Oral Implants Res. 2006 : 17 : Suppl : 2 : : 104-123.
4. 日本歯周病学会編:歯周病患者におけるインプラント治療の指針.東京.医歯薬出版.2008.

第1部 診断編

Diagnostic Edition 6

歯周病の診査方法

I 歯周病の診査の信頼度

歯周病の臨床的な診査には，「歯肉縁上のプラーク量」「歯肉の炎症の程度」「歯周組織が破壊された程度」および「咬合検査」があります（表1-6-1）．年齢における歯の咬耗やくさび状欠損の程度からは，「咬合力」「ブラキシズム」を考慮します．ただし，これらの診査は「時間軸」が大きく異なります．

1. 炎症（出血・排膿）

「プロービング時の出血（BOP）」の有無は歯周ポケット内の炎症の度合いを簡便に知る診査方法です[1]．「歯周ポケット深さ」は現在の歯周組織の炎症状態ではなく，歯周組織が破壊された結果を反映しています．BOP陽性25％がcut-offポイントで，BOP陽性20％以下の患者はローリスクと考えて良いという一応の目安になります．

「BOP陰性」は98％の確率で歯周炎が進行しないことを示しているので，メインテナンス期における「安心のマーカー」と言えるでしょう[2]．

一方，「BOP陽性」は歯肉に炎症があることを示していますが，歯肉炎でも歯周炎でもBOP陽性になるため，「BOP陽性」だからといって歯周炎が進行するわけではありません．

表1-6-1 歯周炎の臨床診査項目

臨床所見	臨床指標	時間経過
歯肉縁上プラーク量	プラーク・コントロール・レコード	短い ↑
歯周組織の炎症反応	GI，BOP，排膿	
歯周組織の破壊の程度	PD（pocket depth） AL（attachment loss） BL（bone loss）	
咬合の診査	咬耗度（ファセット），咬合器	↓ 長い

歯周病の臨床的診査には，細菌（歯肉縁上プラークの量），歯肉の炎症状態（歯肉炎指数，歯肉溝からの排膿およびプロービング時の出血の有無）および歯周組織が破壊された程度（歯周ポケット深さ，アタッチメント・ロス，Scheiの骨吸収指数，歯の動揺度）の3つのステップと咬合診査がある．現行の臨床的な指標はいずれも歯周疾患がある程度進行したのちの病状を示しているにすぎない．すなわち，消防士が「火事の焼け跡」の状況を検証し，現場検証を通じて出火と火事の状況を推測するのに似ている．時間軸の概念からは，歯肉縁上プラーク量は1日で変動し，歯肉の炎症は数日から数週間，組織破壊は数ヵ月から数年で変動する指標と言える．歯周病の診査を行う際には，つねに上記した3つの次元から病態を考える習慣を持つと良い．咬合の問題がある場合には，咬合器に模型を装着して診査をすることが望ましい．GI = gingival index, BOP = bleeding on probing, PD = pocket depth, AL : = attachment loss, BL = bone loss.

BOP検査の「感度」は低く「特異性」は高いと言えます．

　歯肉の炎症が強いとプローブの先端がポケット底部から結合組織内へ入り込みやすく，測定時のエラーが出やすくなります．また，プロービングする部位もステントを製作して同じ部位をプロービングしなければ誤差が生じるため，診査の再現性や精度は測定方法によっても変ります．

　歯周ポケットからの排膿は，歯肉の炎症の臨床的な指標になり[3]，排膿している歯周ポケットは「活動性」で，歯周炎が悪化するリスクが高いと解釈できます．

2. 組織破壊の程度（歯の動揺度）

　「歯周ポケット深さ」や「アタッチメント・ロス」の測定がもっとも一般的な診査方法です．ポケットプローブ先端の直径は0.4〜0.5mmで，プロービング圧，角度や部位によっても誤差が生じます．「検査の簡便さ」を優先しているため，プローブでは1mm単位でしか測定できませんので，測定誤差が生じます．また，0.25N（25g）以上の力でプロービングすると，外傷力で歯周組織が傷つき，細菌感染による炎症がなくとも出血するので[2]，炎症に起因する真の出血部位の割合を評価するには，0.25N以下のプロービング圧で診査する必要があります．

　通常は20gの力でプローブを歯周ポケットに挿入しますが，指先の感覚が鈍らないように，レストをとり，柔らかくプローブを把持して測定します．

II　硬組織の診断

1. デンタルX線写真の読影

　歯周病による組織破壊の程度を知る代表的な指標はデンタルX線写真に基づく「Scheiの骨吸収指数」です．外傷性咬合の関与を予測したり，「歯根膜腔の幅」「歯槽硬線の出現」「骨頂の白線」の有無から，骨の改造と歯周組織の状態をある程度は予測可能です．

　「垂直性」あるいは「水平性」骨吸収の状態からは，外傷性咬合の関与を疑い，歯根膜腔の均等な拡大の様子（図1-6-1）からは，歯根破折を疑います．

　根尖まで骨吸収が進行していれば，一般的にはhopeless，ついでcompromised, questionable あるいはpoorと診断します．これは歯槽骨の破壊の程度に基づく経験的な診断です．術者の臨床経験によっても違いがあります．現行の臨床的な指標はいずれも「歯周疾患がある程度進行した後の病状」を示しており，「火事の焼け跡」を観察しているのに似ています．したがって，将来的な歯周炎の進行度合いを予測する「リスク評価」とは異なります．

　デンタルX線写真では，三次元の構造物を二次元のフィルムに投影しているため，複数の構造物が重なり合い，歯槽骨や歯根の三次元的湾曲の状態が正確には把握できないことがあります．

　とりわけ，歯根の頰舌側や大臼歯部では，3

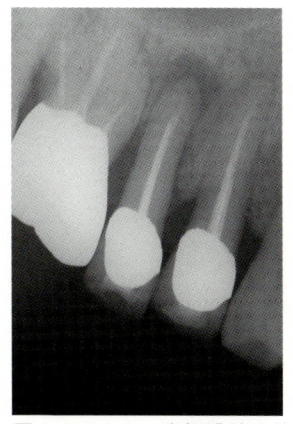

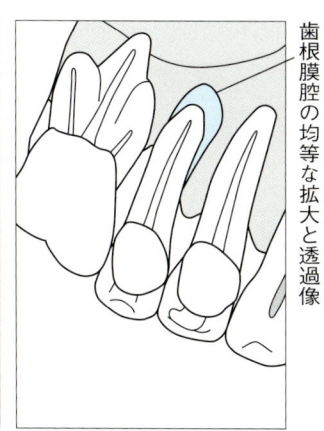

図1-6-1a, b　歯根膜腔の均等な拡大．破折の初期の段階では，歯根膜腔の均等な拡大が見られないこともあるが，患者はたいてい咬合痛や歯肉の痛みを訴える．歯根破折による歯根膜および固有歯槽骨の破壊が生じると，デンタルX線写真上では，歯根膜腔の均等な拡大像を観察することが少なくない．狭くて深い歯周ポケットを認めれば，歯根破折と判断できる．　　　　　　　　　　　　　　　　　a｜b

第1部　診断編

● 歯周―歯内複合病変．Simonの分類III型の上行性歯髄炎と診断した症例

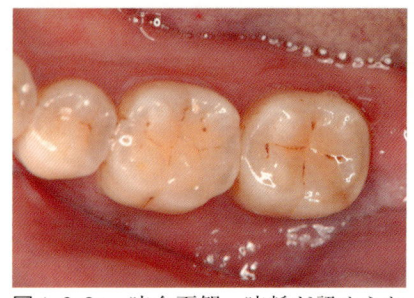

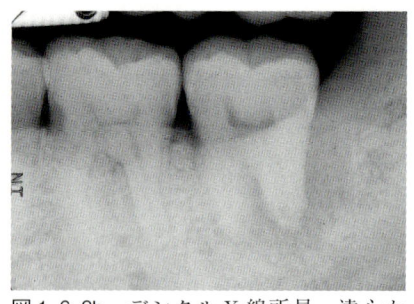

図1-6-2a　咬合面観．咬耗が認められる．

図1-6-2b　デンタルX線所見．遠心から遠心根根尖部，さらに根分岐部にいたる透過像を認める．

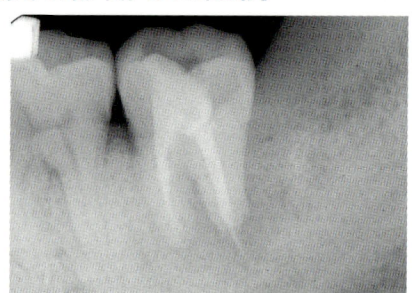

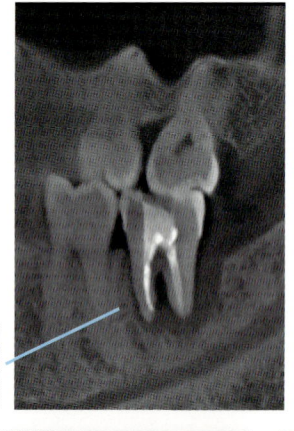

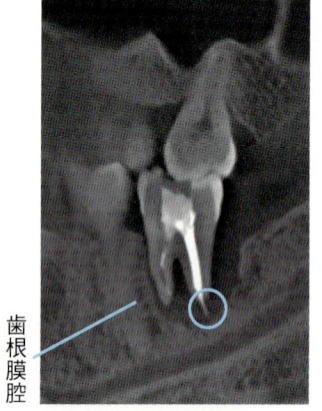

図1-6-2c　根管充填後のデンタルX線所見．

d | e

図1-6-2d，e　CT写真の所見．図1-6-2d　近心根の根管が中央側に湾曲していることがわかる．図1-6-2e　遠心根の根尖からアクセサリーポイントが溢出していることがわかる．遠心根の根尖孔は60号以上に開いており，外部吸収していた可能性が疑われる．歯根膜腔は近心側のみに認める．

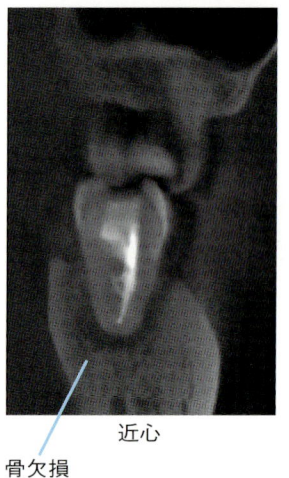

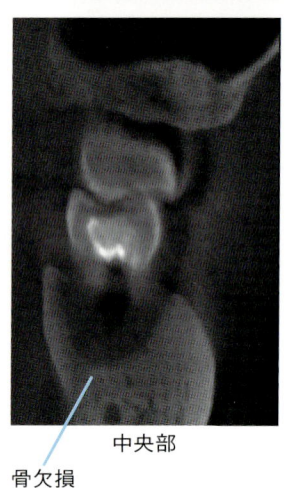

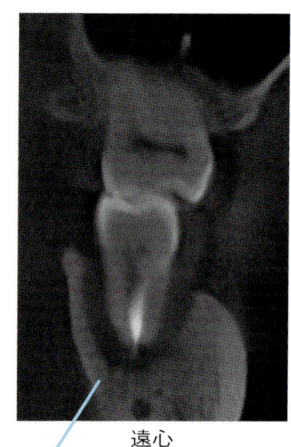

歯根膜腔　歯根膜腔

f | g | h

近心　中央部　遠心
骨欠損　骨欠損　骨欠損

図1-6-2f～h　CT写真の所見．遠心根の頬舌側は両側とも骨欠損が著しい．GTR法を適応するか，抜歯を選択するかの「グレーゾーン」の症例である．

壁性の骨吸収や根分岐部病変の骨吸収の度合いが推測しにくいことがあるため，歯周ポケットの測定や歯肉の診査を併用します．

2. 三次元CT画像診断のメリット

歯科用小照射野コーンビームCT装置（歯科用CT）は，顎骨内に限局した病変の診断に適しています．また，「デジタル画像」なので，0.25あるいは0.5mmの「スライス厚」で表示できるため，従来のX線写真のように，「頬舌的な構造物のすべてが重なり合った画像」ではなく，歯の頬舌側の骨の状態，海綿骨の状況も詳細に観察できます．

最近では，歯科用CTの普及と保険導入によって，三次元診断が普及しつつあります．歯科用CTによる三次元的解析により歯の頬舌側

歯周病の診査方法

●根分岐部病変クラスIIと診断した症例

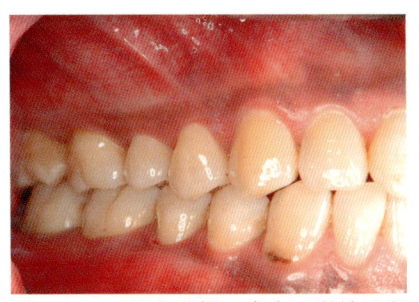

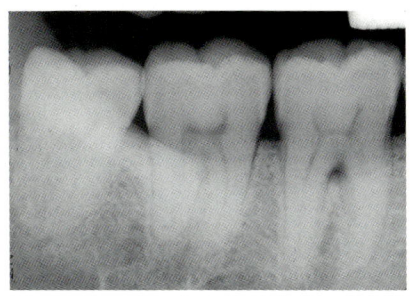

図1-6-3a 側方面観．歯肉の退縮は認めない．

図1-6-3b デンタルX線所見．根分岐部に透過像を認めた．

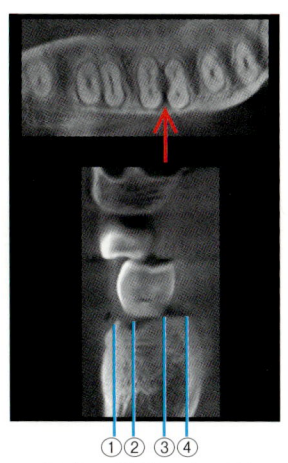

図1-6-3c CT写真の所見．水平的に根分岐部の骨吸収が頬側から歯根の舌側付近まで拡大している（矢印）．

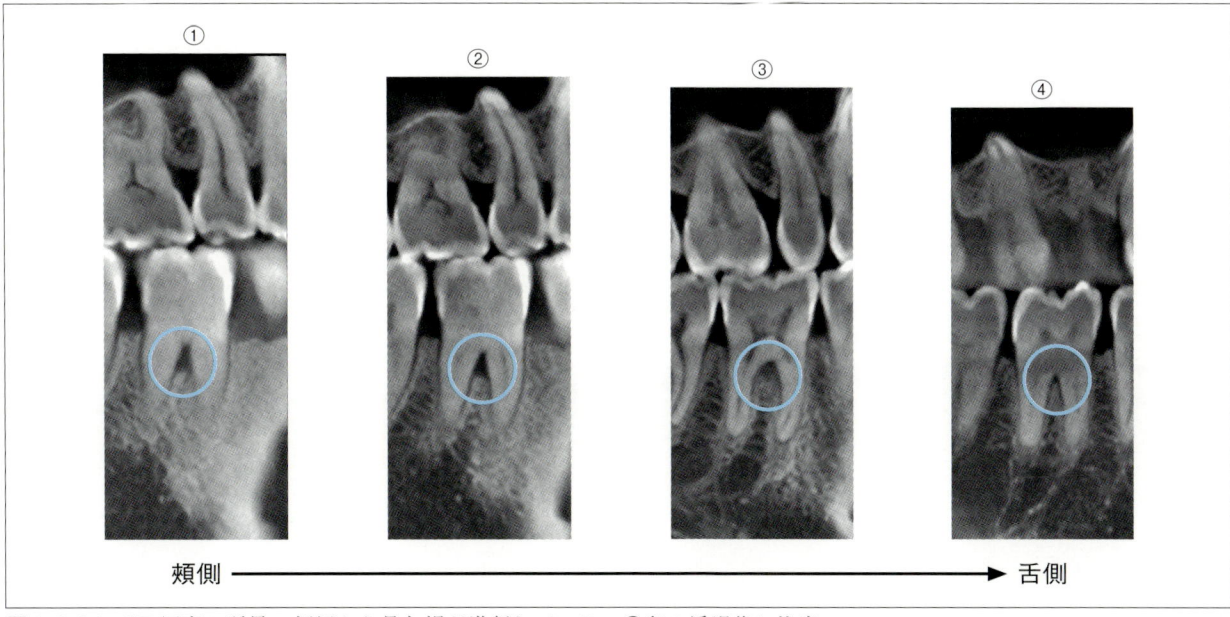

図1-6-3d CT写真の所見．頬側から骨欠損が進行している．○印の透過像に注意．

第1部 診断編

を含めた詳細な硬組織の診断ができます．「根分岐部病変」や「歯周－歯内複合病変」の診断に際しても，従来のデンタルX線写真の診断に比較して，診断精度が高まります[4]．

具体例を図1-6-2，3に示します．図1-6-2は歯周―歯内複合病変で，Simonの分類III型の上行性歯髄炎と診断した症例です．

患者は46歳の男性．主訴は左側下顎第二大臼歯の咬合痛と歯肉の腫脹．既往歴は約1年前から同部に違和感と歯肉の腫脹を繰り返していましたが，しばらくすると消失していたので放

置していたところ，数日前から同部に自発痛を覚えるようになったので精査治療を希望して来院しました．

遠心根周辺に10mm以上の深い歯周ポケットおよびポケットからの排膿を認めました．また歯髄は失活していました．なお1日に40本喫煙するヘビースモーカーでもあります．

図1-6-2aは初診時の状態の咬合面観で咬耗が認められます．図1-6-2bのデンタルX線からは，遠心から遠心根根尖部，さらに根分岐部にいたる透過像を認めることができます（図1-

53

第1部 診断編

● 垂直 GBR 法を適応した症例

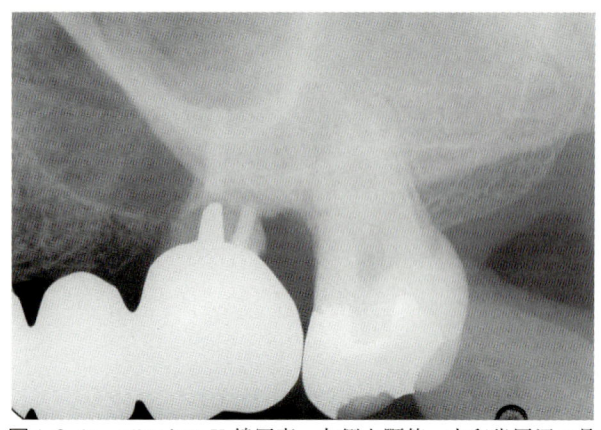

図1-6-4a　デンタルX線写真．左側上顎第一大臼歯周辺の骨吸収が著明である．歯周ポケット深さは8～10 mm であった．

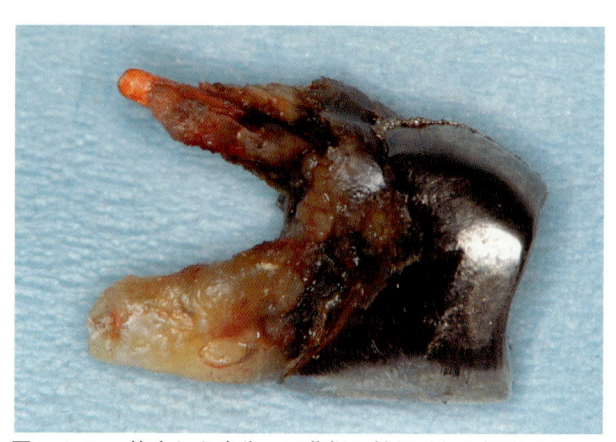

図1-6-4b　抜去した患歯．口蓋根の外部吸収が観察される．他医院で行った意図的再植の予後は不良であった．

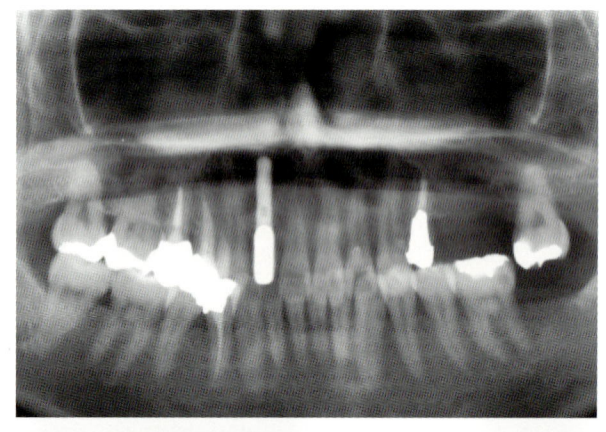

図1-6-4c　パノラマX線写真．歯槽骨の吸収を認める．

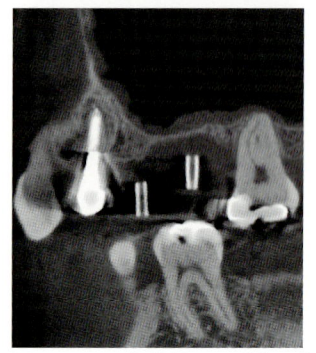

図1-6-4d　歯科用CT画像．左側上顎第二小臼歯，第一大臼歯部の歯槽骨の厚みは1～2 mm 程度で，インプラント治療の前に垂直GBR法を適応した．患者は上顎第一小臼歯部の咬合痛を訴えたため，歯根端切除術を同時に行う計画を立てた．

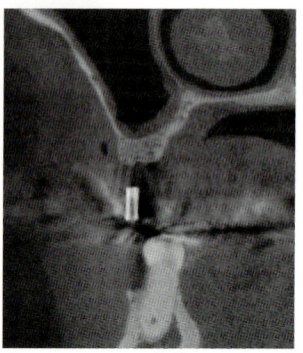

図1-6-4e, f　歯科用CT画像．第一大臼歯部の歯槽骨が極端に薄いのがわかる．

e | f

6-2cは感染根管治療後のデンタルX線写真）．

　図1-6-2d, eのCT写真においては，遠心根周辺の歯槽骨が広範囲に根尖を超えて吸収しているとともに近心根の根管が中央側に湾曲し，また遠心根の根尖からアクセサリーポイントが溢出していることまでわかります（矢印）．

　さらに図1-6-2f～hのCT写真からは遠心根の頬舌側は両側とも骨欠損が著しく，GTR法を適応するか，抜歯を選択するかの「グレーゾーン」の症例であることがわかります．

54

歯周病の診査方法

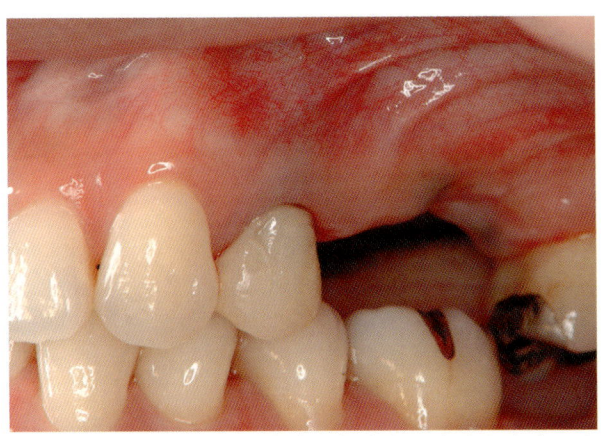

図1-6-4g 術前．第一大臼歯部相当部の歯肉が上方に上がっている．

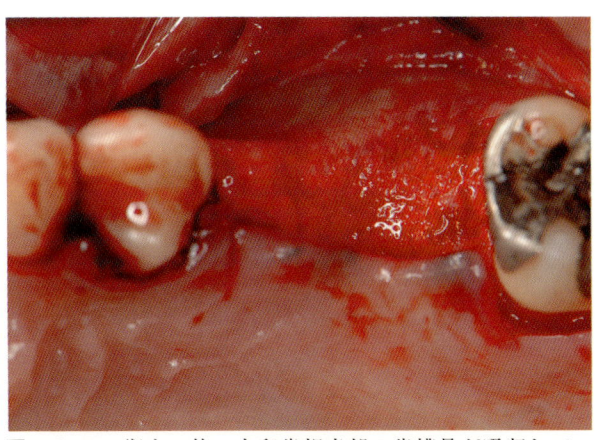

図1-6-4h 術中．第一大臼歯相当部の歯槽骨が吸収している．歯槽骨が薄いため皮質骨穿孔は行わなかった．

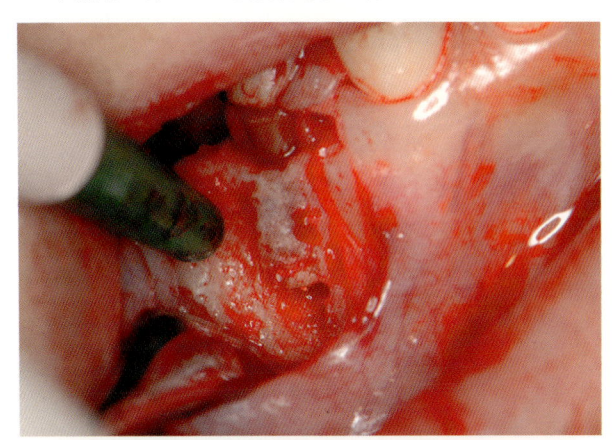

図1-6-4i 上顎第一小臼歯部の歯根端切除術を行った．

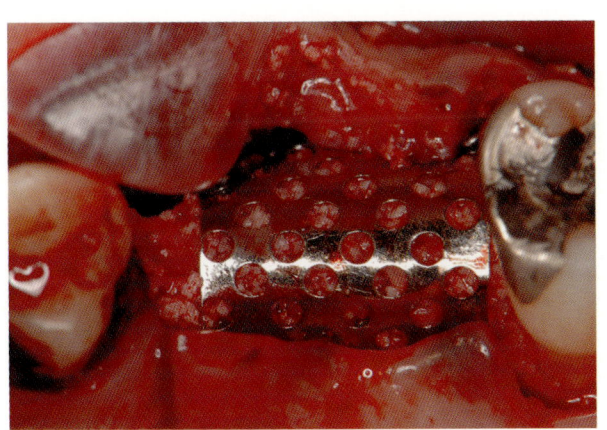

図1-6-4j チタンメッシュ（株式会社プロシード）．自家骨および人工骨で骨増大術を行った．

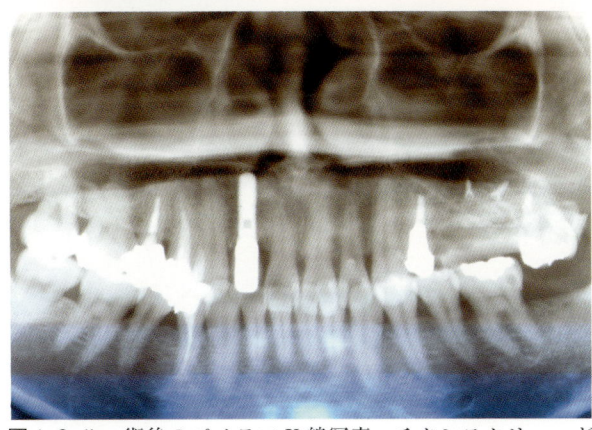

図1-6-4k 術後のパノラマX線写真．チタンスクリューが観察できる．

　つぎの図1-6-3は根分岐部病変クラスⅡと診断した症例です．患者は50歳の男性．主訴は右側下顎第一大臼歯の咬合痛でした．既往歴は約2年前から咬合時に同部に違和感を覚えていたが放置．その後，精査・加療を希望して来院しました．
　根分岐部に6mmの歯周ポケットを認めまし たが，図1-6-3aの側方面観からは歯肉の退縮は認められません．図1-6-3bのデンタルX線所見からは根分岐部に透過像を認めましたが，図1-6-3c，dのCT写真からは水平的に根分岐部の骨吸収が歯根の舌側付近まで拡大しており，骨欠損が頰側から進行していることがわかります．

55

第1部　診断編

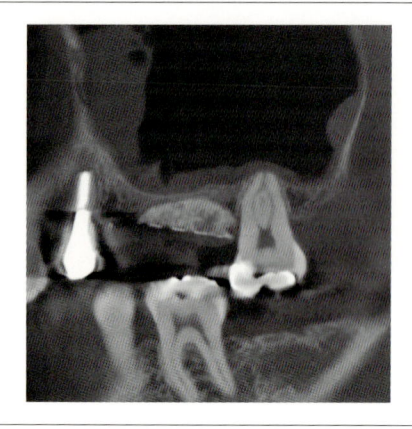

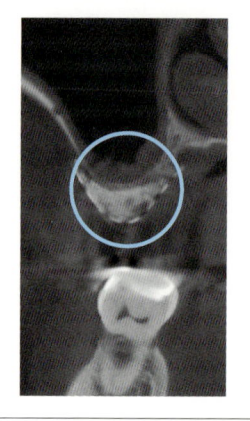

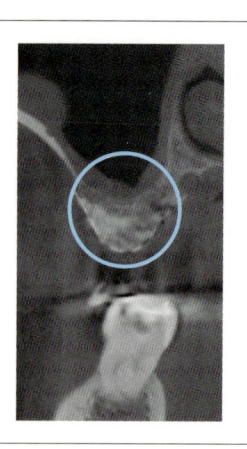

図1-6-4l　術後4ヵ月の歯科用CT画像．垂直的に骨増大が行われている．

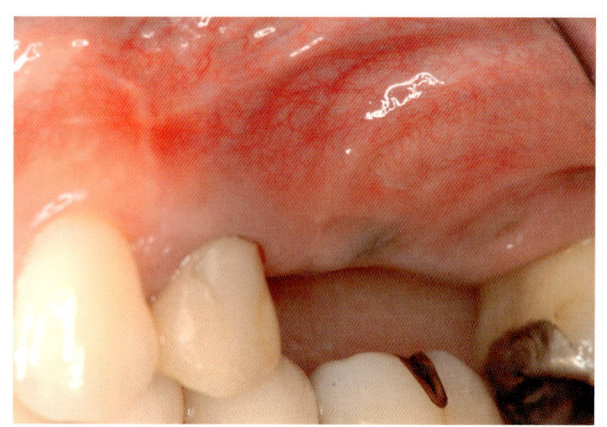

図1-6-4m　術後約半年の所見．歯肉が平坦化しているのがわかる．

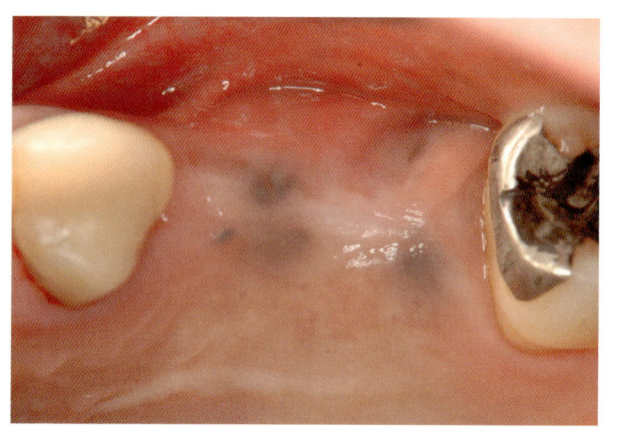

図1-6-4n　咬合面観．

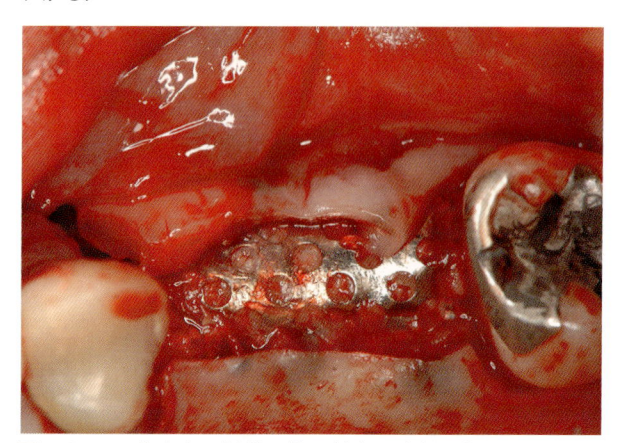

図1-6-4o　歯肉弁の剥離．骨の新生が確認できる．

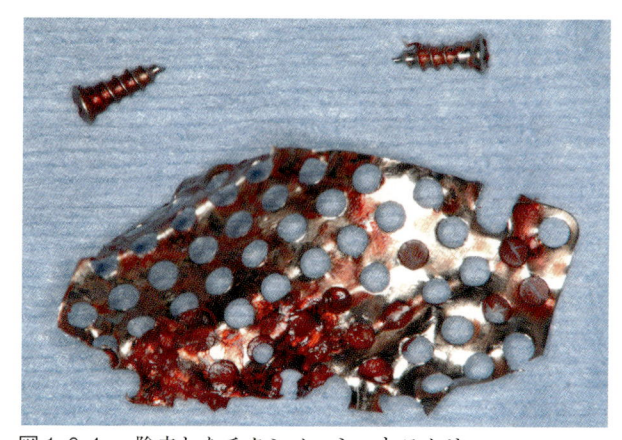

図1-6-4p　除去したチタンメッシュとスクリュー．

　このようにデンタルX線写真では，根分岐部に透過像を認める程度ですが，歯科用CTで撮影すれば，頰側からクラスⅡの根分岐部病変に罹患していることが明瞭に判断できます．

3. CTの大臼歯部への適用

　大臼歯部における根分岐部病変や歯周―歯内複合病変は，X線写真やパノラマX線写真診断からでは十分な情報が得られないことがたびたびありますが，CT画像からは容易に診断できます．

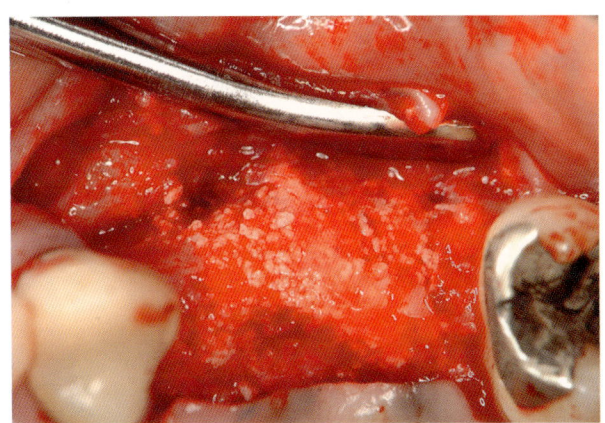

図 1-6-4q 骨増大を行った部位．人工骨の粒子が観察される．

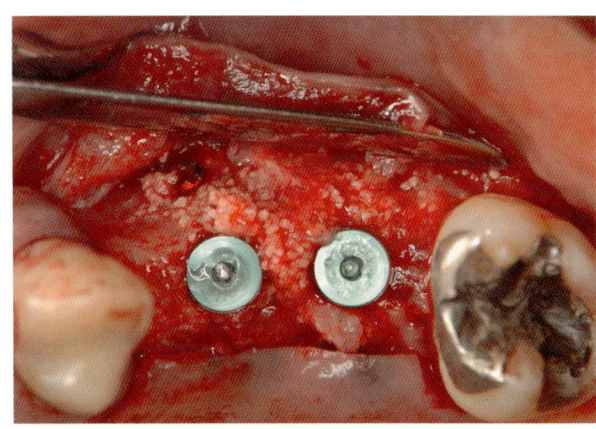

図 1-6-4r インプラントの埋入．

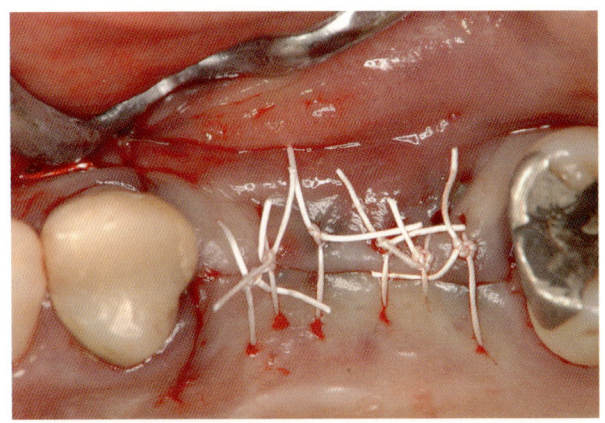

図 1-6-4s 縫合．

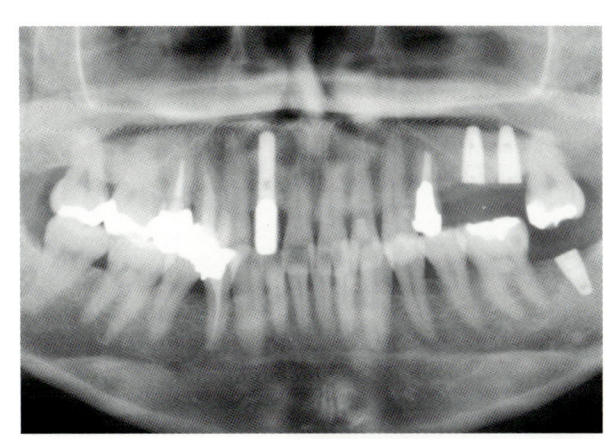

図 1-6-4t 術後のパノラマ X 線写真．

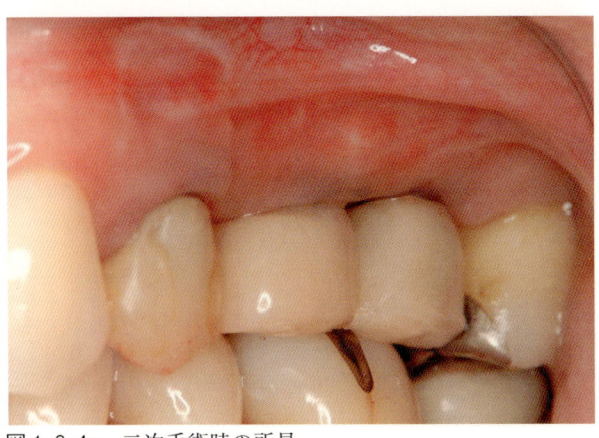

図 1-6-4u 二次手術時の所見．

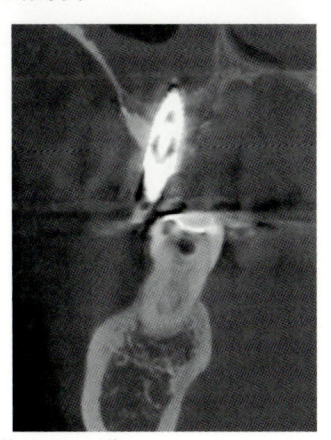

図 1-6-4v 二次手術後の歯科用 CT 画像．

とくに歯周外科療法を行う際には，あらかじめ CT 診査を行っていれば，手術の段取りがよりスムーズにできます．図 1-6-4 に意図的再植術の予後が不良で垂直 GBR 法を適応した症例を示します．

患者は 34 歳の女性．主訴は左側上顎第一大臼歯の違和感を訴えていました．既往歴は 4 年前に他院で同歯の抜髄治療を受けた際に，リーマーが折れ込んでしまい，その後，意図的再植術を受けましたが，患歯の痛みおよび違和感が

消失しませんでした．近医を来院するも治療方針に納得できず本院を受診しました．

　図1-6-4aはデンタルX線写真ですが，骨吸収が著明で歯周ポケット深さは8～10mmもあります．図1-6-4bに抜去した患歯を示します．口蓋根の外部吸収が観察され，このことから過去の意図的再植の予後は不良と判断されます．パノラマX線写真からは歯槽骨の吸収を認めるだけですが(図1-6-4c)，CT画像である図1-6-4d～fからは左側上顎第二小臼歯と第一大臼歯部の歯槽骨は1～2mm程度で第一大臼歯部の歯槽骨が極端に薄いということがわかります．なお垂直GBR法を図1-6-4g～vに示します．

4. CT画像診断の注意点

　このようにデンタルX線写真やパノラマX線写真と比較してCT診査の優位性は明らかですが，歯科用CTはデンタルX線写真に比べて放射線量が高いため何度も撮影することは避けなければなりません．

参考文献

1. Joss A, Adler R, Lang NP. : Bleeding on probing. A parameter for monitoring periodontal conditions in clinical practice. J Clin Periodontol. 1994 : 21(6) : 402-408.
2. Lang NP, Adler R, Joss A, Nyman S. : Absence of bleeding on probing. An indicator of periodontal stability. J Clin Periodontol. 1990 : 17(10) : 714-721.
3. Passo SA, Reinhardt RA, DuBois LM, Cohen DM. : Histological characteristics associated with suppurating periodontal pockets. J Periodontol. 1988 : 59(11) : 731-740.
4. Walter C, Kaner D, Berndt DC, Weiger R, Zitzmann NU. : Three-dimensional imaging as a pre-operative tool in decision making for furcation surgery. J Clin Periodontol. 2009 : 36(3) : 250-257.

Tea Time ②　大学で習ったことは「儀式」が多い

　口腔内写真を撮る際にミラーを使用しますが，ミラーを口腔内へ挿入するとミラーが曇ります．ミラーを口腔内に入れても曇らない工夫には，少なくとも5つあります．①ミラーにエアーをかける，②バキュームを口腔内へ入れる，③ミラーをお湯で温める，④ガスバーナーなどでミラーを炙る，⑤ヒーターであらかじめ温めておく．

　講演会などで参加者に尋ねると，①と③が多いようです．どれが正解ということではありませんが，筆者は④の方法でミラーの曇り防止をしています．①と②では，知覚過敏症の患者が痛みを訴えることがあります．

　アシストが不慣れな場合，①では唾液がミラーに付着してミラー像が正確に撮れないことがあります．③は，お湯を持ってくるのが面倒なのと，手術をする際には，お湯が冷えるので何回もお湯を交換しなければなりません．⑤は，ヒーターを購入して設置する場所が必要で，電気代もかかります．

　以前，他大学の先生にミラーの曇り防止法について聞くと，「滅菌したミラーをお湯に浸けると不潔になるから，うちの大学ではお湯は使えないため，手で温めています」と答えてくれました．確かに滅菌した袋ごと手で温めれば「不潔」にはならないでしょうが，貴重な時間を浪費します．滅菌したミラーをお湯に浸けたら「不潔」かもしれませんが，口腔内の「不潔さ」とは比べようもありません．

　大学では教育的配慮から「効率」より「理論的に正しい（と思われる）こと」が優先されるため，なんとなく「理論的」ですが単なる「儀式」になっている内容が教育され続けることもあるのでしょう．

　筆者が習った歯周外科治療の術前の「儀式」について紹介します．まず口腔外はヒビテン綿球で，口腔内はイソジン®綿球で消毒します．綿球の数は2個ずつと決まっていました．ヒビテン綿球で口唇の同心円状に鼻翼から下顎オトガイ部まで消毒します．1つ目のイソジン®綿球をつかむとはじめに患者の口角を拭いたのちに，消毒した口角部にミラーを当てて口唇を引っ張ります．イソジン®綿球で口角を拭かないうちにミラーで口唇を触ると怒られました．

　歯科治療における術野の消毒方法は医科の外科治療を参考にしている名残かもしれませんが，現在では，口腔外の消毒はしていませんし，イソジン®で口腔内を拭くよりも歯ブラシで歯肉溝周辺を術者がブラッシングして機械的にプラークを除去するほうが効果的だと思っています．

　口腔内の消毒効果は，抗菌剤で拭くよりも機械的な清掃が勝っているのでしょう．高齢者の口腔ケアでもプラークの機械的除去が主流です．歯肉へ「刺激」を加えることが重要なのかもしれません．

第1部　診断編

Diagnostic Edition 7

「患者の分類」から考える歯周治療の可能性と限界
～患者の性格や日常生活も見越した歯周治療の考え方～

I 選ばれた患者の結果は一般化できない

　ここまで歯周治療では，歯科医師の治療技術のみでなく，患者自身の積極的な取り組みが必要なことを説明してきました．患者と歯科医師の治療のゴールが違っていれば，治療は失敗します．患者教育を通して，治療に協力的になってもらい，二人三脚で治療を進めるのが理想です．しかし，実際には，歯科医師サイドの説明や指導に従わない，あるいは痛みが消えたら来院しなくなる患者がいます．

　一方，「コンプライアンスが得られている患者」であれば，結果は歯科医師の治療技術に大きく左右されるでしょう．長期にわたるメインテナンス経過を報告した論文がありますが，このような臨床研究に参加している患者はコンプライアンスが得られており，治療に協力的です．

　長期の良好な予後を得るには，メインテナンスが重要なことが知られていますが，逆に考えれば，長期間メインテナンスに通ってくる患者だから予後が維持できているのかもしれません．メインテナンスに来なくなる患者の予後が悪いのは，適切なコンプライアンスが得られていない患者だからかもしれません．

　一例を挙げます．図1-7-1に示した患者は60歳の男性で，全顎的に歯周病が進行していました（図1-7-1a）．歯周組織再生療法やインプラント治療を行いましたが，プラークコントロールがなかなか向上せず，治療終了後（図1-7-1b），しばらくしてメインテナンスに通院しなくなりました．6年後に再来院した際には，複数歯の歯周炎が悪化して喪失した歯も見られました（図1-7-1c）．

　臨床研究の被験者になっている患者たちは，たいていコンプライアンスが得られ，治療に協力的な患者ですから，ある意味「選ばれた患

● メインテナンスに通院しなくなった患者の再発例

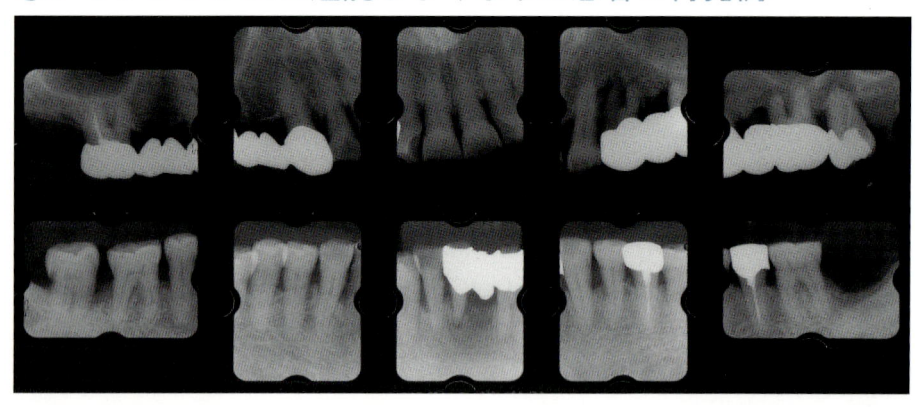

図1-7-1a　初診時のデンタルX線写真.

「患者の分類」から考える歯周治療の可能性と限界～患者の性格や日常生活も見越した歯周治療の考え方～

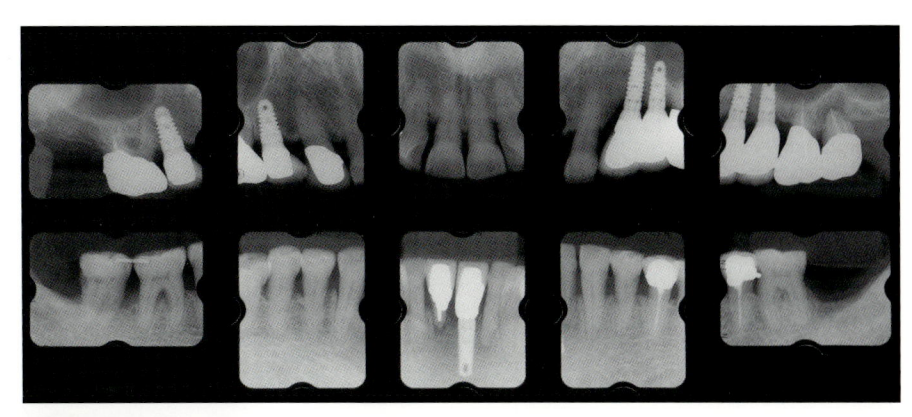

図 1-7-1b 治療終了後のデンタル X 線写真．

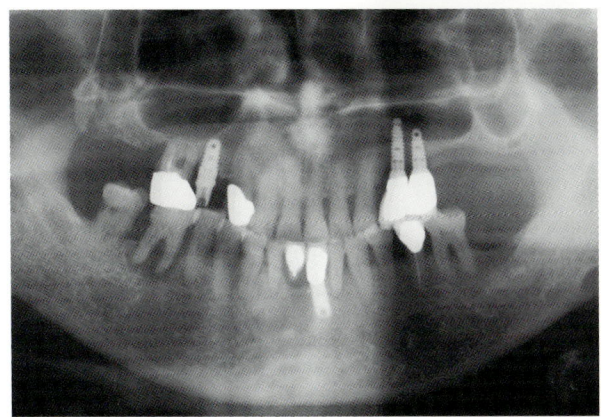

図 1-7-1c 再来院時のパノラマ X 線写真．歯周炎が再発している．

表 1-7-1 患者の分類

患者のタイプ	コンプライアンス	治療費	治療レベル	予後
I	指導を守る	ある	高い	◎
II	指導を守る	ない	中程度～低い	○△
III	指導を守らない	ある	高い～中程度	△
IV	指導を守らない	ない	低い	×

者」ですので，予後が良い可能性は高いでしょうが，その結果を「一般化」することには無理があります．

II コンプライアンスと患者分類

　筆者自身の臨床経験からは，リスク評価や治療方針の決定において「患者のコンプライアンスの程度」を重視しています．ハイリスク患者や難症例の中には，患者のマネージメントが難しいことが少なくありません．コンプライアンスが得られている患者はたいてい良い方向に導けます．そのためにも治療の予後を予測するうえで，表 1-7-1 に示したような「患者の分類」は必須です．

　コンプライアンスが得られにくい患者の予後は総じて良くありません．患者のコンプライアンスの程度と治療費（保険か自費診療か）によって，治療内容と予後がある程度は決まります．

　表 1-7-1 中のタイプ I の患者では，治療に協力的なので，高度な治療を行えます．患者の歯周病のリスク評価に基づいた定期的なメインテナンスを継続できれば，安定した予後が得られるでしょう．

　一方，コンプライアンスの得られないタイプ III のような患者では，治療レベルにかかわらず，予後不良になる傾向が強いと思います．

　繰り返しますが，歯周治療の長期予後には，患者のコンプライアンスが大きく影響します．同じ説明をしても反応は個々の患者で異なります．「認識」「理解」「行動」には大きな差があるのです．

　免疫応答性と同様に治療のゴールも同じではありません．最近はこのことを勘案して「ナラティブ」という言葉がよく使われています．

第 1 部　診断編

61

Diagnostic Edition 8

hopeless teeth の診断と治療の選択を決定する思考法

I 「保存不可能な歯」の定義

これまで「保存不可能な歯」の概念が定義され，いかなる患歯を治療によって保存し，機能させることが可能かについて議論されてきました．

しかし，そもそも「保存不可能な歯」という概念自体が正しくないように思います．患歯を抜歯しなくとも，「自然脱離するまで歯を口腔内に保存する」ことは可能ですから，「保存不可能な歯」ではなく，「保存するデメリットがメリットよりも大きい歯」という認識が正しいと思います．

われわれ歯科医師は，口腔内に保存することのデメリットが大きい患歯を抜歯しているのではないでしょうか（表1-8-1）．

「保存不可能な歯」は英語では hopeless teeth（希望の持てない歯）あるいは compromised teeth（易罹患性の歯）と呼ばれています．水平的骨吸収が患歯の根尖付近まで進行して動揺度3であれば，明らかな hopeless tooth です（表1-8-2）．

一方，根分岐部病変クラスⅢや歯根の骨吸収が70％以上の場合，hopeless teeth あるいは compromised teeth と定義されますが，科学的な根拠があるわけではありません．

II 治療法を決める際のグレーゾーン

欧米から発表された診断や治療法にかかわる分類（Lindhe, Glickman, Miller, Tarner, Simon, Weine, etc）では，たいてい病型を3つか4つに分類しています．また診断や治療法決定のための「decision tree」が報告されています[1]．

科学的エビデンスに基づいて線引きを明瞭にしようとする西洋文化の反映かもしれませんが，それほど強い科学的根拠があるとは思えません．

数学や化学における「ピタゴラスの定理」や

表1-8-1　hopeless teeth の保存にともなうデメリットとメリット

デメリット	メリット
感染源になっている	自分の歯を喪わないですむ
微小な菌血症の持続（全身）	しばらくの間精神的な満足が得られる
歯周組織の破壊が進行（局所）	隣在歯を削ってブリッジを入れる必要がない
毒素（LPS）を毎日嚥下している	義歯を使わなくてすむ
痛みの原因になる	
機能しない（咬めない）	

治療の予知性が低い，治療費をかける価値が低い，歯科医師と患者の個人差が大きい．

「ボイル・シャルルの法則」のような普遍性はありません．判断材料にはしますが，便宜的に分類している程度に考えておいたほうが無難でしょう．

治療の予後にかかわる因子には，「患者のリスク度」「患歯のリスク度」「患者の治癒力」「歯科医師の治療技術」が挙げられます．とくに，グレーゾーンにある compromised teeth について考えるためには，患歯の「リスク評価」(本編 3 参照)が参考になります．

筆者は最近，歯周−歯内複合病変および根分岐部病変の診断と治療法の選択には「グレーゾーン」が存在することを説明しています(図1-8-1)[2]．

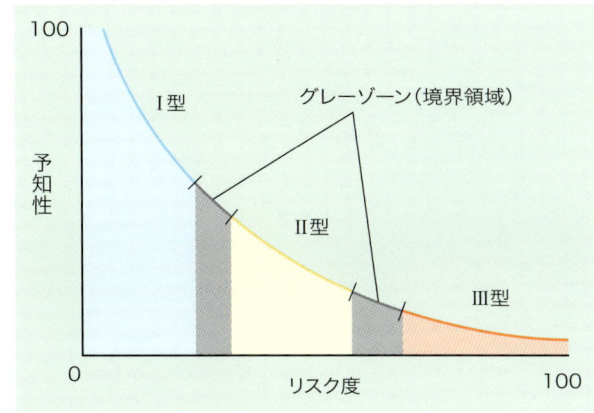

図 1-8-1　歯周―歯内複合病変のグレーゾーン．

III 歯周治療 vs 抜歯およびインプラント治療の選択

過去 20 年の歯科医療におけるもっとも重要な技術革新の 1 つに口腔インプラント治療が挙げられます．歯周治療は口腔のみならず，全身の健康増進に寄与するので，歯周治療の重要性が損なわれることはありませんが，口腔インプラント治療の急速な普及と良好な予後は，これまで歯周治療の最大目標であった「患歯の保存的治療」という概念を揺るがしています[3]．

最近，保存治療が困難な，いわゆる compromised teeth や「難症例」の治療方針の立案方法がよく話題になります．インプラント治療が普及するにつれ，「Endo vs. Implant」[4] あるいは「Perio vs. Implant」[5] の議論も増えてきました．インプラント治療の治療効果を勘案すると，これまでの患歯の保存可否の基準が変わり得るからでしょう．

治療方針の決定には，医療の合理性や医療費もかかわります．歯内療法を行うかインプラント治療を選択するかの判断に際しては，欧米とりわけ米国では歯内療法の治療費が高額なので，日本とは治療法を選択するスタンスが異なります．

日本では，明らかな hopeless teeth でなく compromised teeth であれば，まず根管治療を行い，予後を観察したのちに最終的に歯の保存か抜歯を判断することが可能です．歯科医師の歯周治療の技量と患者の歯に対する価値観がかかわってきます．

第一大臼歯が欠損した場合，ブリッジかインプラント治療かの選択を行う際，複数の要因を勘案して治療方針を決定します．抜歯の原因がう蝕か歯周病かによっても異なります．

残存する骨量が十分でない症例では，インプラントを埋入する前に骨増大術を行う頻度が高いため，治療の侵襲が大きくなり，術者の外科的な技術力が要求されます．ブリッジや義歯による治療に比較して治療期間は長くなります．

審美領域(前歯部)の治療方針の決定についても複数の要因，「歯肉辺縁の形態の保持」「歯槽骨の保持」「生物学的幅径の確保」「ferrule 効果」「患者の年齢と治療上の希望」について考慮して治療方針を決定します[6]．最終的には，患歯を残すメリットとリスクを検討し，1 つの決定因子か複数のリスク因子の兼ね合いから治療方針が決定されています．

治療法を決定する際には，「一口腔単位の治療方針」「患歯のリスク評価」「治療の予知性」「術者の技量」「患者のコンプライアンス」「イ

第 1 部　診断編

表 1-8-2　抜歯が妥当な患歯（hopeless teeth）

① Miller の分類による動揺度 3
②垂直的な歯根破折
③歯肉縁下深くに及ぶう蝕あるいは歯根破折
④水平的に重度に骨吸収が進行した歯
⑤機能しておらず，口腔清掃困難な歯

●インプラント周囲炎を起こした症例

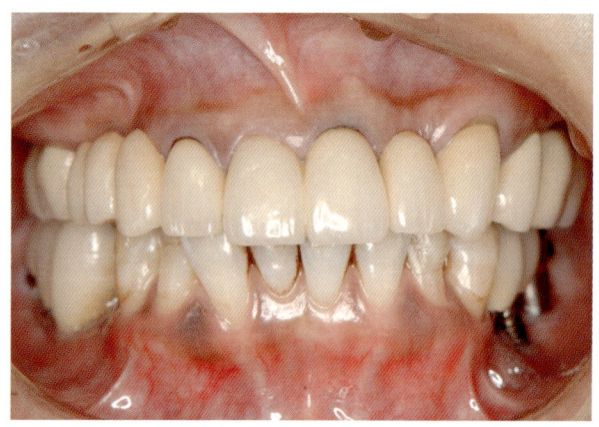

図 1-8-2a　30 代の女性．スモーカーである．左側下顎臼歯部のインプラントのフィクスチャーが露出している．

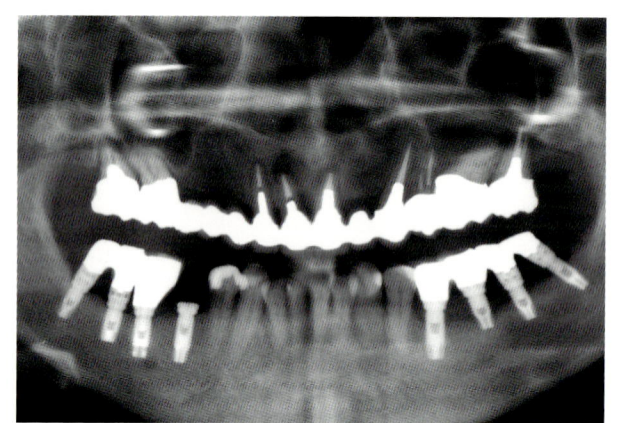

図 1-8-2b　パノラマ X 線写真．

ンプラント治療の選択の可否」「患者の治癒力」など複数の因子を勘案したうえで，「患者の希望」や「患者の価値観」を尊重したものでなければなりません．

インプラント治療は高額医療につながるので，「Economics-based medicine」の観点からは推奨されますが，それが強調されすぎると自分の歯内療法や歯周治療を見直すことなく，安易に抜歯を選択する危険性を含んでいます．「患者中心の医療」を提供するという「Ethics-based medicine」の観点からは，患者の要望と予知性を考慮しつつ，「感染源を除去し，咬合機能を回復できる患歯を保存する」姿勢が求められます．インプラント治療の普及によって患者には治療の選択の幅が広がりましたが，歯科医療はより「高度」に「複雑」に「高額」にな

りました．安易な考えでインプラント治療を行えば，将来インプラント周囲炎に悩まされる可能性が高いと思います．図 1-8-2，3 に示した症例ではインプラント周囲炎が進行してフィクスチャーが露出しています．

人工物（インプラント）が粘膜を貫通している状況は生物学的に正常ではありません．とくに，歯周病のハイリスク患者は将来的にインプラント周囲炎に罹患しやすいため[7]，リスク管理を徹底しておく必要があるでしょう．

IV　戦略的抜歯

歯周病に罹患した hopeless teeth あるいは compromised teeth を抜歯することで患歯に隣

hopeless teethの診断と治療の選択を決定する思考法

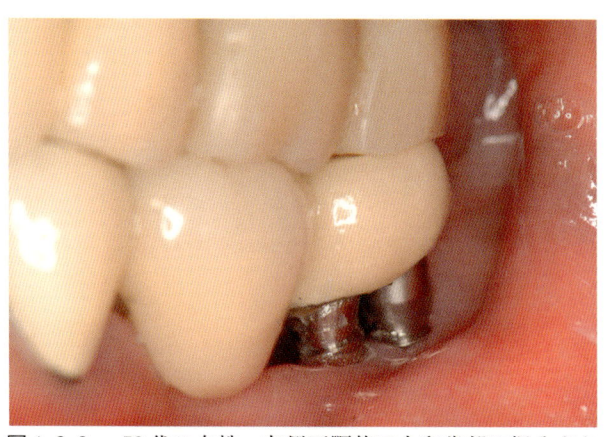

図1-8-3a 50代の女性．左側下顎第二大臼歯部に埋入されたインプラントのフィクスチャーが露出している．

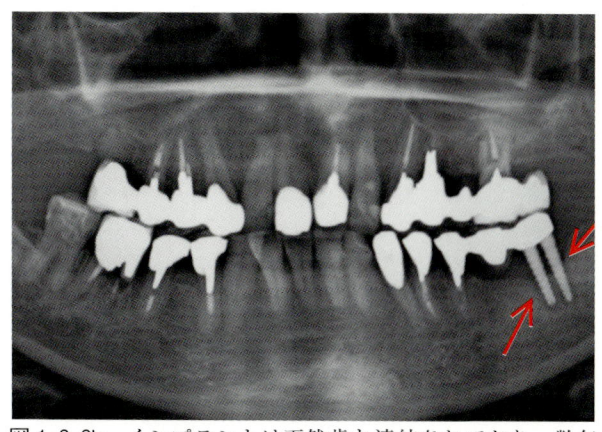

図1-8-3b インプラントは天然歯と連結されており，数年でインプラントの先端まで骨吸収が進行している(矢印)．

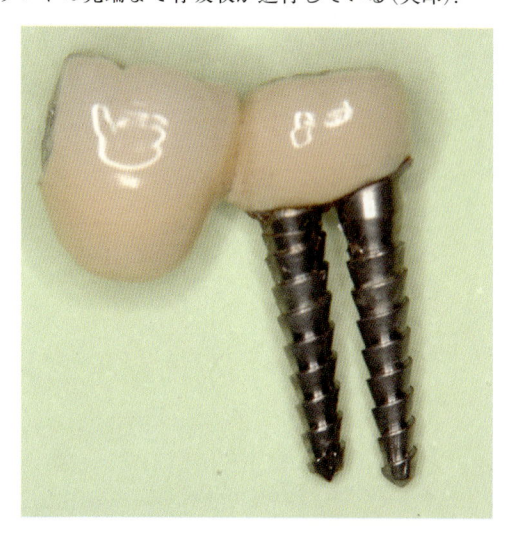

図1-8-3c 撤去したインプラント体．

接する歯槽骨吸収を抑制することを目的とした「戦略的抜歯(strategic extraction)」という治療概念が欧米で発表されています[8,9]．

最近は，骨接合型インプラント治療を適応するための根拠として利用され，歯周病の難症例に対してはチャレンジングな歯周治療よりも抜歯後にインプラント治療を選択する傾向があります．

チャレンジングな歯周治療を行い，hopeless teethを残存させたことによって患歯に隣接する歯槽骨が早期に吸収してインプラント治療が受けられないよりも，重度な症例では早めに抜歯して骨を守りインプラントを行ったほうが患者にとってメリットが大きいという考え方です．しかし，この考えは，①インプラントが歯周病に罹患している患歯よりも優れている，②

インプラントの予後は患者の歯周病に対する易罹患性とは関係ない，という2つの仮説のうえに成り立つ話です[5]．歯周治療によってインプラント治療を5年か10年先延ばしにできれば，余命中に患者はインプラント治療を1回受ければすむかもしれませんし，義歯で歯科の終末医療を終えることが可能になるかもしれません．患者にとってのメリットはあると思います(図1-8-4)．

最近では，インプラント周囲炎が問題になっており，天然歯を保存して機能させることが可能な歯周治療や歯内療法が見直されると思います．

「戦略的抜歯」は，「抜歯推進論」にすり替わる危険性を含んでおり，反論もあります．歯周病に罹患した患歯の歯周治療を行わないで放置

第1部 診断編

65

第1部 診断編

● 歯周治療 vs インプラント治療

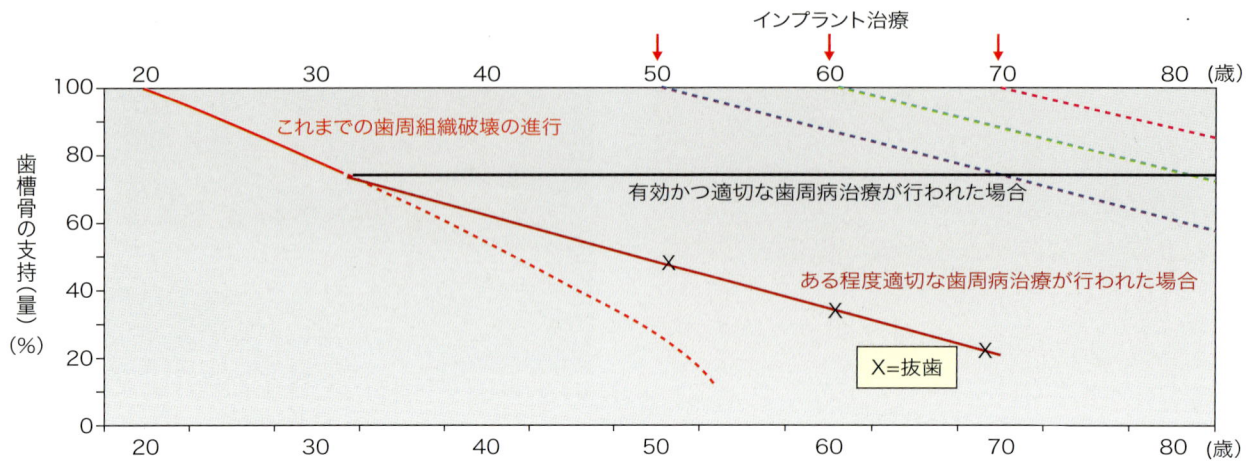

図1-8-4a 歯周炎の進行度に応じて抜歯の時期が違うが，歯周治療により歯周炎の進行を遅らせ，組織破壊が防止できれば，インプラント治療を行う時期を先延ばしすることができるため，インプラント治療を開始する時期やインプラント周囲炎に罹患する期間を短くできる．うまくいけば，インプラント治療を受けないですむ（参考文献5から引用・改変）．

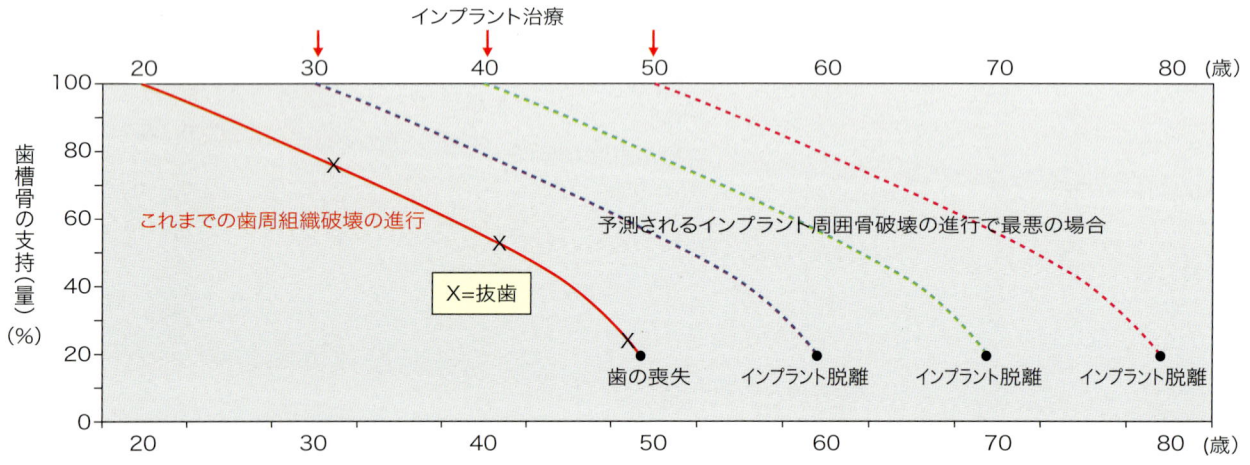

図1-8-4b 歯周病によって歯を失い，インプラント治療を受けた場合，将来的にインプラント周囲炎に罹患してインプラントが脱落するリスクは高い（参考文献5から引用・改変）．

すれば隣接する歯槽骨吸収は通常の10倍以上の速さで進行しますが，適切な歯周治療によってhopeless teeth周辺の歯槽骨吸収を抑制できます[10, 11]．すなわち，hopeless teethであっても歯周治療を適切に行えば，患歯周辺の歯槽骨吸収を防止することは可能です．

V 抜歯は悪なのか

日本では，「歯を抜く歯医者は信頼できない」という風潮があり，根尖まで骨吸収が進行した明らかなhopeless teethであっても心理的に抜歯を極端に嫌がり，「なるべく歯を残したい」という患者がいます．一昔前に「抜歯は悪」あるいは「抜歯は歯科医師の敗北」といった論調で，ブラッシングのみで口腔の健康を維持できると極論を唱える歯科医師のやや誇張された意見にマスコミも同調して，「歯を抜くのは悪い歯医者」という風潮が広がったことが影響していると思います．

確固たる診断と治療のポリシーを持っていな

い歯科医師は，患者に迎合して「できるだけ歯を残しましょう．どうしてもだめだったら抜歯しましょう」と「あいまい」な説明を行うか，対処療法（ポケット洗浄，投薬）を繰り返して，患者が抜歯を希望するまで待つという歯科医師もいるでしょう．多くの患者は，「この先生は抜歯をしないから良い先生だ」と誤解したまま，当面の問題を先送りします．

通常，歯周病は「痛み」をともなわずに進行し，急発してもたいていの場合，炎症反応は消失し慢性炎症の状態に戻りますから，患者は事態を真剣には考えない傾向にあります．しかし，「hopeless teethの延命療法」には大きなデメリットがあります．壊死したセメント質にバイオフィルムと内毒素（リポ多糖）の付着した患歯を放置すれば，歯周疾患に起因する微小な菌血症が持続し，リポ多糖による炎症反応が持続します．

局所的には，歯槽骨と歯肉などの硬組織と軟組織が破壊され，唾液を介してほかの患歯へ歯周病原性細菌の交差感染も生じます（表1-8-1参照）．

歯周病は糖尿病と同様に「サイレントキラー」と呼ばれ，あまり痛みをともなうことなく疾患が進行するため，患者の危機感が閾値を超えるまで，「とりあえず，もう少し様子をみていこう」というあいまいな状態が続くことになりますが，歯周医学的には，抜歯による「感染源の除去」が適切なケースが少なくありません．

VI 歯を保存する基準

著者が歯を保存する基準は，①患者自身によるプラークコントロールが可能か，②体にとって害にならないか，③機能しているか（噛めること），です．

逆に，抜歯の基準は，前述した基準を満たさない場合です．感染源の除去と患者自身による口腔清掃ができない，あるいは咬合力に耐えられない患歯は抜歯して各種補綴処置（義歯，ブリッジ，インプラント）を選択することになります（表1-8-2参照）．義歯による咬合力のほうが高いような患歯を保存する価値は低いでしょう．

「動揺度3」の患歯では，歯根膜の大部分が損傷していると考えられるので，感染源の除去が難しいだけでなく，歯根膜とセメント質の再生を期待できないため歯周組織再生療法の適応にならず，通常は抜歯を選択します．

「動揺度2」では，歯内療法および歯周基本治療により感染源の可及的な除去を行い，治癒の状況を観察して抜歯か歯周外科療法を選択します．

また前述した2つの基準とは次元が異なりますが，患者の理解と同意が得られることも大きな要因です．

これには術者の「説明力」と患者の「理解力」および「感情」がかかわります．自分では治せない難症例と判断した場合，専門医に紹介すると良いでしょう．

「動揺度2」では，歯根膜は残存しているので，暫間固定後に咬合調整し，患歯への咬合性外傷を取り除いて歯根膜に適度な咬合力を付与します．

その後，歯内療法および歯周基本治療により感染源の可及的な除去を行い，治癒の状況を観察して抜歯か歯周外科療法を選択します（Periodontal surgery Edition 9・図3-9-1参照）．歯周組織再生療法を適応する可能性が高いので，手術の技量によって予後は大きく左右されます．

compromised teethの治療方針には，患者の歯科医療に対する価値観や術者の技量，成功体験の数，診療に対する姿勢などがかかわるため，判断は相対的です．患者のコンプライアンスが得られ治療に協力的であることが必須条件です．

第1部　診断編

●歯肉縁下う蝕のある患歯に抜歯後即時インプラント埋入を選択した症例

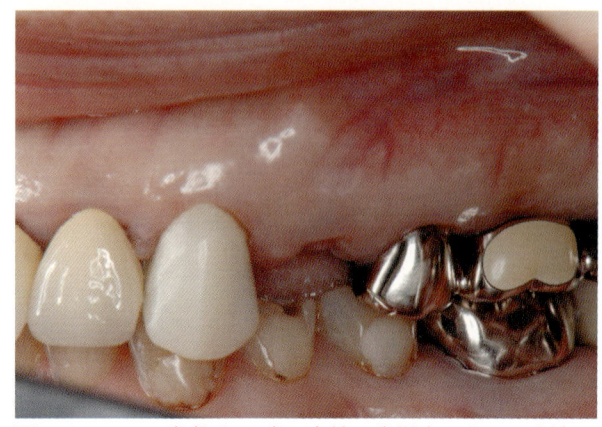

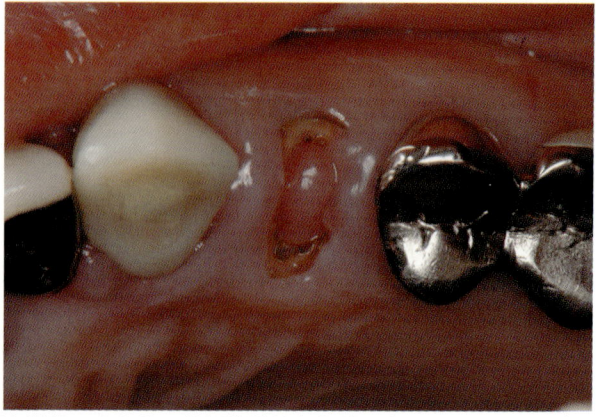

図1-8-5a, b　患者は56歳の女性．歯周病のリスクは低い．左側上顎第一小臼歯の補綴物脱離を主訴に来院した． a|b

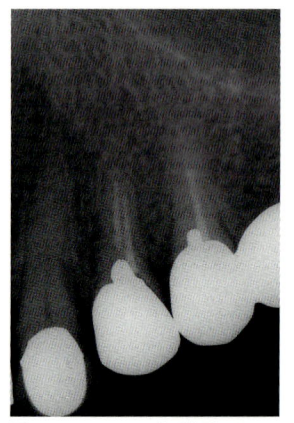

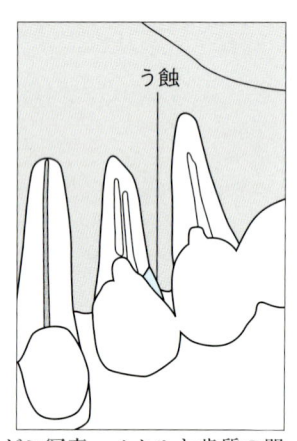

図1-8-5c, d　初診時のレントゲン写真．メタルと歯質の間に適合不良あるいはう蝕を予測させる透過像を認める． c|d

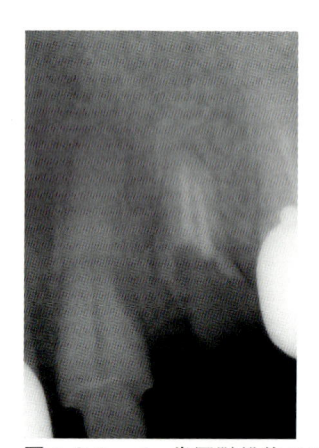

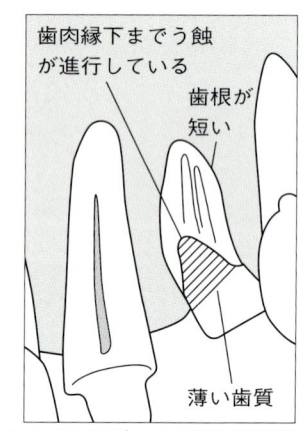

図1-8-5e, f　歯冠脱離後のレントゲン写真．同歯は骨に及ぶ歯肉縁下う蝕と穿孔があり，歯質の厚みが不十分なため，骨整形あるいは歯牙の挺出を行っても歯冠／歯根比が悪いだけでなく，歯質が薄いため長期的な咬合力に耐えられないと判断し，抜歯即時インプラント埋入を行った． e|f

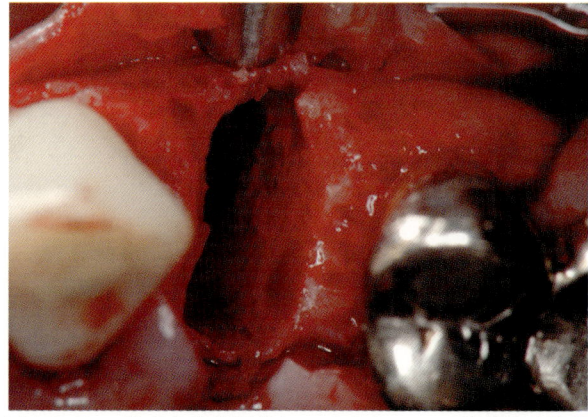

図1-8-5g　歯肉弁を翻転後にペリオトームで注意深く患歯を抜歯した．

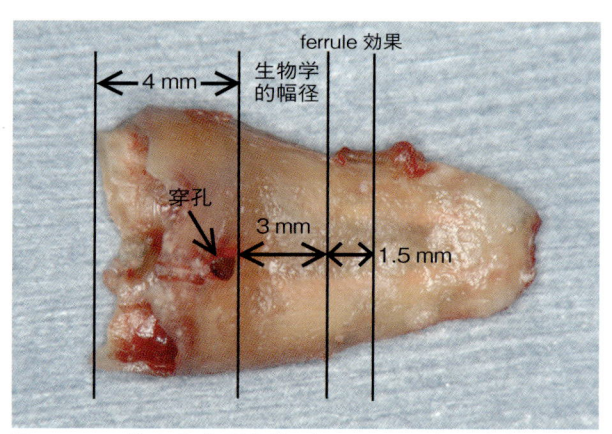

図1-8-5h　健康な歯質を骨頂の3mm上方に出すには，7mm以上の骨整形の必要があり，周辺骨の切削や術後の審美性を勘案しても，患歯を抜歯してインプラント治療を選択したのは妥当だと判断した．

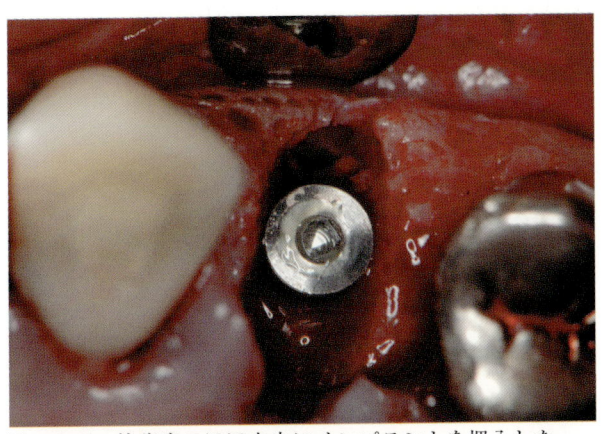

hopeless teeth の診断と治療の選択を決定する思考法

図1-8-5i　抜歯窩のほぼ中央にインプラントを埋入した． 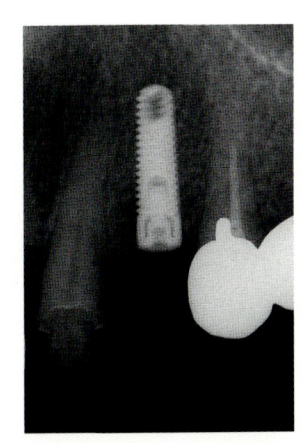
図1-8-5j　埋入時のX線写真．

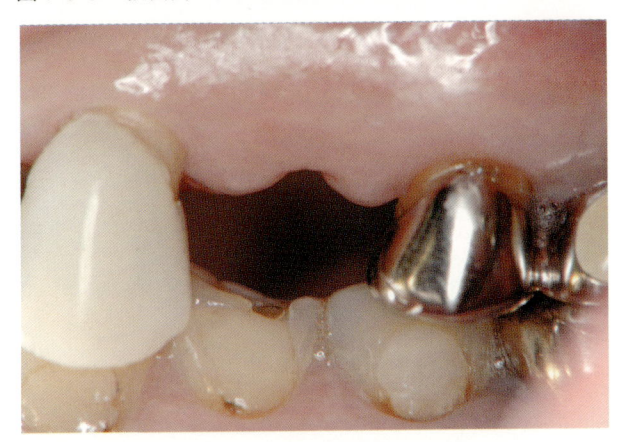

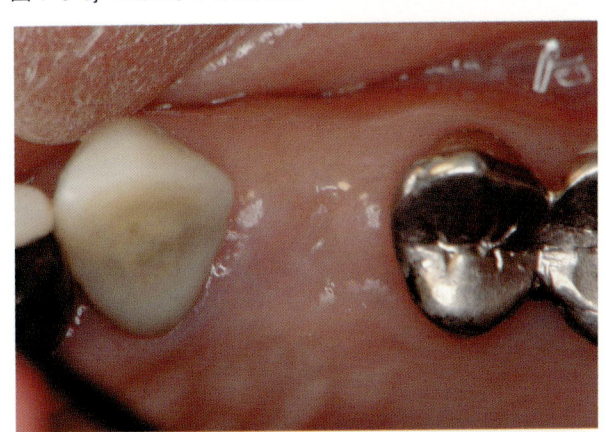

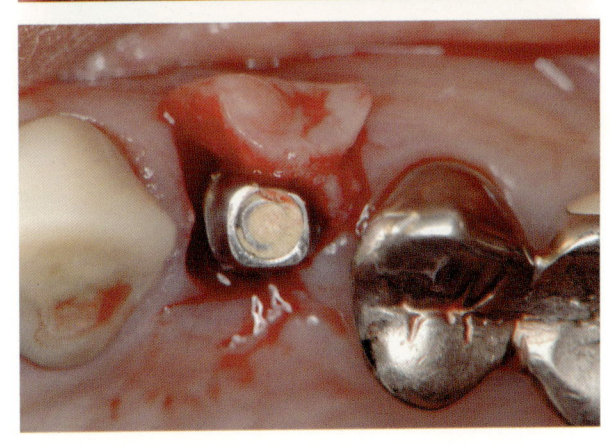

図1-8-5k　インプラント埋入5ヵ月後．
図1-8-5l　二次手術時．
図1-8-5m　サージカルインデックス法により，あらかじめカスタムアバットメントを製作しておき，プロビジョナルレストレーションを仮着した．

VII 歯肉縁上う蝕と歯肉縁下う蝕の治療

　歯肉縁上う蝕に対しては，う蝕部位を除去し，通常の補綴治療へ移行します．残存歯質が歯肉縁上にあれば，防湿下で支台築造を適切に行えます．歯肉の炎症により，歯肉縁下う蝕のように見えている場合には，歯周治療を行って歯質が歯肉縁上に出るか否かを確認後につぎの治療法を決定します．
　一方，歯肉縁下に及ぶう蝕や歯根破折の生じた症例では，従来の歯槽骨整形や歯の挺出に加えて抜歯後にインプラント治療を行うケースが増えています(図1-8-5)．

69

第1部 診断編

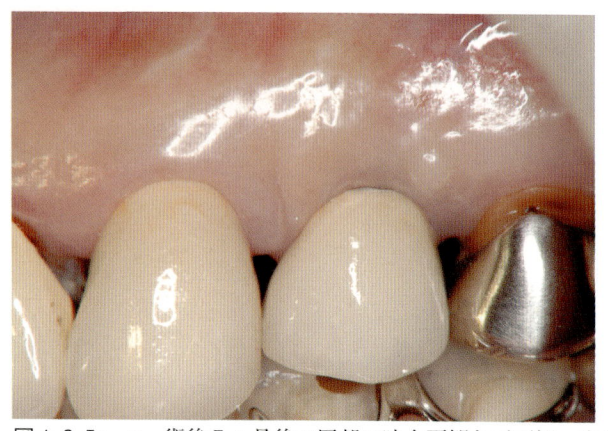

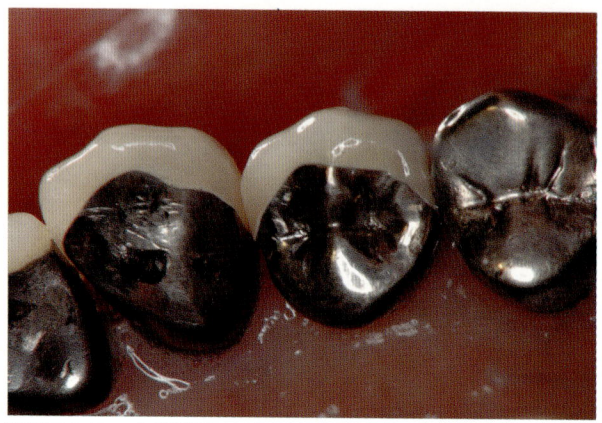

図 1-8-5n, o 術後7ヵ月後の同部の咬合面観と正面観. 患者の希望により, 上部構造にはメタルポーセレンを用いた. n|o

図 1-8-5p 最終補綴物装着3年後のX線写真.

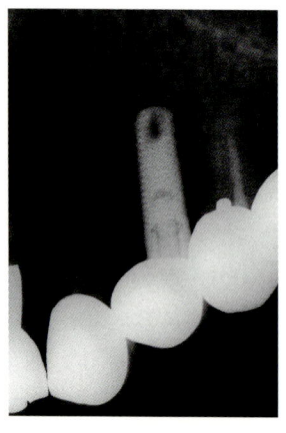

図 1-8-6 生物学的幅径 (biologic width). 平均的な値であるが, 上皮付着と結合組織性付着が1mmずつ, 遊離歯肉1mm幅を勘案して, 歯槽骨から歯質下縁の距離が3mmあれば, 歯肉縁上での治療が可能になる.

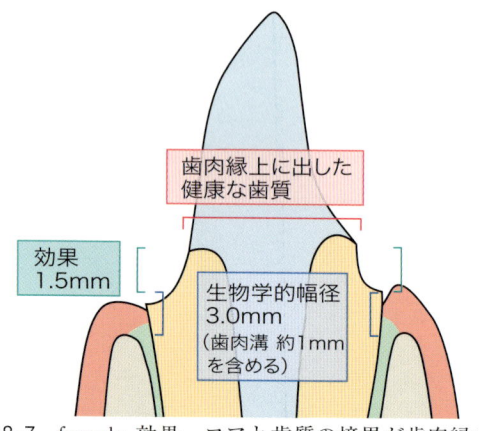

図 1-8-7 ferrule 効果. コアと歯質の境界が歯肉縁から1.5mm程度あることが補綴治療上望ましいとする概念. 生物学的幅径と ferrule 効果の両方を満たすには, 歯槽骨から歯質下縁の距離が5mm程度必要になり, 歯冠／歯根比が悪いケースが出てくる.

　歯肉の炎症が消退した後にも歯肉縁下う蝕が残存している場合, 結合組織と上皮の幅が3mmであること(biologic width・図1-8-6)と ferrule 効果(図1-8-7)を根拠として, 骨頂から患歯の健康歯質までの距離が4〜5mm以上になるように, 骨整形や矯正あるいは外科的挺出を行い, 健康な歯質を歯肉縁上に出したのちに補綴治療を行います.

ただし，その結果，歯冠／歯根比が悪くなるので，ここでも長期予後を考慮すれば「グレーゾーン」は存在することになります．

参考文献

1. Avila G, Galindo-Moreno P, Soehren S, Misch CE, Morelli T, Wang HL. : A novel decision-making process for tooth retention or extraction. J Periodontol. 2009 ; 80(3) : 476-491.
2. 高橋慶壮，吉野敏明：エンド・ペリオ病変 歯内・歯周複合病変 診断と治療のストラテジー．東京．医歯薬出版．2009.
3. Davarpanah M, et al. : To conserve or implant : which choice of therapy? Int J Periodontics Restorative Dent. 2000 : 20 : 412-422.
4. Iqbal MK, Kim S. : A review of factors influencing treatment planning decisions of single-tooth implants versus preserving natural teeth with nonsurgical endodontic therapy. J Endod. 2008 : 34(5) : 519-529.
5. Lundgren D, et al. : To save or to extract, that is the question. Natural teeth or dental implants in periodontitis-susceptible patients : clinical decision-making and treatment strategies exemplified with patient case presentations. Periodontol 2000. 2008 : 47 : 27-50.
6. Greenstein G, Cavallaro J, Tarnow D. : When to save or extract a tooth in the esthetic zone : a commentary. Compend Contin Educ Dent. 2008 : 29(3) : 136-145 : quiz 146, 158.
7. Schou S, et al. : Outcome of implant therapy in patients with previous tooth loss due to periodontitis. Clin Oral Implants Res. 2006 : 17 Suppl : 2 : 104-123.
8. Corn H, Marks MH. : Strategic extractions in periodontal therapy. Dent Clin North Am. 1969 : 13 : 817-843.
9. Yulzari JC. : Strategic extraction in periodontal prosthesis. Int J Periodontics Restorative Dent. 1982 : 2 : 50-65.
10. Machtei EE, et al. : Retention of hopeless teeth : the effect on the adjacent proximal bone following periodontal surgery. J Periodontol. 2007 : 78 : 2246-2252.
11. Wojcik MS, et al. : Retained "hopeless" teeth : lack of effect periodontally-treated teeth have on the proximal periodontium of adjacent teeth 8-years later. J Periodontol. 1992 : 63 : 663-666.

Diagnostic Edition 9

EBMとNBMを考慮した治療方針の立案

I　EBM（evidence-based medicine）研究

　多因子性疾患の場合，研究に参加する患者群の選択基準によっても結果は大きく異なります．試行錯誤と臨床経験から「治療結果が良好」なことと，科学的な根拠があることとは別物であり，科学的根拠が完全であることは非常に少ないでしょう．

　EBMの根拠になる臨床論文では，「患者の選択」に厳密な基準が設けられているので，基準を満たしたかぎられた患者群についての平均的な結果として捉えておく必要があります．

　EBM研究ではRCT（randomized control trial）研究がエビデンスのレベルが最良といわれていますが，この臨床研究に参加した患者は「患者の分類」ではおおむねタイプⅠだと思います（本編7・表1-7-1参照）．

　信頼関係に基づいて患者のコンプライアンスが得られており，患者教育に基づいて患者自身の気づきを促して，歯周病のリスク因子を軽減できていれば，治療の予後は歯科医師の治療技術に大きく依存するでしょう．一方，コンプライアンスが得られないタイプⅢやⅣでは良好な予後を期待し難いと思います．

　もし，患者が「患者の分類」のタイプⅣで，治療上の希望は「痛みがなくて噛めれば良い」というレベルであれば，長期にわたり良好な予後は得られないでしょう．

　慢性疾患で，痛みをともなうことが少ない歯周病の治療を行う場合，患者の希望と歯科医師の治療計画のすり合わせが不可欠です．すべての患者が最高の治療を求めているわけではありません．患者の価値観や認識を変え，患者の分類のタイプⅡ〜ⅣからⅠへ変えられれば，求める治療レベルも高くなるでしょう．

　個々の歯周疾患に対する治療法の決定については，EBMだけでは十分ではありません．また，EBMの論文は集団内のデータの平均値を示すので，個々の患者あるいは患歯ごとに考えるという姿勢には欠けるため，EBMを補完する考え方にNBM（narrative-based medicine）があります．さまざまな要因が複雑にかかわりあった結果として生じた慢性疾患に対するアプローチを考える場合，「マニュアル的な医療」あるいは「医療の標準化」を図る「マスの医療」は時代に逆行しています．

　歯科医療にもEBMを知ったうえで患歯ごとのNBMを配慮した「個の医療」が求められています．人種間の違いを考慮すれば，欧米人の歯周治療の結果がそのまま日本人にも当てはまるとはかぎりません．日本人を対象にしたデータの蓄積が必要でしょう．

II　EBMの矛盾点

　EBMは1991年にカナダのマクスター大学のGordon Guyattがはじめて使用した言葉です．EBMは，個々の臨床家の「勘」と「経

験」に依存した治療(experience-based medicine)ではなく，個々の患者の問題点に対して医学的に利用可能な最良のエビデンスを適応しようとする医療です．

一方，治療の上達には「勘」は重要ですし，「想像力(イマジネーション)」と実践に基づく「経験」が不可欠です．論文を読んで治療技術が向上するわけではありません．

患者ごとの臨床像の多様性と複雑性を勘案して，患者ごとに問題を取り上げ，最適なエビデンスを探す努力が必要だとする考え方は正しいのですが，実行することは容易ではありません．たとえば，エビデンスを得るためには文献を批判的に評価することが必要になりますが，膨大な医学情報を個人レベルで処理するのは困難です．

また，文献の情報不足が理由で，目の前の患者に適切な薬や治療法を当てはめることができないこともあります．しかも，薬や注射などの内科的な治療であれば良いのですが，歯科治療の多くは外科的治療です．歯科治療のように術者の治療技術が結果を大きく左右する医療分野では結果の解釈がより難しいでしょう．

EBMの掲げる理念と目指す方向は正しいのですが，実践は非常に困難なため，EBMの理想と現実のギャップにジレンマを感じている臨床家が多いのではないでしょうか．Guyatt氏は著書の中で，"Evidence never tells you what to do."と述べています．EBMの結果を目の前の患者に当てはめられるわけではありません．結局，EBMを推進した先に見えるものは「医療の不確実性」なのかもしれません．

Diagnostic Edition 10

歯周病と全身疾患の双方向的な関係

I 歯周病と菌血症

　歯周炎と糖尿病との双方向的な関係はよく知られています．糖尿病のほかにも，歯周病と全身疾患とのかかわりについて，心血管系疾患や誤嚥性肺炎が指摘されています．歯周病が全身に及ぼす悪影響の機序には，菌血症とLPS刺激により過剰産生される炎症性サイトカインがかかわります．

　100年前にHunterによって全身に及ぼす菌血症の悪影響を示唆する論文が発表されました[1]．

　最近では，歯周治療（ルートプレーニングなど）により一過性に血中の炎症マーカー（白血球数，CRP，IL-6）値が上昇するものの，長期的には脈管機能が改善されることが報告されました[2]．この結果は，歯周治療が心血管系疾患の予防につながる可能性を示しています．

　また，全顎的な抜歯を行って感染源が除去されると，心疾患系疾患のマーカー値が改善したことが報告されています[3]．この結果は，「抜歯は悪」という考えに対して歯周医学的にはhopeless teethを抜歯することのメリットを示唆しているため，抜歯する際の説明に利用できるでしょう．

II 歯周病と糖尿病

　歯周病に罹患すると歯周組織が破壊されて歯を喪失するだけでなく，歯周ポケット内に生息する歯周病関連細菌による菌血症により軽微な炎症が持続することで，2型糖尿病，心血管系疾患および誤嚥性肺炎にかかわることが明らかになってきました．とりわけ，歯周病と糖尿病の双方向的関連性の研究が進み，「歯周病は糖尿病の第6番目の合併症」と認識されています[4]．

　一方，肥満細胞や歯周炎局所に浸潤したマクロファージから産生されるTNF-αがインスリン抵抗性を高めることで血糖コントロールを悪化させること，歯周治療によって感染源を除去することで血糖コントロールが改善されることが報告されています[5,6]．

　また，歯周炎だけでなく，根尖病変や智歯周囲炎などの口腔内感染症を治療することが，糖尿病だけでなく全身の健康に寄与することが報告されています．

III 歯周病と動脈硬化症

　歯周病はアテローム性動脈硬化症のリスクを高める可能性があります[7]．歯周病細菌が菌血症により心血管系に直接感染症を引き起こすと，血管内皮細胞は増殖し，血管壁が肥厚しま

す．

　炎症マーカー値が高い男性は心筋梗塞に罹患しやすいという原因の一部は，歯周疾患かもしれません[8]．

　以上のようなメカニズムは歯周病が単に口腔内だけでなく，全身の健康を損なう疾患であることを示しているので，患者教育に利用できます．

　一方，全身疾患がいかなるメカニズムで歯周病に影響するのかについては，まだ仮説の段階ですが，「2ヒットモデル」が提唱されています[9]．歯周病細菌由来LPSによる第1段階のヒットと全身的な炎症反応によって血管を介して炎症物質が歯周組織に移行し，歯周組織の炎症反応を増悪する第2段階からなると考えられています．

参考文献

1. Hunter W. : The role of sepsis and of antisepsis in medicine. Lancet 1911 : 79-86.
2. Tonetti MS, et al. : Treatment of periodontitis and endothelial function. N Engl J Med. 2007 : 356 : 911-920.
3. Golub LM, Payne JB, Reinhardt RA, Nieman G. : Can systemic diseases co-induce (not just exacerbate) periodontitis? A hypothetical "two-hit" model. J Dent Res. 2006 : 85(2) : 102-105.
4. Loe H. : Periodontal disease. The sixth complication of diabetes mellitus. Diabetes Care. 1993 : 16 : 329-334.
5. Iwamoto Y, et al. : The effects of antimicrobial periodontal treatment on circulating tumor necrosis factor-alpha and glycated hemoglobin level in patients with type 2 diabetes. J Periodontol. 2001 : 72 : 774-778.
6. Teeuw WJ, et al. : Effect of periodontal treatment on glycemic control of diabetic patients : a systematic review and meta-analysis. Diabetes Care. 2010 : 33(2) : 421-427.
7. Tonetti MS. : Periodontitis and risk for atherosclerosis : an update on intervention trials. J Clin Periodontol. 2009 : 36 : Suppl : 10 : 15-19.
8. Healthy Gums for a Happy Heart. Science. 1997 : 276 : 203.
9. Taylor BA, Tofler GH, Carey HM, Morel-Kopp MC, Philcox S, Carter TR, Elliott MJ, Kull AD, Ward C, Schenck K. : Full-mouth tooth extraction lowers systemic inflammatory and thrombotic markers of cardiovascular risk. J Dent Res. 2006 : 85(1) : 74-78.

Tea Time ③　トップナイフ

　「歯科学は科学だから，歯科治療は誰がやっても同じようにできないといけない」と主張する先生がいます．医療は不確実なものですから，医療の質と安全性を担保するために医療サービスの均質化を図る努力は必要です．歯周治療が投薬，注射，運動と食事療法，指導中心の「内科的治療」であれば技術の差はさほど出ないでしょうが，現実には術者によって治療結果が大きく異なります．歯周疾患については，生活習慣の改善に介入し，バイオフィルムと壊死したセメント質の除去および破壊された歯周組織の再生が治療の主流です．

　米国海軍の精鋭パイロット養成校を「トップ・ガン」と呼びます．20年ほど前に主人公のマーベリック（トム・クルーズ主演）の活躍を描いた「トップ・ガン」というアクション映画がヒットしました．それをもじって，最高の技術を有する外科医を「トップナイフ」と称した書籍が出版されています[1]．

　医科の外科領域では，手術に上手くなるには各治療ステップの「イメージ」を持つこと，成功体験を積むことの重要性が指摘されています．名古屋大学の心臓外科学教授の上田裕一氏は英国に留学した際，hand-eye coordination（視野内で手術操作を行うため，手と目を強調させること）のために，拡大鏡を付けて食事をしていたというエピソードがこの書籍の中で紹介されていました．

　治療の「イメージ」を持つことの重要性は，他書でも述べられています．世界的に知名度の高い心臓外科医である須磨久善氏に関する本も非常に示唆に富んでいます[2]．須磨氏は，インタビューの中で，外科治療に必要な訓練は「イメージ力」と「段取りの付け方」だと述べています．外科治療には「イマジネーション」が大切ということでしょう．また，「本物を見ること」を推奨しています．

　歯科学の進歩にともない「歯周組織再生療法」「口腔インプラント治療」などの歯科医療の実践が可能になり，外科治療の研鑽を積んだ歯科医師が活躍できる領域が広がっています．国民の歯周病への関心が高まっていますが，歯周病の専門医は不足しています．歯周治療と歯周外科治療の普及を支え，歯科医療のトップナイフを育成するシステム作りが望まれます．

　教師の世界では，有志の先生方がTOSS（トス：Teacher's Organization of Skill Sharing［教育技術法則化運動］の略）と呼ばれる教師の教育技術についての方法（＝指導法）を提唱し，「教育技術の法則化運動」を推進しています．

　これは米国式の「競争」によってレベルを上げるという考えではなく，「協力し合い情報を共有する」ことで教師の「教える力」を高めようとする試みです．歯科界でも「歯科医療技術の法則化運動」が必要ではないかと考えます．

参考文献

1. 外科手術に上達くなる法—トップナイフたちの鍛錬法．菊地臣一，安井信之，上田裕一，田中淳一，今　明秀：著，仲田和正（編集）：東京，シーピーアール，2009．
2. 外科医　須磨久善．海堂　尊：東京，講談社，2009．

第2部
歯周基本治療編
(Periodontal Treatment Edition)

　ブラッシング指導，歯肉縁下のデブライドメント，歯内療法，咬合治療，矯正治療など歯周基本治療は多岐にわたります．従来の歯周基本治療では，「細菌」と「咬合」をターゲットにした治療法が一般的ですが，「生活習慣病」としての歯周病の治療には「患者の治癒力を高める工夫」が必要です．

　歯周治療に失敗しない秘訣は，治療技術を磨くことと同等に，患者を理解し，リスク評価に基づく「患者教育」と「リスクの軽減」を図ることです．「治療は外から，治癒は内から」（アンドリュー・ワイル）といわれるように，「治療」は歯科医師や歯科衛生士が行いますが，「治癒力」は患者に依存します．歯周治療の結果は，術者側の治療技術と，患者の「協力（努力）」と「治癒力」の総和で決まります．

　術者の治療技術だけでは長期にわたる良好な結果を得られません．前編の診断編（Diagnostic Edition）で「患者の分類」について解説したように，生活習慣が悪く，リスクの軽減を図らない患者（コンプライアンスの得られない患者）では歯周治療は成功しません．このような患者には患者の分類Ⅰになってもらう工夫が必要です．

　歯周病は痛みをともなわないことが多く，患者はしばしば自分の歯周病の状況や問題を適切に認識していないので，歯周治療は患者に自分の歯周病を理解させることから始まります．歯周病が「感染症」であるとともに，「生活習慣病」であることを患者に認識させ，歯を失うだけでなく，全身の健康を損なうことを説明し，患者に自分の歯周病を「認識」「理解」してもらい「行動変容」を促します．その際，医療者側の「説明力」「言葉の力」または「コミュニケーション能力」が不可欠です．

　歯周基本治療は，プラークコントロール指導から始まります．プラークコントロールのみで治癒するのは歯肉炎か初期の歯周炎までですが，プラークに起因する歯科疾患の予防にプラークコントロールが不可欠であることは紛れもない事実です．プラークコントロール指導は一番簡単にできそうですが，適切な教育とトレーニングを受けていない歯科医師は多いかもしれません．中等度以上の歯周疾患の治療を行う場合，患者教育に基づくブラッシング指導に加えて複数の治療を併用し，治療に対する患者の治癒反応を評価します．患者ごとの治療のゴールを決めるのも歯周基本治療の目的と言えるでしょう．

第2部　歯周基本治療編

Periodontal Treatment Edition 1

歯周基本治療に必要な臨床スキル

I 患者のモチベーション向上のための要因

　歯周治療の目的は，「感染源の除去」「咬合力の制御」「咬合の回復」「歯周組織の再生」および「審美的回復」であり，そのための治療オプションが多数あります（Diagnostic Edition 5・図1-5-1参照）．

　歯周基本治療は「原因除去療法」であり，「患者教育」「感染源の除去」「力の制御」を中心とした歯周病のリスク因子の軽減を図ることが目的です（図2-1-1，表2-1-1，図2-1-2）．

　スケーリングやルートプレーニングの治療技術の研鑽は大切ですが，生活習慣病である歯周病の治療には，会話を通して患者のモチベーションを高め生活習慣の改善を行うことが不可欠です．患者のモチベーションを高める「患者教育」は，歯周基本治療の中でもっとも重要です．

　歯周治療の成否は，結局，「患者の健康あるいは歯に対する価値観」に依るところが大きいと言えます．

　患者のモチベーションを高めるために有効な情報および要因は，①歯周病に対する易罹患性（歯周病に対する罹患度），②重症度，③治療が有効であること，④知識，⑤繰り返しの説明，

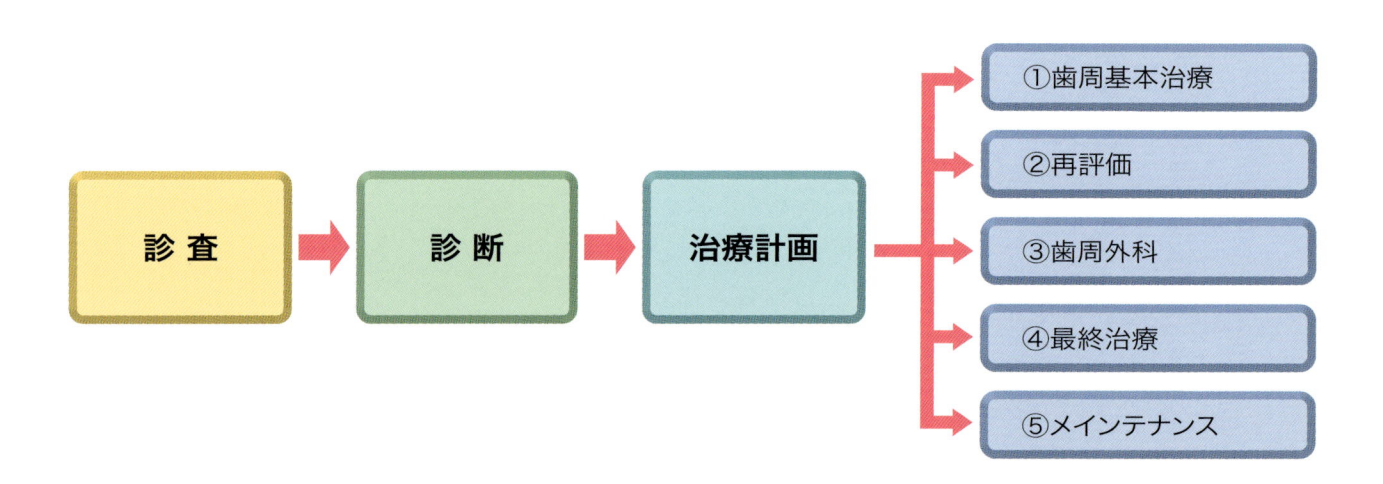

図2-1-1　歯周治療の流れ．

78

歯周基本治療に必要な臨床スキル

表 2-1-1 歯周基本治療の概念

疾患の概念	治療の対象	治療の方法	治療の効果
感染症	Red complex などの細菌群	スケーリング，ルートプレーニング，抜歯，抗生物質，抗菌剤	感染源の除去
	バイオフィルム	TBI	
生活習慣病	宿主（人間）	宿主応答に働きかける物質：サプリメント，抗酸化剤，ラクトフェリン，ドキシサイクリン etc	宿主応答の賦活化 抗炎症
		生活指導，禁煙指導	治癒力の向上
		ストレス軽減 言葉の治療	患者の「認識」の変化 行動変容によるリスクの軽減
咬合病	外傷性咬合 歯列不正 前歯のガイド	咬合治療，暫間固定，矯正	外傷性咬合の緩和 下顎運動の正常化

1. 救急処置
2. 患者のモチベーション
3. TBI
4. スケーリングおよびルートプレーニング
5. 暫間固定，治療用義歯
6. 歯内療法
7. カリエス処置
8. 矯正
9. 悪習癖の矯正

図 2-1-2 歯周基本治療．

⑥スタッフの協力などです．

II 急性症状（壊死性潰瘍性歯肉炎，急性歯周膿瘍）の種類と対処法

壊死性潰瘍性歯肉炎（図2-1-3）や非プラーク性歯肉炎である慢性剝離性歯肉炎や扁平苔癬（図2-1-4）では，歯肉の疼痛や出血を主訴に来院することがあります．

単純性歯肉炎であればブラッシングによるプラークの除去で治癒しますが，病態が明らかになっていない疾患の場合，プラークコントロールに加えてリスクの軽減を図り，含嗽剤，鎮痛剤および抗炎症剤を補助的に使用します．

第2部 歯周基本治療編

79

第2部　歯周基本治療編

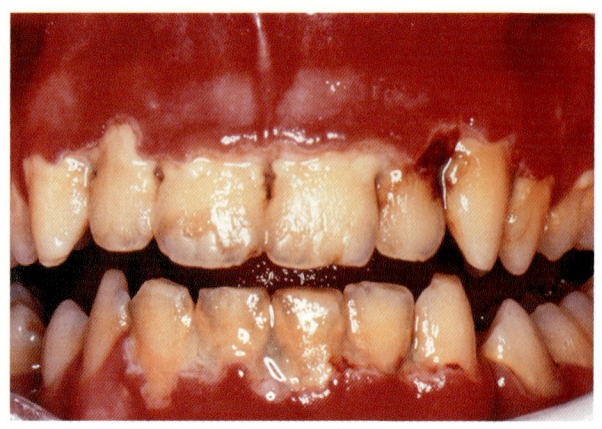

図2-1-3　壊死性潰瘍性歯肉炎．喫煙，ストレスおよびスピロヘータ感染が病因として挙げられるが詳細は不明である．歯肉の自発痛を主訴に来院することがある．

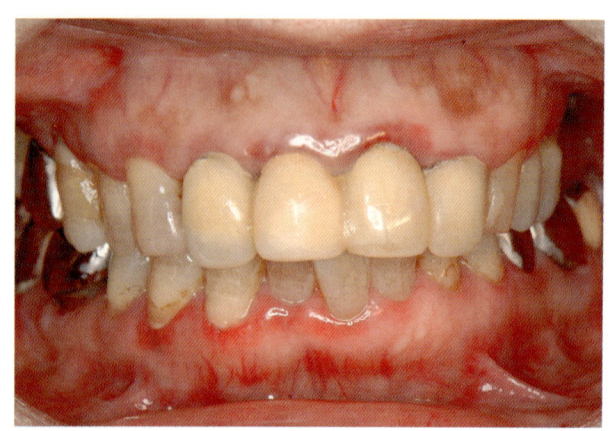

図2-1-4　扁平苔癬．原因不明の非プラーク性の歯肉疾患．粘膜部に潰瘍を多発することもある．食事の際の疼痛や自発痛，粘膜と歯肉からの出血を訴えることがある．

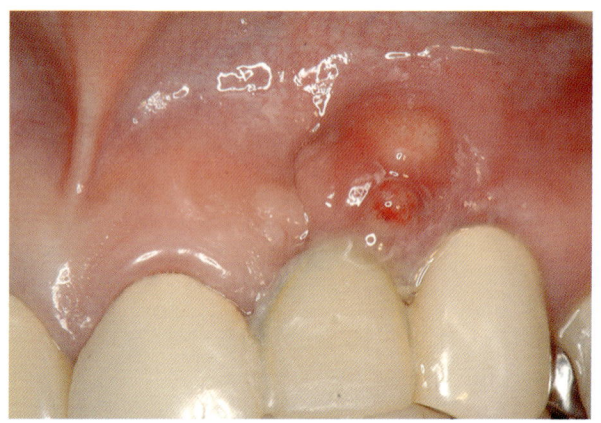

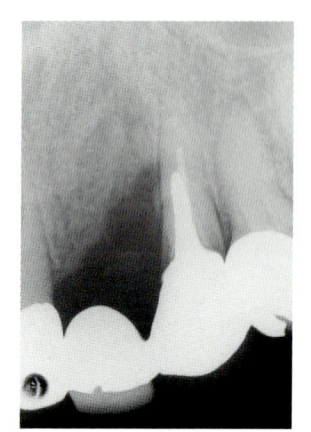

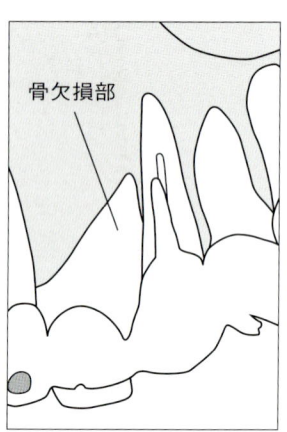

図2-1-5a～c　歯周炎の急発．歯周炎の急発（バースト）のメカニズムは不明であるが，宿主—細菌相互作用のバランスが崩れてホメオスターシスが適切に機能しなくなった際に起こると考えられる．a：口腔内所見，b，c：X線所見． a|b|c

表2-1-2　歯周病の化学療法

抗生物質	経口および局所投与
抗菌剤	経口および局所投与
クロロヘキシジン	局所投与
過酸化水素	局所投与
塩化亜鉛	局所投与
トリクロサン	局所投与

歯周病の化学療法には，含嗽剤のほかに抗生物質や抗菌剤を経口投与あるいは歯周ポケットに直接塗布するものがある．低濃度のドキシサイクリンはコラゲナーゼ活性の抑制効果があるため，歯周組織の破壊を防止する効果が期待される．

　図2-1-5に示した歯周炎の急発は，骨膜上の軟組織にできた「膿瘍」なので，基本的には歯周ポケットの洗浄，化学療法（抗生物質，消炎鎮痛剤，抗炎症剤），切開排膿，咬合調整および暫間固定（動揺度が2度の場合）などの救急処置を行います．

80

しかし，急発を起こすたびに抗生物質を投薬したり，抗生物質軟膏を歯周ポケットに注入しても根本的な解決にはなりません．炎症が慢性化したら診査を行い適切な歯周治療を行います．

III 非外科的な化学療法

非外科的な化学療法，いわゆる「内科的歯周治療」の有効性が検討されています(表2-1-2)[1]．

抗生物質や抗菌剤で歯周病が治療できれば良いのですが，機械的な治療(ルートプレーニング，歯周外科療法)の補助的な方法にすぎません．

根面に付着したバイオフィルムは抗生物質に対して強い耐性を持つので，機械的に除去する必要がありますし，同時に壊死したセメント質を機械的に除去しないかぎり治癒は期待できません．

参考文献

1. Krayer JW, Leite RS, Kirkwood KL. : Non-surgical chemotherapeutic treatment strategies for the management of periodontal diseases. Dent Clin North Am. 2010 : 54(1) : 13-33.

第 2 部　歯周基本治療編

Periodontal Treatment Edition 2

患者教育

I　コミュニケーションは魔法の治療

　コンプライアンスの説明（本編の扉参照）で述べたように，歯周病はあまり「痛み」をともないません．患者は痛くないため，歯周病を「病気」として認識せずに，治療を中断することも少なくありません．

　患者のコンプライアンスを得られるか否かについては「患者教育」が鍵になります．診断した内容を患者に説明し，患者自身の健康増進を支援する啓発活動を行います．歯周基本治療では，歯周病が「病気」であることと歯周治療の主体は患者自身であることを認識させることから始まります．

　患者自身による良好な口腔清掃とフッ素の使用および定期的なプロフェッショナルケアによって歯科疾患の再発を効率良く予防できます[1,2]．

　長期予後を追える患者は，「コンプライアンスが得られて生活習慣を改善した患者」と解釈できますから，「患者の分類」（Diagnostic Edition7・表1-7-1参照）のタイプⅠに分類できると思います．術者側の説明に納得し，治療に積極的に参加した患者群では，治療成績が良好なことがうかがえます．

　コンプライアンスの得られた患者の割合は医院ごとに異なるでしょうが，これまでの報告では3割以下の場合が多いようです．したがって，今まで行ってきた患者への説明や支援を工夫すれば，コンプライアンスの良好な患者に変えていける可能性が十分にあります．

　歯周治療における「魔法の治療」があるとすれば，「コミュニケーション（会話）」が「魔法の治療」になるでしょう[3,4]．コミュニケーションや説明を通して本人自身の「気づき」を促し，患者自身の「治る力」を引き出す工夫とも言えます．

　歯周治療においては「言葉」を使った「説明力」がもっと強調されるべきです．歯周治療に失敗しないためには，生活習慣病である歯周疾患に関する知識を増やし，健康増進の意欲を高め，患者の治癒力の向上が必要であることを理解させるだけの「言葉の力」が必要です．

　説明をカウンセラーに任せたり，アンケートやパンフレットを利用して説明する時間を短縮することも可能です．もっとも，あらゆる説明を試みても反応が悪い患者もいます．「患者の分類」ではタイプⅣに分類されます．

　このタイプの患者は，困った時だけ来院したり，自分の悪習癖を改善しなかったり，コミュニケーションが適切に取れないため治療が順調に進みません．

Ⅱ　インフォームド・コンセント

　インフォームド・コンセント（informed consent）という言葉が日本でも定着しています．この言葉は1980年代に米国から日本に導入さ

れました．患者の抱える疾患とそれに対する医療について，本人や家族に十分な情報を提供し，患者の「同意」を得たうえで疾患の治療という目標に向かってともに努力するという考えです[5]．

患者の同意を得るには適切な説明力が必要です．しかし，患者をインフォームドする，すなわち適切な情報を効果的に患者に与える技術（患者教育の技術）を歯科医師や歯科衛生士が身につけるための指導書はほとんどありません．

大学病院では，患者ごとのナラティブを理解するために，医療面接，診断および治療の説明だけで診療時間が終わることがあります．現在の保険診療下では患者とゆっくり話をする「ゆとり」が持てませんが，医療には「ゆとり」も必要です．

また同時に，「患者の言葉」に耳を傾けることも重要です．歯科医学は進歩しましたが国民の歯科医療に対する不信や不満，不安は増加しているかもしれません．歯科医学の進歩と同時に「患者―歯科医師間」のコミュニケーションを豊かにすることが歯科医療の充実につながるでしょう．患者が治療に「納得」していることが重要なのです．

III 言葉による治療

「近代外科学の父」と呼ばれる16世紀のフランスを代表する床屋外科医（barber surgeon）アンブロワズ・パレは，「治すこと　時々，和らげること　しばしば，慰めること　いつも」という名言を遺しました．

医療の限界を示しつつ，「言葉による治療」の重要性を説いたのでしょう．医療においては，「説明（言葉）」が「治療」にもなります．

以前は「ムントテラピー」という和製ドイツ語がよく使われました．「ムンテラ」と略されることもあります．ムントは「言葉」「口」，テラピーは「治療」を意味します．患者への説明に際し，「言葉で癒す」あるいは「言葉による治療」という意味でしょうか．ムンテラは単なる病気の説明ではなく，「言葉による治療」にもなります．

患者説明をせずに歯周治療を行うことは，内科医が「生活指導」をしないで投薬だけするようなものです．生活習慣病，たとえば糖尿病や高血圧症の治療と予防には，「生活指導」による生活習慣の改善が必要です．飲み薬やインスリン注射の前に，まずは「言葉」で指導（治療）しています．歯周治療における患者教育（指導）においても，言葉の治療を心がける必要があると思います．

歯科疾患の場合，生活指導を行うという概念が乏しく，「治療中心の医療」が展開されてきましたが，すでに「診断と予防」の時代に入っています．口腔ケアは歯科疾患の予防にとってもっとも重要な生活習慣であり，具体的にはブラッシングを中心とした機械的なプラークコントロールとリスクの軽減を図る指導が必要です．

ナラティブセラピー（自らのことを物語ることによって，自らを癒す治療法）を応用して患者の歯周疾患が進行したストーリーを一緒に考え，患者の「気づき」を促すことも有効です．患者との会話を通して患者を理解することが患者教育のスタートです．

患者がこれまでに受けた歯科治療を回顧することで，治療のナラティブを患者と一緒に理解していきます．歯周検査によって現在の病状を把握し，将来的な治療のゴールをイメージできるように話します．「言葉で治療する」のは歯科医師だけではなく，歯科衛生士，受付，歯科技工士，スタッフ全員でカバーできれば理想的です．

表 2-2-1　筆者がよく用いる患者説明のコンテンツ

①歯周病はプラーク（細菌）の感染で発症します．
②歯周病は感染症でもあり生活習慣病でもあります．
③リスク因子が影響します．
④歯周病は個人差が大きい疾患です．
⑤「治療は外から，治癒は内から」と言われます．私が最高の治療をしても「治る力」は患者さんの中にあります．
⑥喫煙，歯ぎしり，糖尿病などのリスク因子を管理しないと良い結果は得られません．
⑦歯周治療に成功するためには，歯科医師の治療と患者さんの努力が必要です．
⑧抜歯や歯周外科を行ったら，1～2週間は自然治癒を待ちます．待つのも治療です．

IV　歯科医師は「言葉を扱う」職業

　ギリシャの哲学者ソクラテスは，「文学者や哲学者と同様に，医者も言葉を扱う職業である」と述べています．しかし，現在の医師や歯科医師はあまり時間に余裕がなく，言葉を失っているのかもしれません．あるいは，「言葉を尽くす」という教育が足りていないのかもしれません．

　歯科学は医学と同様に「人間を扱う科学」です．人間を扱う科学なので，「言葉」が大切になります．歯科医師は「言葉を扱う職業」であることを自覚し，「説明する技術」を身につける努力が求められます．

　医療は医療者と患者との間に「安心」「信頼」「納得」を「言葉」を通して作り上げるものです．人間の「思考」が「言葉」という「記号」でやり取りされているかぎり，「言葉」の重要性が下がることはありません．

V　コミュニケーション能力

　ギリシャの哲学者アリストテレスの語った「話し方3要件」の「ロゴス（論理）」「パトス（感情）」「エートス（話し手への信頼）」はよく知られています．話が論理的でわかりやすければ，相手に誤解されることなくこちらの意図が伝わります．説明に「説得力」をつける秘訣は，患者（聞き手）に「論理的に筋が通っている」と感じさせることでしょう．

　「ポリシーの継続」も重要です．言うことがコロコロ変るのは一番信頼されません．「軸のブレない」良い意味の「頑固さ」も大切で，重要な内容であれば「念仏」のように繰り返す必要もあるでしょう．こうすれば，こちらの考えが患者に伝わる確率が高まります．筆者が患者

にいつも話している「コンテンツ」を表2-2-1にまとめました．

人間は「感情（パッション）の動物」ですから「論理」だけでは不十分です．話し方や手振り身振り，身だしなみも患者に好意的に受け入れられる工夫が必要です．さらに患者から信頼されていることが不可欠で，治療技術の研鑽とともに人格の涵養も求められます．

患者とのコミュニケーションはほとんどの場合は日本語で行われます．もしも患者が日本語をまったく理解できない外国人であれば，コミュニケーションは成り立ちません．もっとも，たとえ日本語で説明しても，「具体性を欠くあいまいな表現」によるコミュニケーションは誤解を生みます．

「コミュニケーションは誤解の連続」と捉えたほうが良いかもしれません．誤解が生じるという前提で，誤解を減らすために「具体的でわかりやすい説明」を心がけます．本，パンフレット，模型などの「視覚素材」を活用することも有効です．

参考文献

1. Axelsson P, Lindhe J, Nyström B. : On the prevention of caries and periodontal disease. Results of a 15-year longitudinal study in adults. J Clin Periodontol. 1991 : 18(3) : 182-189.
2. Axelsson P, Nyström B, Lindhe J. : The long-term effect of a plaque control program on tooth mortality, caries and periodontal disease in adults. Results after 30 years of maintenance. J Clin Periodontol. 2004 : 31(9) : 749-757.
3. Barbara McVan（武山満知子：訳）：患者教育のポイント アセスメントから評価まで．東京．医学書院．1990．
4. 鎌田 實：言葉で治療する．東京．朝日新聞出版．2009．
5. 李 啓充：続 アメリカ医療の光と影．東京．医学書院．2009．

第2部　歯周基本治療編

Periodontal Treatment Edition 3

プラークコントロールの実際

I あなたは患者の口を磨いてブラッシング指導できますか

　1980年代に患者自身による良好なプラークコントロールの確立が歯周組織の健康維持に不可欠であると報告されて以来,「プラークコントロール」は歯周治療に必要不可欠の手段として認識されています．今後も変ることはないでしょう．

　患者に適切なプラークコントロールを実践させるには適切なブラッシング指導が必要です．ブラッシング指導をしていると,患者の「飲み込みの良さ」の程度に差はありますが,「技術の伝授には時間かかる」ことに気づきます．一度に多くの内容を指導しないで,「一時に一事」を心がけます．また,患者が病態を十分に理解しておらず,患者のモチベーションが高まっていないうちにブラッシング方法の説明を繰り返しても十分な効果を得られません．患者が生活習慣を改善する気持ちになっていることが必要です．

　筆者は,教官の指導のもと卒前の臨床実習で患者に対してブラッシングを中心とした約1年間の口腔管理を行うという経験をしました．術前と術後の口腔内写真を撮影して予防歯科学の教授にプレゼンテーションし,歯肉の炎症が消失していなければ「留年」というプレッシャーのかかる実習でした．

　患者に歯周病の病態を説明し,患者自身に磨かせ,鏡を見せて磨き残しの部位を説明し,口腔内を術者磨きして,術者が磨いた時と同じような感覚が得られているかを繰り返し確認します．

　このような説明に加えて,プラークを染色して見せたり,位相差顕微鏡で患者の歯周ポケットから採取したプラーク中の口腔細菌が動いている様子を見せて患者の理解やイメージ力を高め,モチベーションアップを図りました．

　患者に病態を説明し,認識させ,モチベーションを高めるという行為は,まさに「患者教育」だったと思います．

II ブラッシング指導

　ブラッシング指導では,「ブラッシングの技術」および「習慣(時間)」の2点を身につけさせるように指導します．ブラッシング指導は,単にブラッシング方法の伝授だけでなく,患者の歯周病の「理解」と「認識」を深めさせる良い機会になります．

　口腔清掃器具には「歯ブラシ」「歯間ブラシ」「フロス」および「電動歯ブラシ」があります．筆者のプラークコントロール指導の方法は,前述した臨床実習で実践した方法がコアになっており,バス法(歯肉溝)とつまようじ法(歯間部清掃)[1]を指導します．

　小児用ブラシを勧める人がいますが,歯周病患者には適しません．歯ブラシの毛先の長さがある程度はないと,歯肉が下がっている歯周

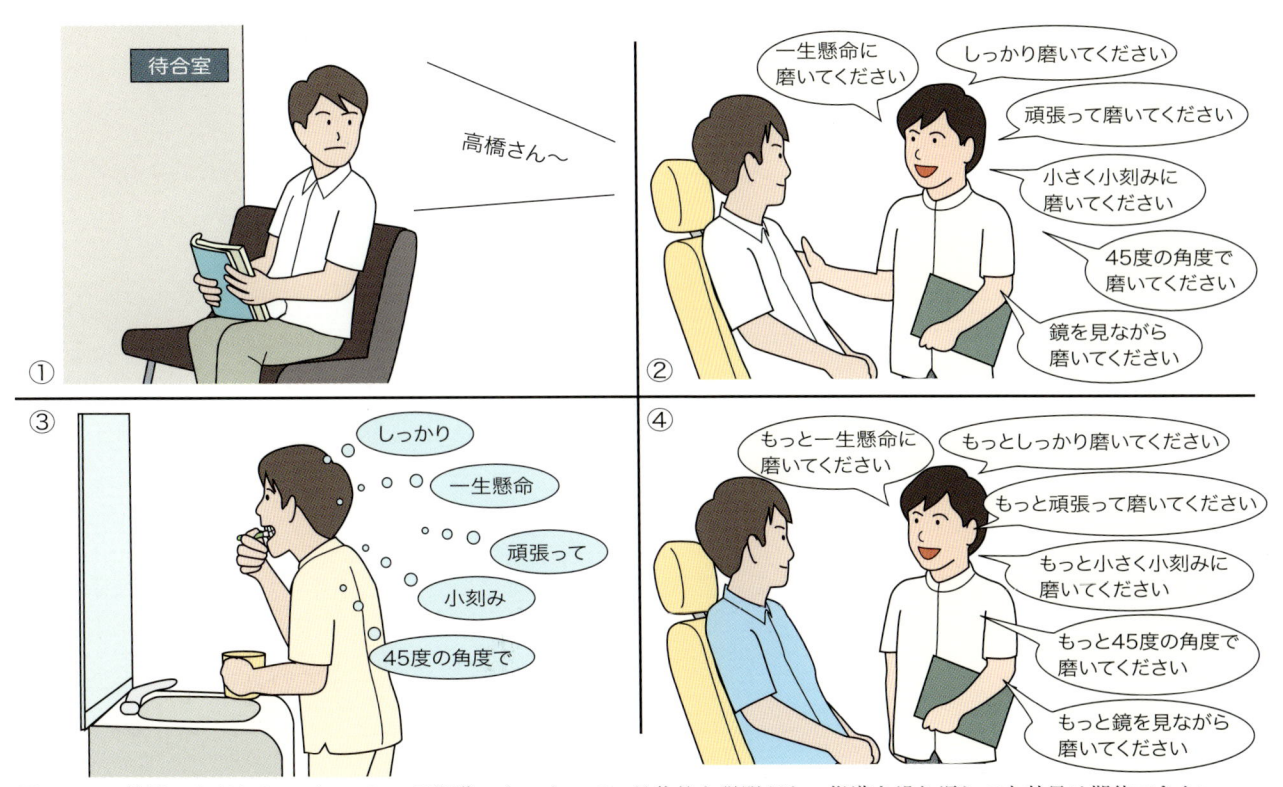

図2-3-1 効果の上がらないブラッシング指導．あいまいで，具体的な説明がない指導を繰り返しても効果は期待できない．

III 感覚（五感）の利用

　人は「五感」のうち，「視覚」から8割の情報を得ているため，「話す」ことに加えて「見せる」ことが説得力のアップにつながります．

　患者の年齢や社会的背景を勘案し，相手の理解度を確認しながら，説明の内容と量をコントロールすると良いでしょう．専門用語はなるべく使用しないで，わかりやすい表現（比喩）で説明することも重要です．

　また，学生の講義と同様に，「説明したことはわかりましたか」「説明したことで何か質問はありませんか」と問いかけて，患者の理解度を確認します．経験的には，ほとんどの患者は「歯間部清掃」を適切にできていません．患者では歯肉溝に毛先が届かないからです．

　ブラッシング指導を行う際には，はじめに患者自身に歯を磨かせてから磨き残しをプラーク染色液で染め出してプラークの付着状況を鏡で確認させ，歯頸部や歯間部のプラークコントロールができていないこと，練習が必要なことを理解させています．このような「目からの刺激」も効果的です．

　一方，「効果が上がらないブラッシング指導」もあります（図2-3-1）．自分の行っているブラッシング指導を見直してみるのも悪くありません．

　著者がいつも話すのは，「耳掃除をする時に鏡で耳の穴を見てますか」「想像して感覚でやっていませんか」「車の洗車をする際に，水をかけるだけできれいになりますか」「ゴシゴシ擦りませんか」「歯に付いた細菌は擦らないと取れませんよ」「歯と歯ぐきの境目は，爪と皮膚の境目の溝のような場所で，ここから細菌

第2部　歯周基本治療編

表2-3-1　筆者がいつも話すブラッシング指導の内容

①ブラッシングしたら歯ぐきから血が出るのを怖がる患者さんがいます．これは細菌が感染して歯ぐきが「おでき」みたいに腫れて血管が膨らんでいるので，ブラシの刺激で血が出やすくなっています．1〜2週間のブラッシングで歯ぐきの腫れはかなり治まります．

②「歯ブラシを自分の指先の延長と思って，「触角」代わりに使用して，歯ブラシの毛先を歯と歯ぐきの境目に当ててください．当てられたら毛先が歯肉溝から離れないようにして，毛がたわむ範囲でブラシのヘッドを水平方向に動かして下さい．歯を1本ずつ磨いてください．

③お部屋の掃除をしたら，ほこりはどこに溜まってますか？　隅っこですね．口の中で唇と舌が当たらない場所がわかりますか？　歯と歯の間や歯と歯ぐきの境目です．ここには細菌が付着して停滞しやすいので，ブラッシングはこの場所を中心に行います．

④ブラッシングしたら，舌で歯を舐めてみてください．ツルツルしていますか？　まだヌメヌメしていたらプラークは取れていません．歯はガラスや陶器のようにツルツルしています．自分の舌の感覚を利用して口腔ケアの確認をしてください．

が感染します」「その場所に歯ブラシの毛先を立てて当ててください」などです．

　表2-3-1に筆者がいつも話すブラッシング指導の内容を挙げておきます．

　ただし，事故や病気で手が不自由であったり，舌の感覚が麻痺している患者の場合には，電動歯ブラシを使用させ，介護者や医療従事者が定期的に口腔ケアを行う必要があるでしょう．

IV　プラークコントロールの目標は

　プラークコントロールレコード（PCR）が20％を切らないという理由で，何年間も歯肉縁下のデブライドメントをせずに，ひたすらブラッシング指導を繰り返していた症例を見ることがあります．

　この歯科医師らは，活動性の歯周ポケットを放置することのリスク，たとえば菌血症の悪影響を考えておらず，「PCR20％以下」を絶対的な指標と考えているのでしょう．

　PCRは1日で大きく変動する指標です．低いほうが良いに決まっていますが，20％に強い根拠はなく，一応の目安にすぎません．

　もしブラッシング指導を繰り返しても患者自身のプラークコントロールが向上しなければ，モチベーションが上がっていないか，患者教育がうまくいっていないか，ブラッシング指導が適切に行われていないか，患者の分類のタイプ

プラークコントロールの実際

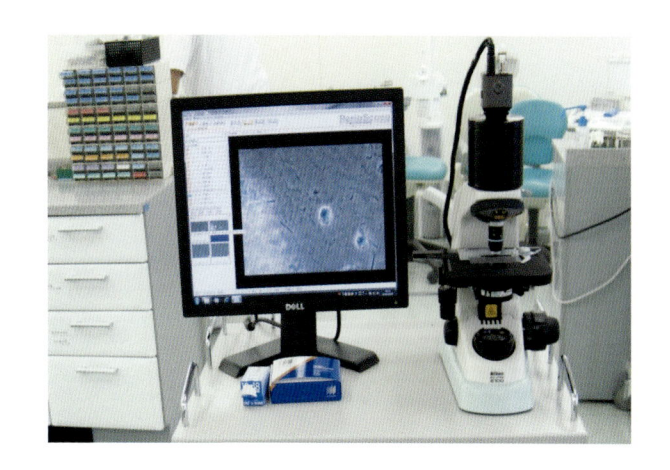

図 2-3-2 位相差顕微鏡.

のⅢかⅣであることが考えられます.

患者のリスク度も考慮します．歯周病のリスク度が低い患者では，高い患者よりもプラークコントロールの許容度が広いと思います．ただし，何度ブラッシング指導を行っても口腔清掃が改善しない患者には，非外科療法によって可及的な感染源の除去と歯周ポケットの浅化を図り，歯周外科治療までは行わないほうが無難です．

プラークコントロールの確立していない患者に歯周外科治療を行っても，長期的な予後はよくありません．プラークコントロールが確立していない場合，生活習慣の改善が図れていないか，コンプライアンスの得られていないケースがほとんどだからです．

なお前述しましたが，口腔清掃のモチベーションを上げるのに有効なツールとして位相差顕微鏡（図2-3-2）があります．実際に患者に対して動く細菌を見せながら，全身への悪影響について説明すると効果的でしょう．

参考文献
1. 渡邉達夫：抜くな，削るな，切るな つまようじ法で歯も体も健康．東京．リサイクル文化社．2009．

第2部 歯周基本治療編

Periodontal Treatment Edition 4

診療語録集

I 症例検討会からの教訓

　症例検討会では，さまざまなヒントを得ることができます．自分の症例でなくとも，参考になる考えが身につき，「治療や考え方の引き出し」が増えます．著者が卒後に在籍した教室の症例検討会から得た教訓の一部を紹介したいと思います．

①患者の診断と治療方針の決定に際しては，「どんな患者か」「患者は何を求めているのか」「治療のゴールをどこに設定するのか」を位置づける．

②「一口腔単位の治療計画」を立てられない歯科医師には全体像を説明できない．「考える」習慣がいる．

③治療のゴールを設定し，治療方針を立てる．治療を受けることに満足を与えながら患者を導く．患者自身が変化を感じてくれば，良い方向へ導ける．

④生体の中で抗原（細菌）の刺激を受ける部位を取り除くのが医療の原則である．

⑤全顎的治療になると，傷んだ古い顎の骨が新しい骨に置き換わるのに時間がかかるので，治療期間は2年程度かかる．

⑥孤立歯は作らない．隣接歯と接触している歯は可及的に保存治療を試みる．

⑦患者のモチベーションを高めることが治療技術の研鑽と同等に重要になる．「なぜ磨くのか」を理解させ，行動をさせるのが歯周治療に成功する鍵である．

⑧慢性歯周炎で垂直性骨吸収があれば，異常咬合などの「局所因子」を疑う．それを治療計画に盛り込まないと説明が理論的ではない．単に症状を消す対症療法ではダメ．

⑨臼歯に垂直性骨吸収や咬耗が顕著な場合，前歯のガイドが不良なことが多い．前歯と臼歯はお互い助け合って歯列を維持している．

⑩1～2ヵ月で骨吸収が進む場合，原因は「歯根破折」「穿孔」であることが多い．歯周病のみで早期の骨吸収は起きない．

⑪歯根破折した歯のレントゲン像の特徴は，歯根膜腔の均等な拡大である．歯周ポケットは狭くて深い．

⑫歯周－歯内複合病変の場合，根管治療とSRPによって感染源が除去できなければ外科治療を選択する．

⑬モチベーションが困難な患者や医療者側の指導に従わない患者の歯周治療は成功しない．

⑭ブラキサーの咬合を再構築する場合，犬歯誘導とグループファンクションのどちらが良いかは，前歯のガイドの状況による．犬歯の骨吸収があればグループファンクションが有利である．

⑮犬歯に垂直的骨吸収があれば，クレンチャーの確率が高く，咬合治療が不可欠になる．

⑯全身的問題が疑われるなら，化学療法を先行し，機械的処置は臨床検査値を確認後に行う．

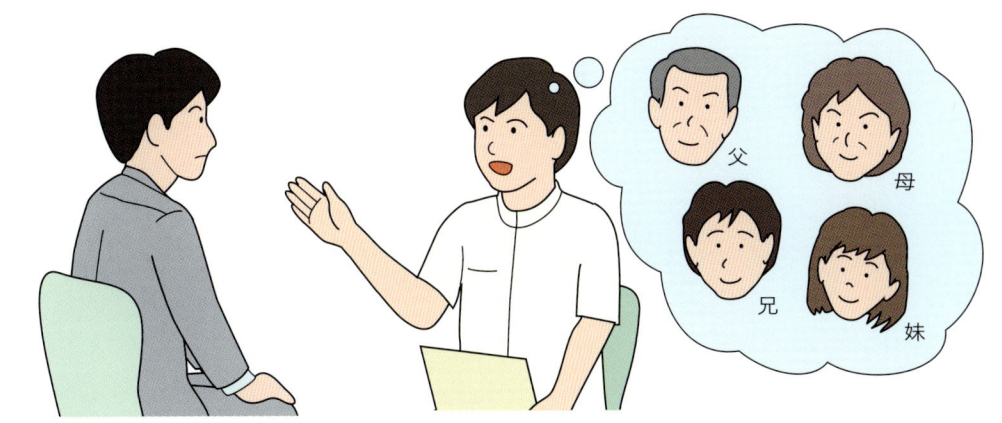

図2-4-1 自分の家族だと思って説明する．

⑰侵襲性歯周炎と診断したら，TBI確立後に早期に歯周外科療法を選択しても良い．
⑱保険システムと実際の臨床や学問は同じではない．診断を治療法に反映させる．

II 筆者が実際に行っている対話例

　患者説明には「歯科医師ごとの決めセリフ」「得意の説明パターン」「芸風」のようなものがあります．ここでは患者からのよくある質問と筆者が前項で挙げた教訓を基に患者に話す説明をいくつか紹介します．
　また筆者は状況によっては，患者に推奨する治療法を説明する際には「僕のお母さんになら，絶対，○○治療を勧めますね」などのように「自分の家族が患者だったらどうするか」を想定して説明してもいます．患者の性別や年齢によって，この「お母さん」を「お父さん」「お兄さん」「お姉さん」「弟」「妹」に変えて話をしています（図2-4-1）．
　以下に具体的な対話例を挙げておきますので参考にしてみてください．

1. 患者が義歯かインプラント治療かで悩んでいる時

患者：入れ歯とインプラントのどちらが良いのでしょうか？　インプラントは手術が怖いのですが・・・．
筆者：私は入れ歯を入れたことがないからよくわかりませんが，使用している患者さんは「噛みにくい，同級生の集まりで話していると恥ずかしい」とおっしゃいますね．入れ歯を使うようになったことで，自分が老いたと思うようになることもありますし，精神的な影響を及ぼしている場合もあると思います．でも，治療期間や治療費がずいぶん違います．手術を受けるのがお嫌でしたら，まずは義歯を使用されてはいかがでしょうか？

2. 「インプラントをしたら一生持ちますかと」と尋ねられた時

患者：インプラントは入れ歯に比べて，長持ちすると雑誌で見たのですが・・・．
筆者：40年間使用できた症例もありますし，2年で脱落した症例もあります．歯周病のリスク度やメインテナンスによってかなり差があります．歯周病で歯を失った患者さんでは，天然歯と同様にインプラントの周りの歯ぐきや骨が壊れる「インプラント周囲炎」に罹患するリスクが高いですから，リスクの軽減と定期的なメインテナンスが必要です．車検みたいなも

のですね．

3. インプラント治療後の健康に不安を感じている時

患者：インプラント治療をした後で寝たきりや認知症になってしまったら，どうするのですか？

筆者：インプラント治療は「生活の質」を高める医療です．食事が美味しくいただけるとか，何でも噛める，見た目も若々しいということは精神的にも身体的にも良い結果をもたらしてくれると思います．もし，認知症になったらと心配するお気持ちはわかりますが，車や家を購入する時と同じで，あまり過度に心配しても前には進みません．もし，ご自身で口腔ケアできない状況になれば，介護者に依頼するようになると思います．

4. ほかの医療検査が受けられなくなると考えている時

患者：インプラント治療を受けたら，CTやMRI検査が受けられなくなると聞いたのですが・・・．

筆者：とくに問題はありません．インプラントは純チタン製で，生体親和性が高いですし，頭部の検査をする場合には，インプラント治療をする顎の位置と脳の位置とはかなり差がありますから大丈夫ですよ．

5. 義歯の限界を説明する時

患者：入れ歯を入れたら何でも食べられますか？

筆者：入れ歯は歯ぐきに吸着しながら歯ぐきの上をわずかに動いている状態で使用します．顎の骨の状態によっては，よく噛む義歯を作ることが困難なことがあります．咬む練習が必要ですし，何回か調整が必要になると思います．適合が悪いと歯ぐきに吸着しないので動きやすいし，歯ぐきに傷ができることもあります．自分の足に合わない「草履」みたいなもんです．自分の歯のようには噛めません．義眼って知っていますか？ 義眼ではものは見えないでしょう．義足もよく歩けませんよね．入れ歯は「義歯」ですから，自分の歯みたいには噛めません．せいぜい自分の歯の2～3割くらいです．インプラントのほうが自分の歯みたいに噛めますよ．

6. 歯周炎が重度に進行して抜歯が必要になった時

患者：先生，歯を抜くのはできれば避けたいのですが・・・．

筆者：そう思われるのももっともですが（まず手の甲にマジックでビー玉大の円を描いて，この時 hopeless teeth が5つあれば，5つ丸を描いて，それを見せながら），たとえば，あなたの手にビー玉大の「おでき」ができていて，押したら膿が出てきたら，どうしますか？ 放っておきますか？ あなたのお口の中にも同じようにおできができているのです．（続いて）歯周ポケットに感染している細菌は手の「おでき」に感染している細菌よりももっとタチが悪くて，弱いながらも毒素を出しているんです．あなたは毎日，膿や細菌の出す毒素を飲み込んでいることになります．これは体にとって良いとは思えません．痛みが出ないのでわかりにくいかもしれませんが，菌血症が持続しており，局所的には顎の骨と歯ぐきが破壊されているんです．自分の歯を残したいというお気持ちはわかりますが，治療しても良い結果は期待できませんし，無理に残すことで歯の周りの骨や歯ぐきが

表 2-4-1　歯周病の誤った説明とその理由

誤った説明	その理由
①歯周病は治らない病気だから，悪くなったら抜歯するしかありませんね．	歯周病は中等度の進行であれば，治療して進行を止めることが可能である
②歯周病の予防はブラッシングしかありません．しっかり磨いてくださいね．頑張って磨いてください．一生懸命磨いてください．	ブラッシングに加えてリスク因子の軽減が必要．
③できるだけ歯を残してどうしてもだめだったら抜歯しましょう．	治療の具体的説明がない．予後を予測しないで治療するのは，好ましくない．
④歯周炎は中年以降になると，みんな同じように罹患する病気ですから悪くなったらインプラント治療か義歯を入れます．	歯周炎の進行度は個人差が大きく，適切な歯周治療によって保存して機能させることが可能．
⑤とりあえずレーザーを当ててみましょう．	対処療法にすぎない．

壊され，全身へも悪影響を及ぼしてしまいますよ(そうすると，たいていの患者は抜歯が適切な選択であることを理解してくれます．さらに抜歯後に歯肉縁下歯石が付着した患歯を見せて，「ほかの歯も同じように悪いですから，治療をしましょう」と説明し，患者の同意と協力を促しています)．

7. 歯周病に罹患していてもプラークコントロールに関心がない患者に対応する時

患者：先生が言ったような歯みがきはたいへんなので，なかなかできませんよ．

筆者：米国の有名な医師の言葉に「治療は外から，治癒は内から」という言葉があります．もしも，医師が生活習慣病である高血圧症の患者さんに生活指導もしない，糖尿病の患者さんにも運動を勧めることや食事指導もしない，ただ投薬だけを20年間続けていたら，病気を治していると言えますか？「薬漬け」だと言われますよね．歯周病も生活習慣病です．生活習慣病の治療の主体は患者さんで，患者さん自身による生活習慣の改善が不可欠なのです．歯周病は細菌の感染で発症しますから，日々のプラークコントロールが治療と予防には不可欠です．歯周治療を成功に導くためには患者さん自身で治癒力を高める努力が必要なのですよ(なお歯周病についての誤った説明とその理由を表2-4-1に挙げておきます)．

第2部　歯周基本治療編

Periodontal Treatment Edition 5

歯周治療前処置 1
〜スケーリングとルートプレーニング〜

I　スケーリング

　歯周炎に罹患して歯根膜が破壊され，付着が喪失し，セメント質が壊死して歯槽骨が吸収すれば，細菌バイオフィルムと壊死したセメント質に浸透した内毒素を機械的に取り除かないかぎり，炎症および免疫反応は収束しません．歯周炎を抗生物質や抗菌剤のみでは治療できない理由がここにあります．根面の感染源を機械的に除去するためにスケーリングとルートプレーニングを行います．

　ブラッシングによる歯肉縁上のプラークコントロールによって歯肉炎は健康な状態になりますが，歯周炎は治癒しません．歯肉縁下の細菌叢および炎症指標を改善するためには，歯肉縁上のプラークコントロールに加えて，歯肉縁上と縁下のスケーリングおよびルートプレーニングを行います．スケーリングには，手用スケーラー，エアースケーラーか超音波スケーラーを用いますが，効率を考えるとエアースケーラーか超音波スケーラーが一般的です．

　通常，無麻酔下で行います．歯肉縁上に付着している歯石やバイオフィルムを可及的に除去します．歯肉縁上および一部縁下のプラークコントロールと言えるでしょう．歯面に付着したプラークおよび沈着した歯石，そのほかの堆積物を剥ぎ取るようにして除去します．慣れてくると，根面の粗造さもある程度はわかります．

II　ルートプレーニング

　TBIとスケーリングを行って歯周組織の炎症がある程度消退したら，歯周ポケット深さとBOPを再度測定し，活動性の歯周ポケットに対しては歯肉縁下のデブライドメント（debridement）を目的に局所麻酔下でルートプレーニン

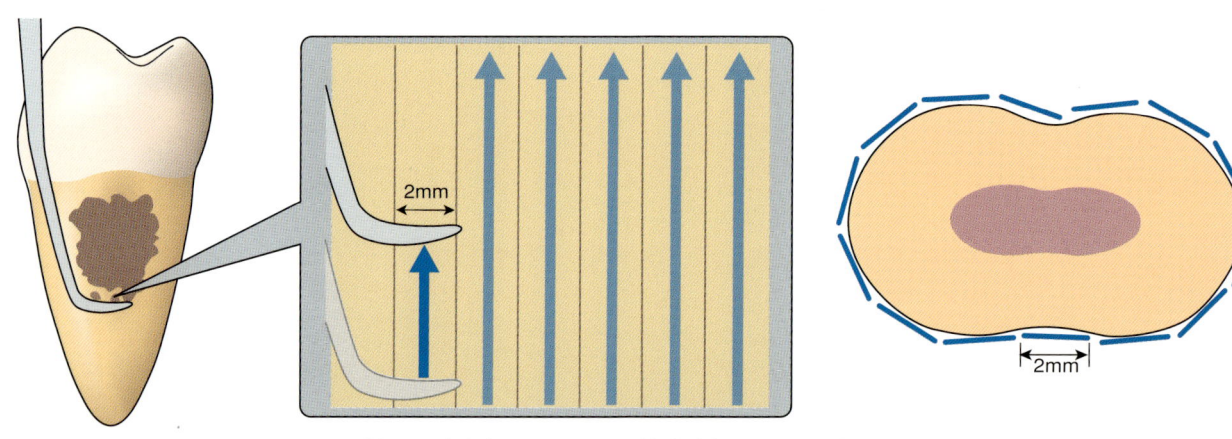

図2-5-1　ルートプレーニングには「微分の考え」が必要である（参考文献1より引用）．

歯周治療前処置1〜スケーリングとルートプレーニング〜

● ルートプレーニングの難しさ

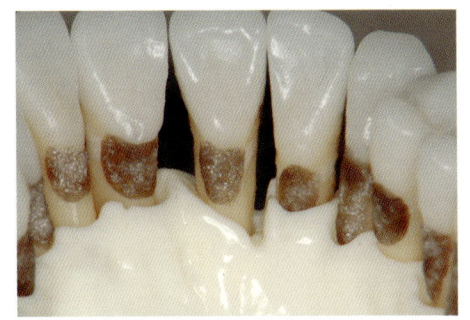

図2-5-2a 学生実習で使用している歯肉縁下歯石付の模型（ニッシン）．

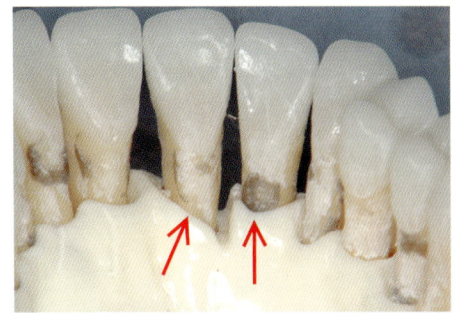

図2-5-2b 歯肉を付けてルートプレーニングさせた後の状態．インスツルメンテーションできている部位とそうでない部位とがある（矢印）．

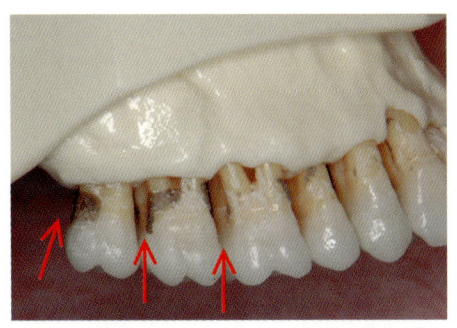

図2-5-2c 遠心面には器具が当てにくく，歯石の取り残しが多い（矢印）．

グを行います．

歯根に付着した歯石，細菌および壊死セメント質を取り除き，上皮の再付着を期待します．刃部を鋭利な状態で使用するためにシャープニングは毎回行います．スケーラーの刃部が歯面に接触するのは2mm程度ですから，根面の形態を考慮しつつ，器具を根面に均等に当てるには「微分」の考えが必要です（図2-5-1）[1]．しかし，実際には，歯肉や歯が邪魔をして根面のデブライドメントが難しい部位があります（図2-5-2）．とくに複根歯や根分岐部では非外科療法では確実なデブライドメントは困難です．外科治療が適応されることが多いでしょう．

ルートプレーニング（root planing）はsmoothingとcleaningの両方を意味します．しかし，歯根を「滑沢」にするのが目的ではなく，「クリーニング」することが本質です．歯根の表面はラフでも感染源が除去されていれば問題ありません．debridementと同じ意味です．したがって，root planingよりはroot cleaningが正しい概念といえます[2]．国家試験の問題では，ルートプレーニングの目的は「壊死セメント質の除去」が正解です．

しかし，具体的な除去方法と確認方法は不明瞭です．「概念」や「定義」だけで「治療のイメージ」が持てなければ正しい処置はできません．

「徹底的な根面のデブライドメント」という概念はわかっても，歯根形態が複雑な臼歯部では非外科的治療には限界があります．自分のルートプレーニングの技術とレベルと正確さを客観的に評価するには，ルートプレーニング後に歯肉弁を剥離して確認するしかありません．

歯周外科時には，明視野下で根面のデブライドメントが可能ですから，あまり手用スケーラーは使用していません．超音波スケーラーや回転切削器具（ペリオプレーニングバー®）を使って効率良く根面のブライドメントを行っています．根分岐部のデブライドメントではレーザーの併用も効果があると思います．

参考文献

1. 高橋慶壮：歯内療法失敗回避のためのポイント47．東京．クインテッセンス出版．2008：93．
2. Oberholzer R, Rateitschak KH.: Root cleaning or root smoothing. An in vivo study. J Clin Periodontol. 1996：23(4)：326-330.

第2部　歯周基本治療編

第 2 部　歯周基本治療編

Periodontal Treatment Edition 6

歯周治療前処置 2
～咬合，暫間固定，う蝕治療，矯正治療と悪習癖の改善～

I 咬合調整と犬歯誘導の回復

　教科書には，作業側の側方咬合力を軽減するための咬合調整に「BULL の法則」がありますが，咬耗により側方あるいは前方運動時に犬歯のガイドが失われ，グループファンクションになっている場合には，犬歯が歯周炎に罹患していなければ，「BULL の法則」に従って歯を削るよりも，犬歯の咬耗部にレジンを盛ったり，プロビジョナルレストレーションによって犬歯誘導を回復するほうが賢明だと思います．

　図 2-6-1 は右側臼歯部への咬合干渉があった症例です．上顎犬歯および第一小臼歯の咬耗が顕著でしたが，上顎犬歯の咬耗した部分に光重合レジン充填を行って犬歯誘導を回復させた結果，下顎が右側に移動した際の第一小臼歯の干渉は解消しました．

　もっとも，「切端咬合」「反対咬合」や「開口」の場合（Diagnostic Edition 3 参照）には，犬歯誘導が初めからなく，ポステリアガイドになっているため適応できません．これらの患者は前歯のガイドが機能していないため臼歯を失う確率が高いでしょう．

● 右側臼歯への咬合干渉のある症例

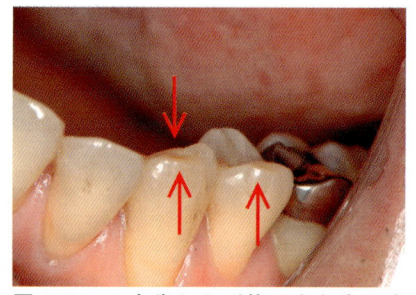

図 2-6-1a　犬歯および第一小臼歯の咬耗が顕著である（矢印）．

図 2-6-1b　咬頭嵌合位の位置．

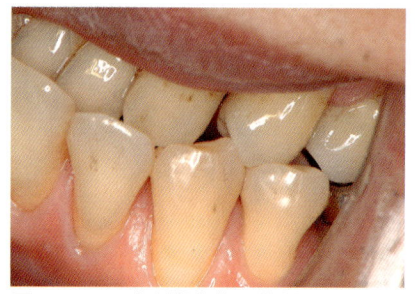

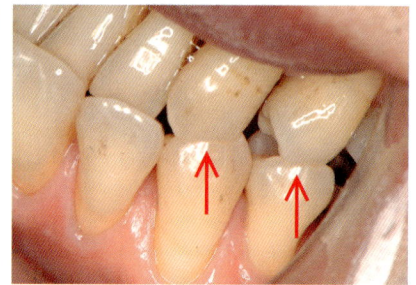

図 2-6-1c　右側側方運動時．上下顎の犬歯および第一小臼歯のファセットが合っている（矢印）．

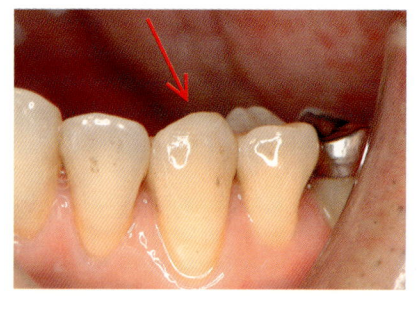

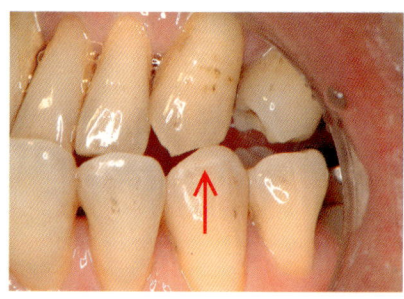

d | e

図 2-6-1d　犬歯の咬耗した部分に光重合レジン充填を行った（矢印）．
図 2-6-1，e　犬歯誘導を回復したので，下顎が右側に移動した際に第一小臼歯の干渉は解消された（図 2-6-1c と比較）．

歯周治療前処置2～咬合，暫間固定，う蝕治療，矯正治療と悪習癖の改善～

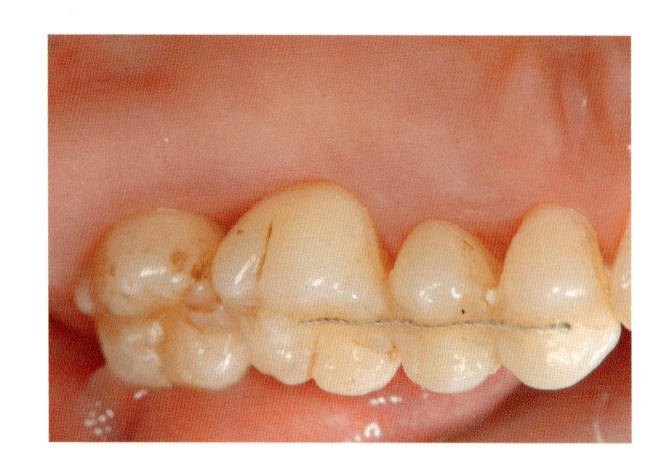

図2-6-2　A—Splint．

● ダイレクトボンディング法による暫間固定

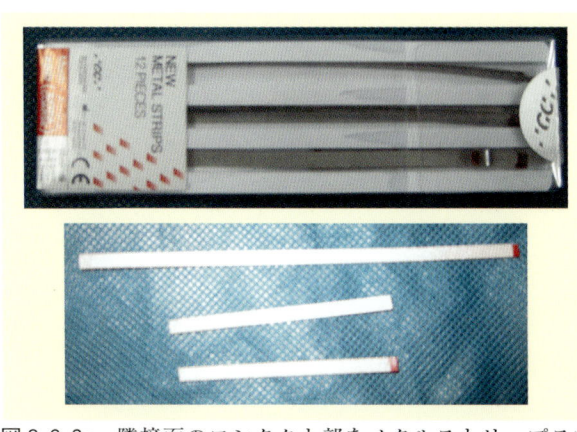

図2-6-3a　隣接面のコンタクト部をメタルストリップスで研磨し，新鮮なエナメル質を露出させる（GC社）．

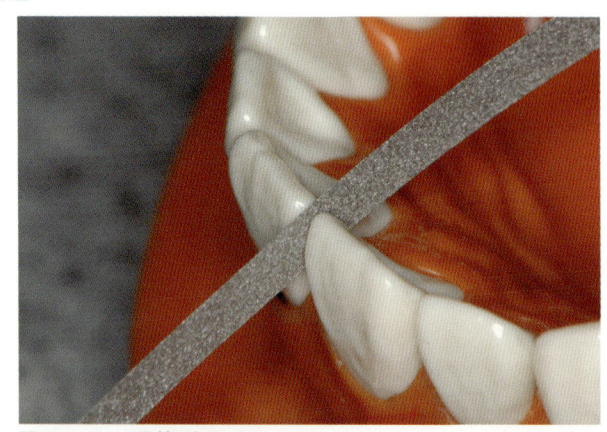

図2-6-3b　隣接面はプラークコントロールしにくく，歯周病患者でも脱灰していることが多いためエッチングのみでは十分な接着力が得られない．

II　暫間固定，治療用義歯

　外傷性咬合の改善により歯周組織の安静を図り，組織の修復を容易にし，プラークコントロールしやすい環境を構築します．前歯部ではスーパーボンドなどの接着性レジンを用いたダイレクトボンディング法で，大臼歯部では，咬合面に溝を形成しワイヤーとレジンで固定します（A-Splint・図2-6-2）．
　隣接面にプラークが残存していたり，初期のう蝕でエナメル質が脱灰している状態でエナメルエッチングを行っても，適切な接着力は得られません．

　スーパーボンドを使用する際には，エナメルエッチングを行う前に，メタルストリップスで新鮮なエナメル質を露出させると，脱灰したエナメル質にレジンタグが入り込み接着力が向上します（図2-6-3）．
　アイヒナーの分類でB-2，3，4およびCの場合には，治療用義歯やプロビジョナルレストレーションで一時的に臼歯部の咬合を確保して，残存歯への咬合負担を軽減します．

III　う蝕治療

　う蝕は大きなバイオフィルムの塊と言えで

第2部　歯周基本治療編

第2部 歯周基本治療編

● 10歯中8歯を即日根管充填した症例

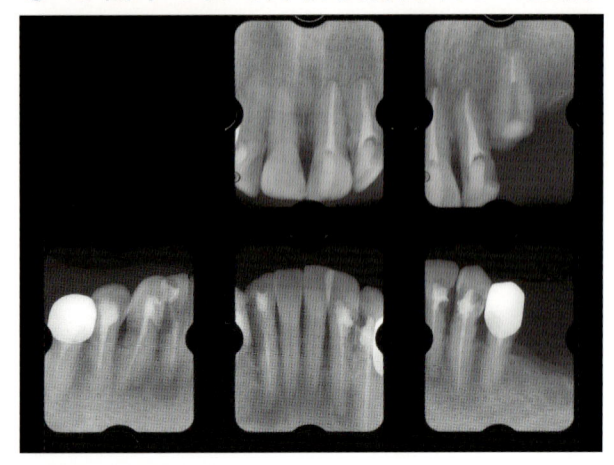

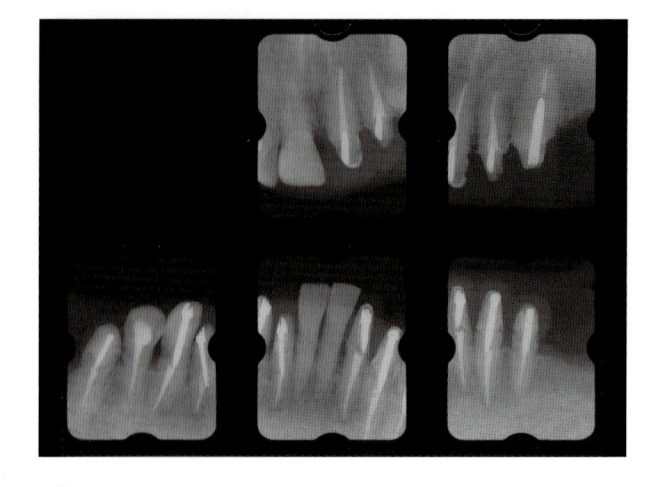

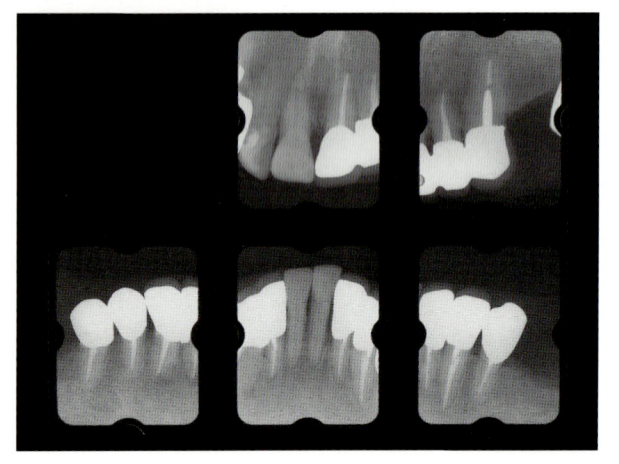

図2-6-4a 患者は64歳の女性．術前のデンタルX線写真．
図2-6-4b 根管充填後のデンタルX線写真．
図2-6-4c 最終補綴後のデンタルX線写真．

● 前歯のガイドが不良な症例の矯正治療

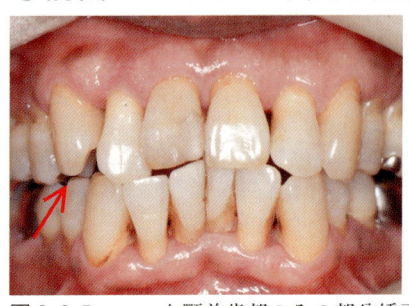

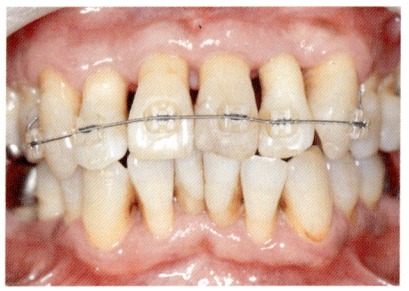

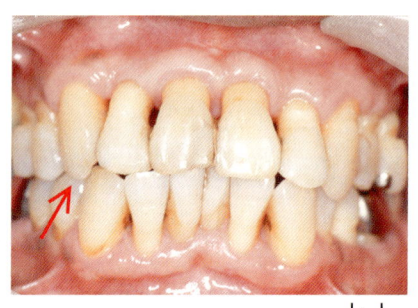

図2-6-5a〜c 上顎前歯部のみの部分矯正（矢印）．

しょう．う蝕から歯髄炎に進行しないように，早期に感染象牙質を除去して仮封します．失活歯で歯肉縁下う蝕のある場合には，「biologic width」および「ferrule 効果」（Diagnostic Edition8・図1-8-6, 7参照）を根拠に，骨整形，挺出あるいは抜歯後インプラントの選択をします．

IV 歯内療法

根管内細菌による歯周組織の破壊が生じると，歯周炎と合併することがあります．著者は単根歯であれば8割以上は即日根管充填しています．

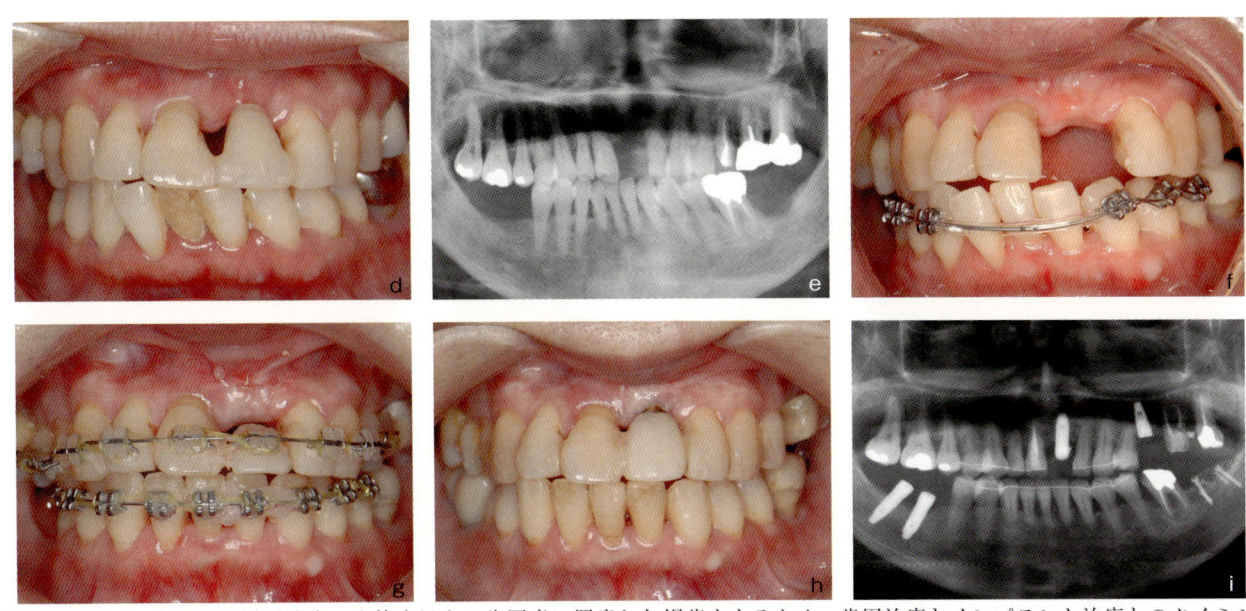

歯周治療前処置 2〜咬合，暫間固定，う蝕治療，矯正治療と悪習癖の改善〜

図 2-6-5d〜i　全顎的な矯正治療．中等度以上の歯周炎に罹患し欠損歯もあるため，歯周治療とインプラント治療とのタイミングを計りながら矯正治療を行う．

　図 2-6-4 に示した症例の患者では 10 歯の感染根管治療のやり直しが必要でしたが，遠方から来院されていたこともあり，10 本中 8 本の感染根管治療は即日根管充填で対処しました．
　なお根管治療には K ファイルを使用します．根管治療もれっきとした外科治療ですから，回数はなるべく少ないほうが良いでしょう[1]．

V　矯正治療

　フレアーアウトや患歯の病的移動により，咬合の再構築が必要な症例では，歯肉縁下のデブライドメントを行った後に矯正治療を行いながら，骨増大術やインプラント治療を計画的に進め，治療期間が最短になるように工夫します

（図 2-6-5）．
　基本的には，前歯による下顎運動のガイドと臼歯によるバーティカルストップの確立を目指します．

VI　悪習癖の改善

　夜間の歯ぎしり，喫煙，体幹のねじれなど，歯周病のリスク因子の軽減を試みます．具体的には，「禁煙指導」「ナイトガードの使用」「自己暗示療法」「舌突出癖の矯正」などを行います．
　患者に繰り返して説明し，納得させることが重要です．コンプライアンスの得られた患者では問題が生じることは少ないものです．

参考文献
1. 平井　順，高橋慶壮：臨床歯内療法学-JH エンドシステムを用いて-東京．クインテッセンス出版．2005．

第2部　歯周基本治療編

Periodontal Treatment Edition 7

非外科的治療の限界と歯周外科療法の選択

I　デブライドメントの限界

　歯周ポケットが深くても非外科的治療によってある程度感染を軽減することは可能ですが，バイオフィルムの付着した根面をすべてデブライドメントすることは困難です．

　非外科的治療の有効性が報告されていますが，単根歯（前歯，犬歯，小臼歯）を対象にしており，複根歯や根分岐部病変に罹患した患歯を含んでいません[1,2]．

　単根歯に比較して，大臼歯や解剖学的リスク

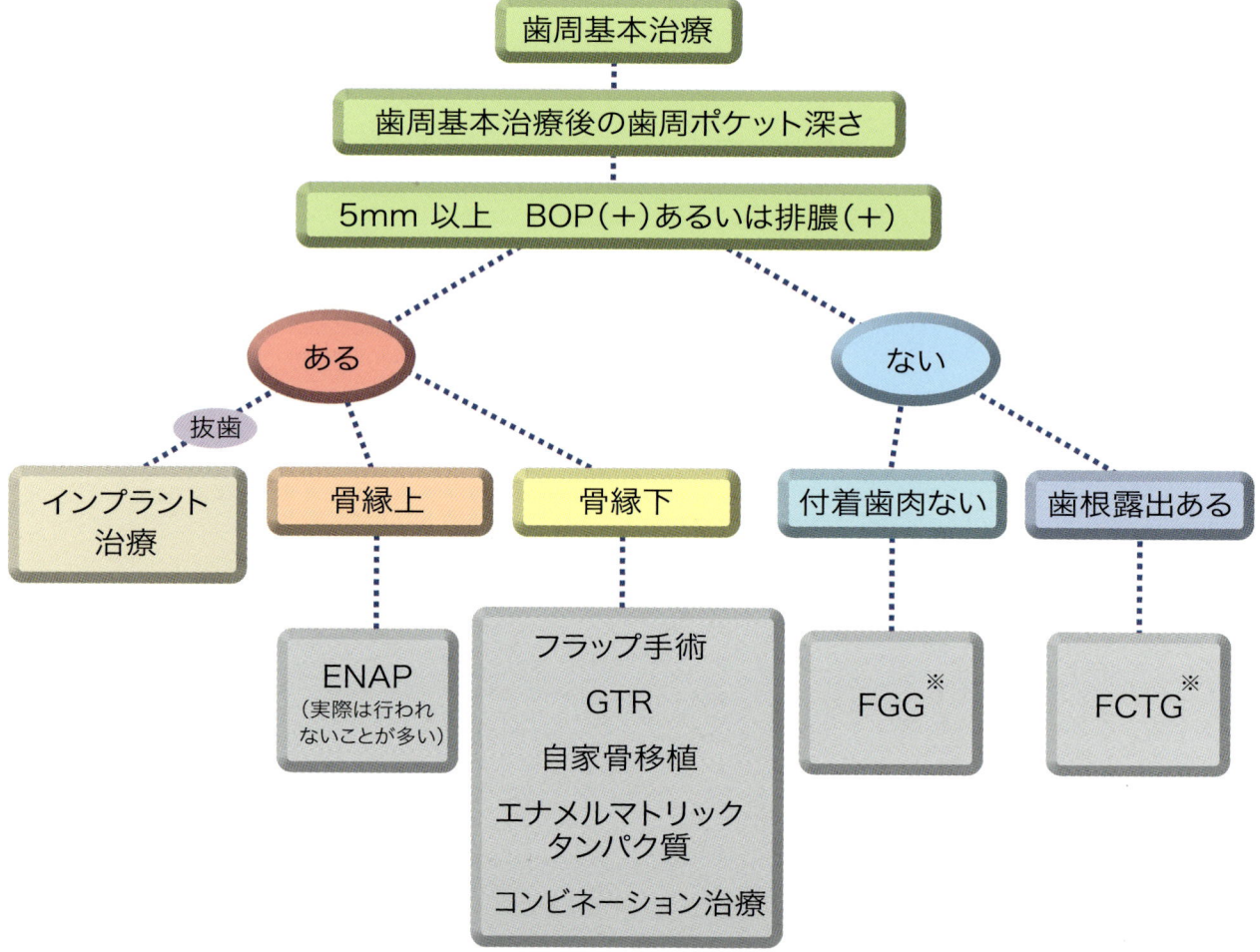

図2-7-1　歯周外科の選択基準．ENAP＝新付着手術，FGG＝遊離歯肉移植，FCTG＝遊離結合組織移植術．※FGGとFCTGは歯周ポケットに対する手術を行ったのちに必要に応じて行う．

100

のある患歯の根面を確実にデブライドメントすることは困難です．単根歯の非外科的治療であっても，術者の高い技術力が要求されますし，時間も歯周外科治療を行う場合に比べて2倍かかります[2]．根面のデブライドメントが難しい部位は，根面溝，根分岐部および修復物の直下です[3]．

単根歯を対象とした非外科的治療に反応しない，すなわち効果の上がらない部位（ハイリスク部位）のアタッチメント・ロスの進行には7つのパターンがあり，「非直線的パターン」を支持しています[4]．単根歯であってもSRPでは治癒しないことがあります．

II　歯周外科を選択

また，「ハイリスク歯の進行パターン」が複数あることを示唆しています．遠心面や舌側面は器具のアクセスが悪いため，再SRPを行っても効果はあまり期待できませんし，不必要に組織を損傷させるリスクがあるので，非外科的治療を繰り返すのも1つの方法ですが，歯肉弁を開けて明視野下で根面のデブライドメントを行えば感染源の除去が確実に行えます．

非外科的治療では，深い歯周ポケットや根分岐部病変のある臼歯の治療予後が悪く，5mm以上の歯周ポケットが残存している場合，フラップ手術と骨外科を実施したほうが，有意にポケットが減少します[5,6]．非外科療法はリスクのあまり高くない部位の治療には良いでしょうが，ハイリスク歯の治療としては十分ではないという認識が必要です．

歯肉縁下のルートプレーニングを行った後も歯周ポケットの活動性が高い場合，具体的には，「歯周ポケットが5mm以上で排膿あるいはBOP陽性」であれば，壊死セメント質の残存などにより，歯周ポケットは「活動性」と考えられるため，外科治療を適応します．

また，骨整形や，歯周組織再生療法を実施する場合にも歯周外科療法を選択します（図2-7-1）．

参考文献

1. Badersten A, Nilveus R, Egelberg J. : Effect of nonsurgical periodontal therapy. II. Severely advanced periodontitis. J Clin Periodontol. 1984 : 11 (1) : 63-76.
2. Lindhe J, Westfelt E, Nyman S, Socransky SS, Heijl L, Bratthall G. : Healing following surgical/non-surgical treatment of periodontal disease. A clinical study. J Clin Periodontol. 1982 : 9(2) : 115-128.
3. Caffesse RG, Sweeney PL, Smith BA. : Scaling and root planing with and without periodontal flap surgery. J Clin Periodontol. 1986 : 13(3) : 205-210.
4. Badersten A, Nilvéus R, Egelberg J. : Effect of nonsurgical periodontal therapy. V. Patterns of probing attachment loss in non-responding sites. J Clin Periodontol. 1985 : 12(4) : 270-282.
5. Kaldahl WB, Kalkwarf KL, Patil KD, Molvar MP, Dyer JK. : Long-term evaluation of periodontal therapy : I. Response to 4 therapeutic modalities. J Periodontol. 1996 : 67(2) : 93-102.
6. Kaldahl WB, Kalkwarf KL, Patil KD, Molvar MP, Dyer JK. : Long-term evaluation of periodontal therapy : II. Incidence of sites breaking down. J Periodontol. 1996 : 67(2) : 103-108.

Periodontal Treatment Edition 8

診断と治療におけるコーンビームCTの有用性

I コーンビームCT

　歯周組織のうち，硬組織の状態を診るときにコーンビームCTを用いると三次元で解析できます（図2-8-1）．とりわけ，X線写真では判断が難しい「歯の頬舌側の骨の状態」「頬舌的な骨形態」「根分岐部病変」の診断に有効です．

　さらに複根歯の場合，根分岐部のcross sectional画像や水平断画像診断によって，根分岐部の硬組織の状態が確実に診断でき，GTR法などの組織再生療法の予後評価にも有効です．

II X線写真読影の限界

　歯内疾患は硬組織（歯，骨）に囲まれた根尖周囲組織に起こるので，X線診断が不可欠ですが，「三次元」で存在する歯と歯周組織を「二次元」のX線フィルムへ投影するためにフィルム上には頬舌的な複数の構造物が重なり合ってしまうため，単独では適切な診断が難しい場合があります．

　またフィルムの角度とX線の角度によって，フィルムに現れる像も異なります（歯内療法失敗回避のためのポイント47・Diagnostic Edition 8参照）．

　さらに術前と術後の比較においても，日常臨床ではX線フィルムとX線の照射角度を規格化することが困難で，X線写真同士の比較があいまいになることが少なくありません．

　しかし，コーンビームCTではデジタルデータを解析するため，0.25mmの厚みごとの画像を見ることが可能です．

III 患者説明

　歯科医師が確実に判断できないX線写真を患者に見せても患者は十分に理解できません．しかし，コーンビームCTの画像であれば，画像の意味を容易に理解できるでしょう．また術者においても診査の確実性，時間の短縮，イメージをつかめる，術前評価をより厳密に行うことができます．

　コーンビームCTの短所あるいは改良点としては，補綴修復歯に近接する部位ではハレーションにより，画像評価が困難なことがあります．

　画質に関してもさらなる改良が望まれますが，被曝量を最小にすることを優先するべきでしょう．現在のコーンビームCTの画質は実用的にはさして問題にはなりません．

IV 歯周外科治療の術前診査における活用法

　根分岐部病変や歯周—歯内複合病変などの病態診断では，コーンビームCTによる歯根周辺の骨欠損の診断が容易なため，術前に骨欠損の

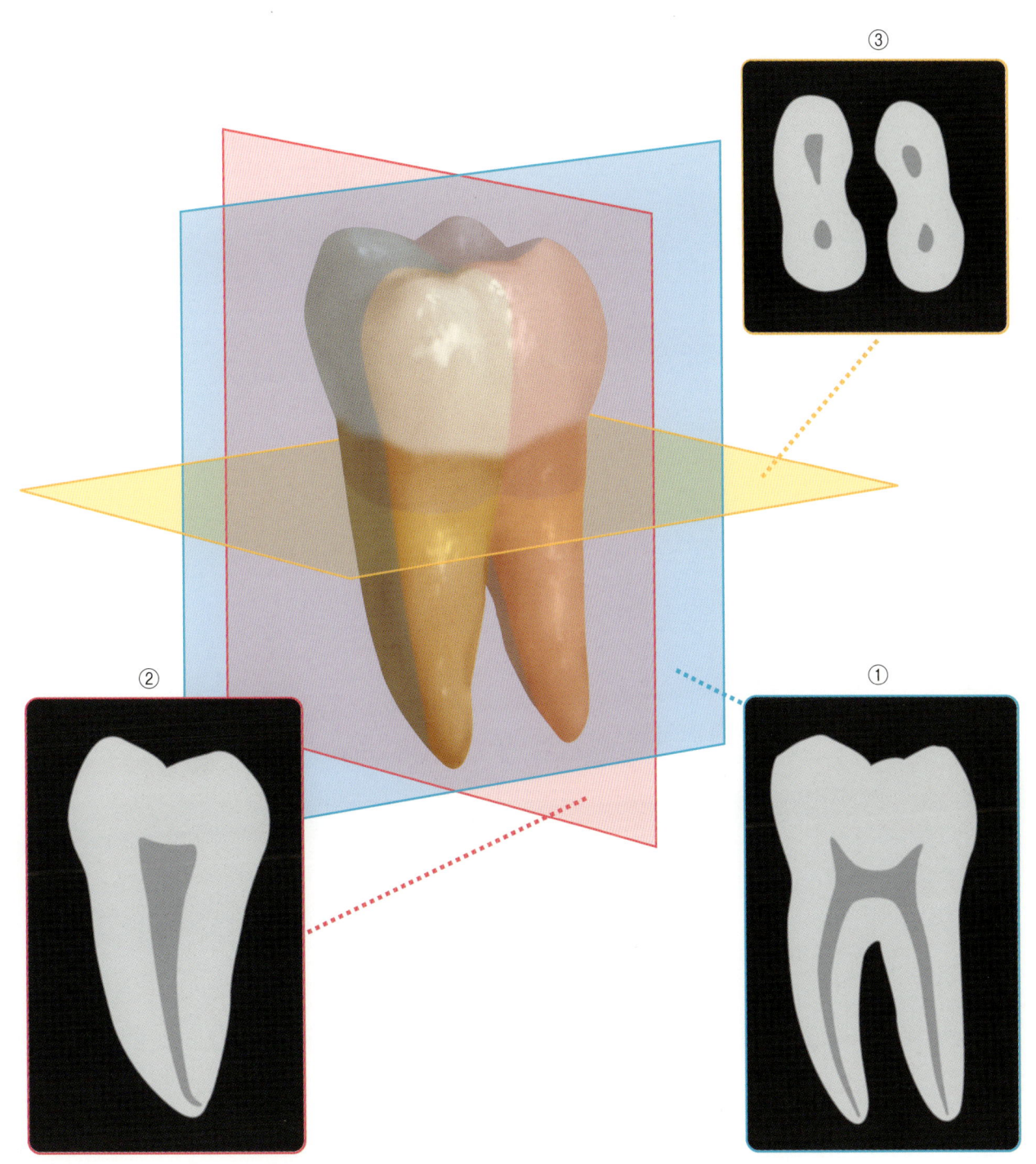

診断と治療におけるコーンビームCTの有用性

図2-8-1 デンタルX線写真では①の像のみであるが、CTでは②、③の面からも解析できる。

状態が正確に把握することができ，無駄な治療を行う必要がないために，前述のとおり治療時間の短縮につながります．

また予測して治療することができるために術者において外科治療のストレスを軽減してくれます．

V コーンビームCTを用いた実際の症例

1. 左側上顎第一大臼歯の感染根管

図2-8-2の患者は34歳の女性．左側上顎臼歯部の咬合痛と歯肉の腫脹を主訴に来院しまし

第2部　歯周基本治療編

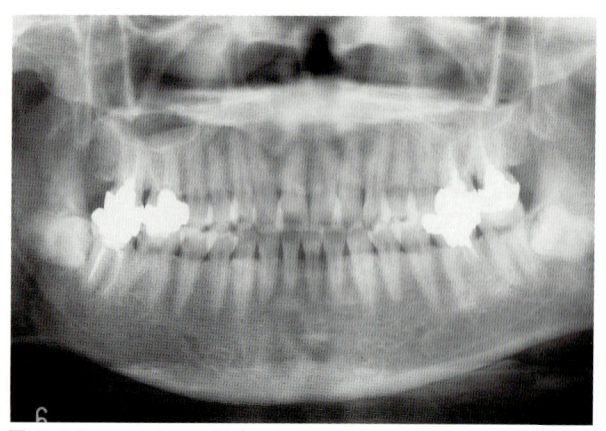

図2-8-2a　パノラマ写真.

図2-8-2b　デンタルX線写真.

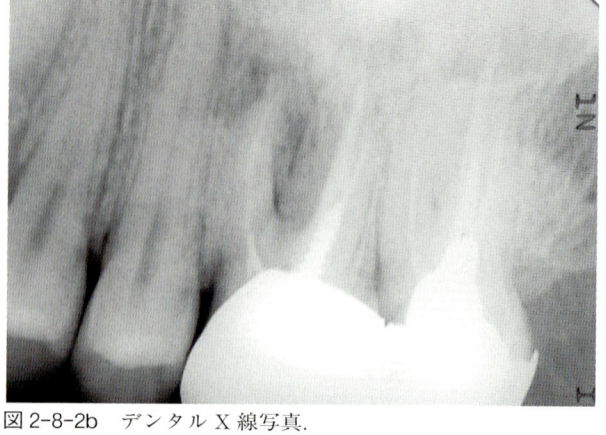

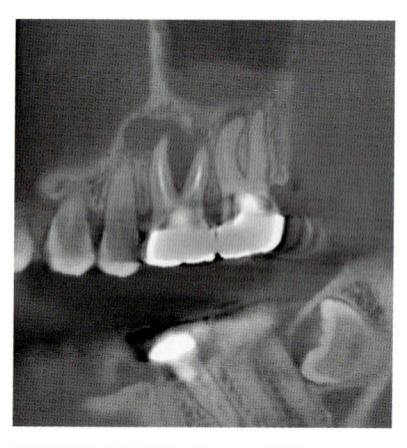

図2-8-2c　CT画像. 第一大臼歯頬側2根周囲の透過像が第二小臼歯根尖にまで拡大していることがわかる. 第二大臼歯近心頬側根根尖部周囲に透過像を認める.

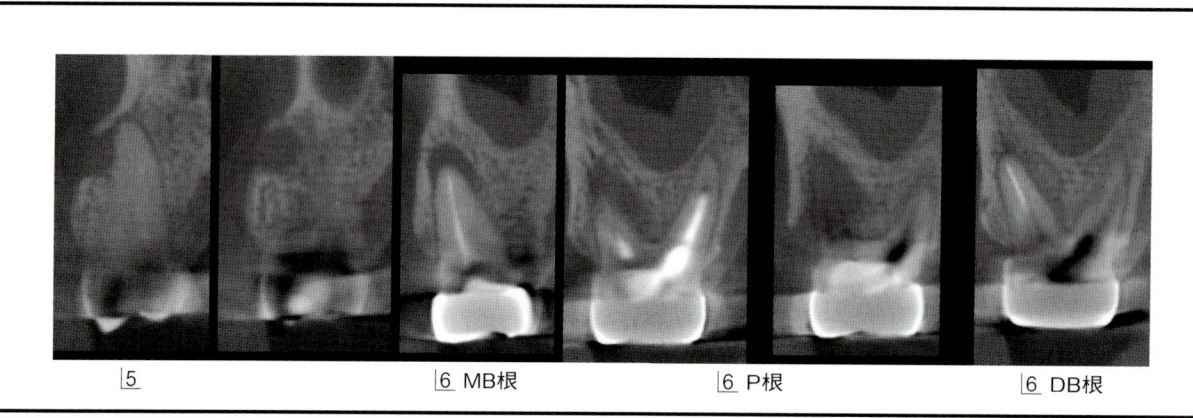

|5　　　　　　　　　　　　|6 MB根　　|6 P根　　|6 DB根

図2-8-2d　第二小臼歯および第一大臼歯の前後方向のCT画像.

た. 打診痛が左側上顎第二小臼歯, 第一, 第二大臼歯に軽度に存在し, 第一大臼歯の反応がやや強く出ました. 第二小臼歯は電気歯髄診陽性で生活歯でした. パノラマ写真（図2-8-2a）とデンタルX線写真（図2-8-2b）からは第一大臼歯か第二大臼歯か明確にはなりませんでした.
　そこで, CT画像検査を行ったところ, 第一大臼歯の近心頬側根および穿孔部の感染と診断でき, 同時に, 第二大臼歯の頬側近心根の根尖部にも透過像を認めました（図2-8-2c〜e）. またこの両歯の間に瘻孔が2つ観察されたので（図2-8-2f）, 瘻孔からガッタパーチャポイントを挿入したところ, ガッタパーチャポイントの先端は第一大臼歯の頬側近心根と頬側2根の中

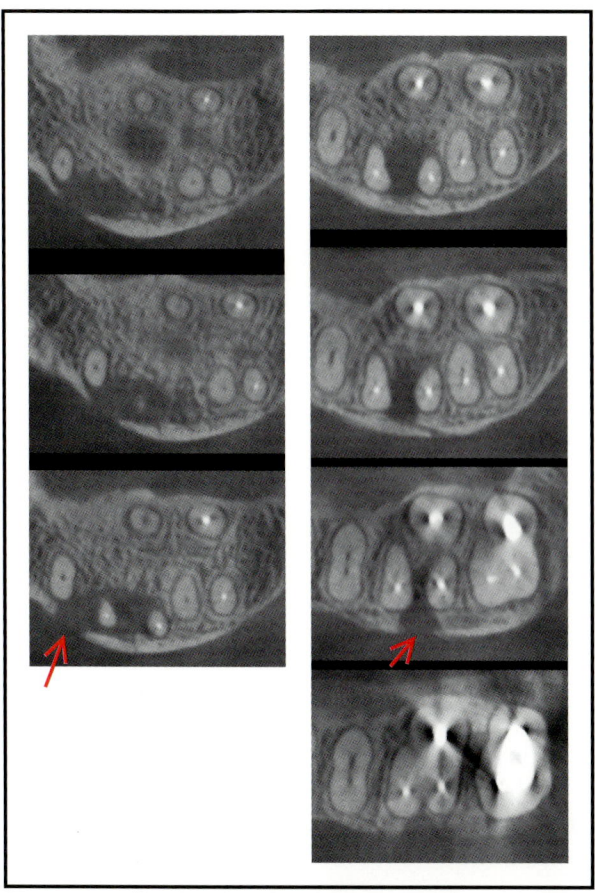

診断と治療におけるコーンビームCTの有用性

図2-8-2e　第一大臼歯の水平方向のCT画像．近心頬側根根尖周囲および頬側2根の根分岐部周囲に透過像を認める（矢印）．

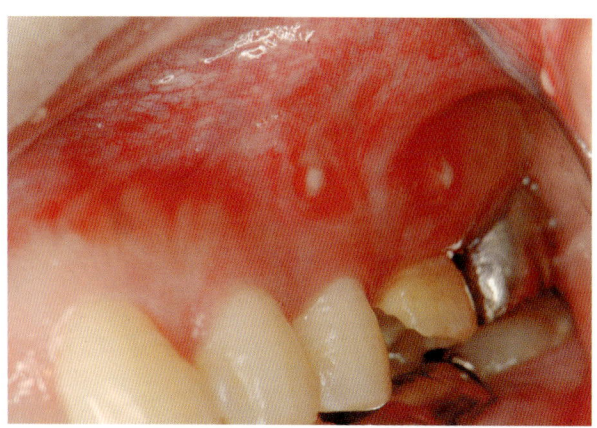

図2-8-2f　2カ所に瘻孔を認める．

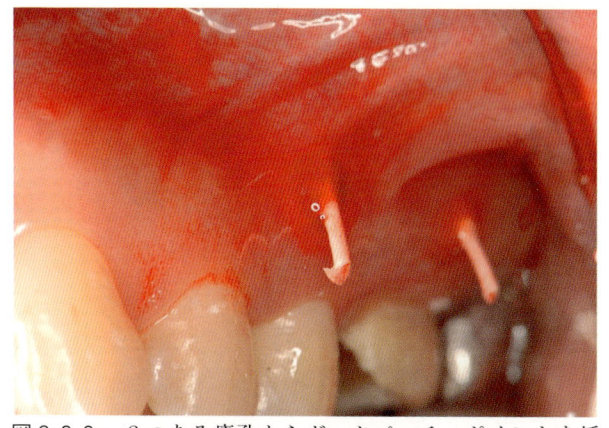

図2-8-2g　2つある瘻孔からガッタパーチャポイントを挿入した．

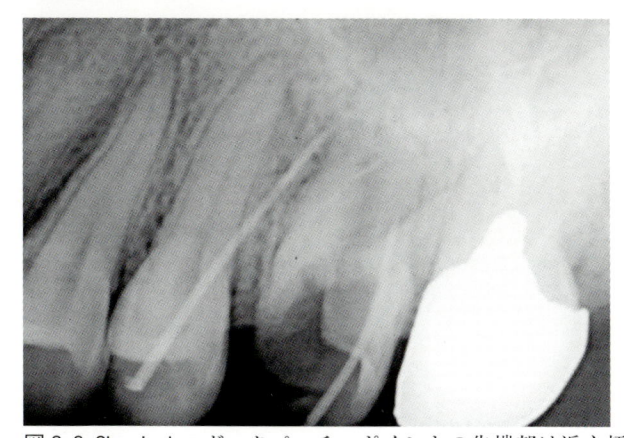

図2-8-2h, i　h：ガッタパーチャポイントの先端部は近心頬側根根尖部方向と根分岐部に到達している．i：根管充填後のデンタルX線写真．

h | i

第2部　歯周基本治療編

央に到達しました（図2-8-2g）．またマイクロスコープで観察すると，頬側2根の中央に穿孔がありました．パノラマ写真とデンタルX線写真では明確に診断しにくい症例でしょう（図2-8-2h～m）．

2. 右側上顎第一小臼歯の感染根管治療

図2-8-3の患者は61歳の男性で約1年前に

105

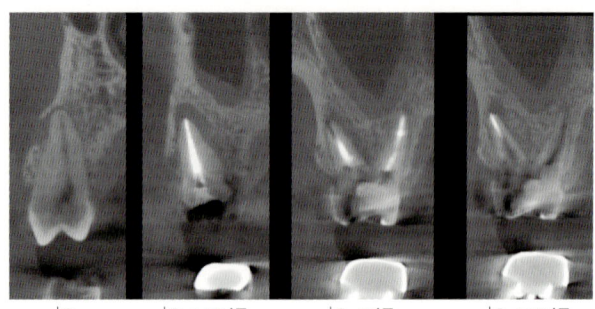

第2部　歯周基本治療編

|5　　　|6 MB根　　　|6 P根　　　|6 DB根
図2-8-2j　根管充填後のCT画像．根尖まで根管充填されていることが明瞭にわかる．

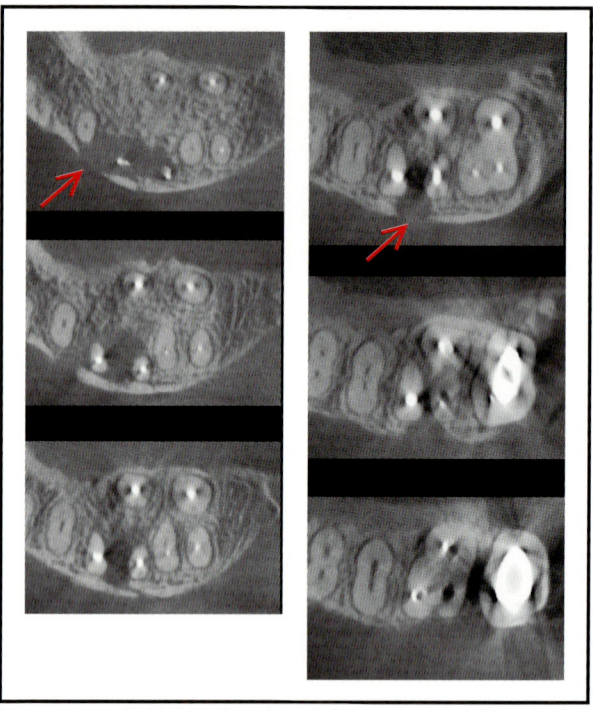

図2-8-2k　根管充填後の水平方向のCT画像．頬側皮質骨の再生は認められない（矢印）．外科的治療法を選択する必要がある．

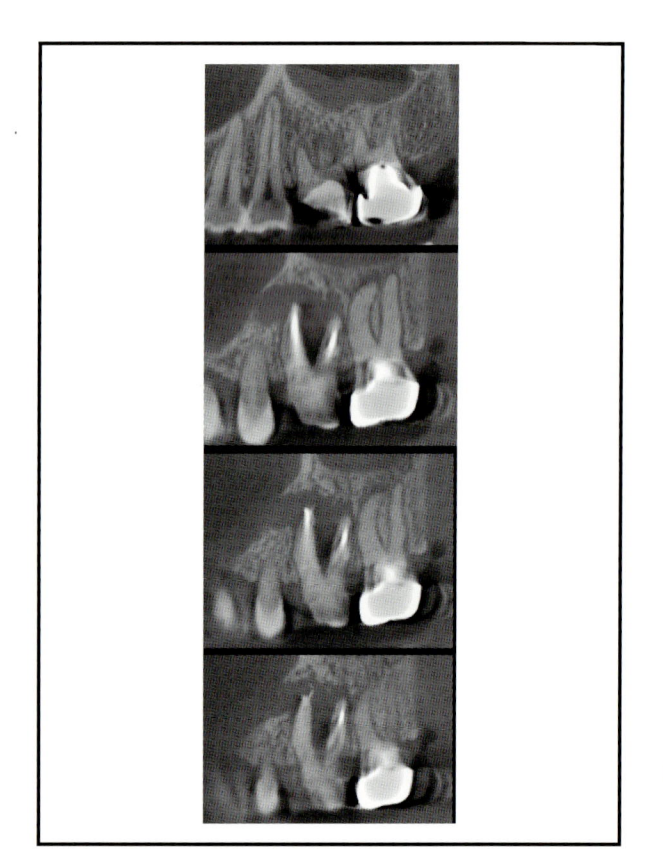

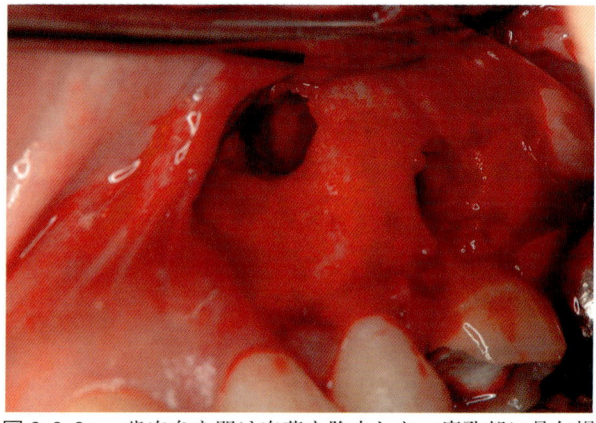

図2-8-2m　歯肉弁を開け肉芽を除去した．瘻孔部に骨欠損を認める．両欠損は交通していた．

図2-8-2l　根管充填後の頬舌方向のCT画像．近心頬側根根尖部周囲の透過像と根分岐部の透過像が交通していることがわかる．

根管治療を受けていましたが，数ヵ月前から同歯に違和感を覚えるようになり，来院2週間前から同部の歯肉が腫脹してきました．デンタルX線写真（図2-8-3a）からは根管充填が不十分で

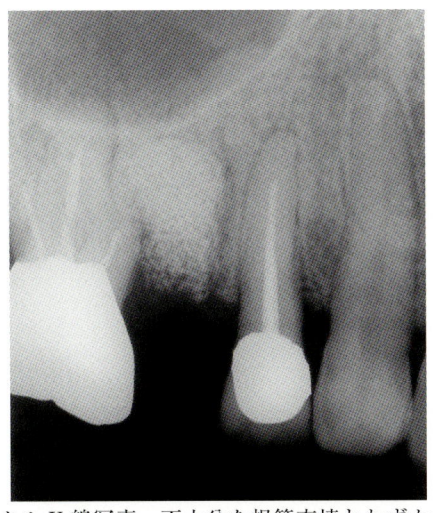

診断と治療におけるコーンビームCTの有用性

図2-8-3a　デンタルX線写真．不十分な根管充填とわずかな根尖部の透過像を認める．

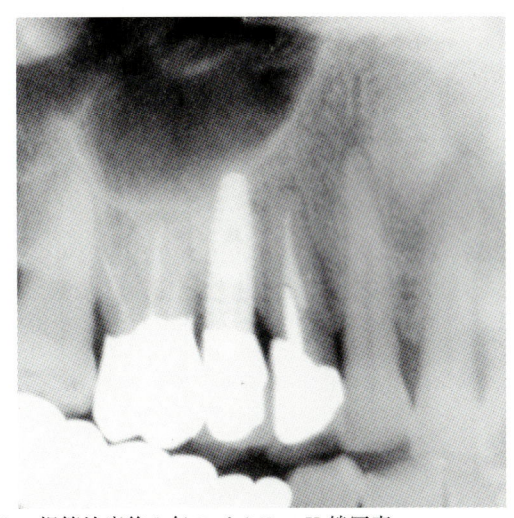

図2-8-3b　根管治療後1年のパノラマX線写真．

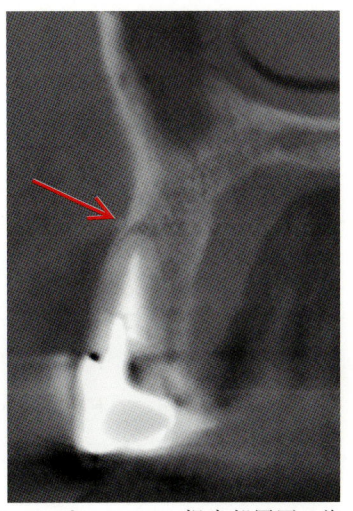

図2-8-3c　約半年後のコーンビームCT．根尖部周囲の海綿骨に透過像を認める（矢印）．

わずかな根尖部の透過像を認めました．
　図2-8-3bは術後1年のパノラマX線写真です．臨床症状は消失したので，最終補綴物を装着しました．図2-8-3cは約半年後に撮影したコーンビームCTですが，根尖部周囲の海綿骨には透過像を認めました．
　もっともこの透過像が根尖病変か瘢痕治癒しているのかの鑑別は病理学的検査を行うしかありません．臨床症状がなければ経過観察をします．

第2部　歯周基本治療編

107

Periodontal Treatment Edition 9

妊婦，高齢者，重篤な歯周疾患を持つ患者への歯周治療

I 妊婦の歯周治療

1. 可能な治療と避けるべき治療

13～21週の妊婦に対して局所麻酔下での非外科的歯周治療，う蝕および根管治療は安全であったと報告されています[1]．

非外科的歯周治療（ルートプレーニング）によって炎症性マーカーが減少することから，歯肉縁下のデブライドメントは行っても問題ないでしょう．微小な菌血症を放置することのほうが生体にとっては有害です．

最近では，非外科的な歯周治療が心血管系疾患や妊婦の早期低体重児出産に及ぼす効果が報告されています[2～4]．一方，歯周外科療法などの観血的処置はなるべく避けて，出産後に行うのが無難です[5]．

確固としたエビデンスはなくとも，医療には不確実な部分があるので，母体や胎児への悪影響が考えられたり，早産などのリスクになるような治療をあえて行う必要はないでしょう．

かつては，心臓にペースメーカーを使用している患者には超音波スケーラーの使用は禁忌でしたが，最近のペースメーカーはとくに問題がないといわれています．しかし，ペースメーカーの仕様書には超音波スケーラーの使用を禁じているものがほとんどです．

医療事故が生じれば術者が責任を負います．あえてリスクを取る必要がなければ，歯周外科治療は避け，自発痛のともなう歯髄炎に罹患した智歯を抜歯する程度に止めておくのが無難です．

2. 薬剤

理想的には，妊娠初期の13週間までは投薬を控えます．また，妊娠安定期は5～8ヵ月ですが，この時期は「一応の安定期」であって「絶対的な安心期」ではありません．いかなる薬剤も安全とは言い切れないという姿勢で臨み，歯科疾患による全身および胎児へのリスクと投薬あるいは治療によるメリットとリスクを患者に情報を提供し，服用するか否かの最終判断は本人にさせます．

産婦人科医と連携して投薬内容を決めてもらうと安心です．トラブルを起さないあるいはトラブルに巻き込まれない対処が必要なので，治療の同意書を取っておくと，もしもの時に有利でしょう．

II 高齢者の歯周治療の注意点

高齢者は抗血栓療法を受けている割合が高いため，問診で確認します．さらに必要に応じて血液検査を行います．抜歯を行った場合には，止血を確認し患者に術後出血の可能性や状況を説明します．平均余命によっては歯周組織再生療法やインプラント治療よりは義歯による終末医療的な治療を選択する場合もあるでしょう．介護の必要な高齢者では，誤嚥性肺炎を防止す

る観点からも口腔ケアが必須です．

　一方，治療に際しては，患者の抵抗力や治癒力を勘案して，治療範囲を広げないで治療時間を短かくし，身体へ負担をかけないようにします．前投薬を行うなどの配慮，家族への説明や内科医などの担当医との連携も必要です．

III　侵襲性歯周炎患者

　侵襲性歯周炎患者には，ドキシサイクリン系抗生物質（ビブラマイシン®）の全身投与を4週間程度行っています．ミノサイクリンに比較すると，嘔吐などの副作用が少なく，プロテアーゼ活性を抑制し，炎症性サイトカインの産生を抑制する可能性が示唆されています．細菌特異的でなくても治療効果が期待できます．歯周炎の急発（バースト）を抑制できれば歯周組織の破壊を防止できるため，治療価値は高いと思います．ただし，保険診療下では，「歯冠周囲炎」の病名で，一度に1週間分しか投薬できません．

　A. actinomycetemcomitans（Aa）が検出された場合には，ニューキノロン系抗生物質（レボフロキサシン®）が有効です．Aa菌に対して強い抗菌作用を示すとともに，炎症部位に移行しやすく好中球の賦活化作用があると報告されています．DNA合成阻害薬なので耐性菌が出現しにくいのも利点です．

参考文献

1. Michalowicz BS, DiAngelis AJ, Novak MJ, Buchanan W, Papapanou PN, Mitchell DA, Curran AE, Lupo VR, Ferguson JE, Bofill J, Matseoane S, Deinard AS Jr, Rogers TB. : Examining the safety of dental treatment in pregnant women. J Am Dent Assoc. 2008 : 139(6) : 685-695.
2. Michalowicz BS, et al. : OPT Study. Treatment of periodontal disease and the risk of preterm birth. N Engl J Med. 2006 : 355 : 1885-1894.
3. Goldenberg RL, Culhane JF. : Preterm birth and periodontal disease. N Engl J Med. 2006 : 2 : 355(18) : 1925-1927.
4. Michalowicz BS, Durand R. : Maternal periodontal disease and spontaneous preterm birth. Periodontol 2000. 2007 : 44 : Review : 103-112.
5. 妊婦の歯科治療とカウンセリング：滝川雅之，野本知佐　編著：東京．東京臨床出版．2004.

第2部　歯周基本治療編

Periodontal Treatment Edition 10

全身疾患（糖尿病患者，高血圧症など），内科的既往歴と投薬をどう解釈するか

I　抗凝固薬あるいは抗血小板薬を服用している患者

　歯周治療は，単に口腔の健康回復に留まらず，歯周病原性細菌による「微小な菌血症による炎症反応」をなくすことで全身への悪影響を抑制できるため，健康の維持にとっても有益で，「元気の出る歯周治療」と言えます．

　しかし，治療による侵襲が問題になることはあるでしょう．とりわけ，全身疾患のある患者や高齢者に対する抜歯や歯周外科治療などの観血的処置は慎重に行う必要があります．

　米国の歯科医師らは，ワルファリン（抗凝固剤）療法を中止して抜歯を行った500例の症例を調査し，脳梗塞をはじめとする血栓塞栓症が5例，約1％の頻度で起こっていること，さらに5例中4例は死亡したことを報告しています[1]．すなわち，抗凝固剤（ワルファリン）を中止すると1％の頻度で虚血性イベントが生じ，重篤な経過をたどります．

　以前は，抜歯前にワルファリンの服用をいったん中止してから抜歯していましたが，血管が詰まって死亡するリスクがあるため，現在では投薬を続けた状態で抜歯を行うことが推奨されています[2,3]．ワルファリンはフィブリン形成を阻止して，赤色血栓（たとえばエコノミー症候群）を阻害します．

　一方，抗血小板剤（アスピリンなど）は，血小板の凝集を阻害することで，主に白色血栓（動脈血栓）を作らないようにする作用を持ち，動脈硬化巣での血栓形成を防止します．

　ワルファリン療法やアスピリン療法の継続下での抜歯に関する安全性が報告されています．

　2009年の日本有病者歯科医療学会，日本老年歯科医学会，日本口腔外科学会共同の「抗血栓療法患者の抜歯に関するガイドライン案」抗血栓療法患者の抜歯に関する医科・歯科のコンセンサスミーティングでは，PT-INR（prothrombin time-international normalized ratio）が3.0未満であればワルファリン継続下で普通抜歯が可能であること，抗血小板薬を併用している場合，両薬剤とも継続可能なことを報告しています．通常，局所止血剤を使用し緊密に縫合し，圧迫止血で対応します．

　抗凝固薬を服用している患者に対して，抜歯や歯周治療に際して投薬は中止しないため，圧迫止血に加えて縫合やシーネなどを使用して可及的な止血を試みますが，術後出血が微量ながら数日間続くこともあるため，患者にはあらかじめ術後出血の可能性について説明しておきます．また，治療に際しては，医師と歯科医師の連携が重要で，患者の情報と治療内容の情報を共有することが推奨されます．

II　降圧剤

　高血圧症の患者で降圧剤（カルシウム拮抗剤：ニフェジピン，アダラートCR錠）を服用している場合，「歯肉増殖症」を発症することがある

ため，内科医と相談して，アンギオテンシンⅡ受容体拮抗薬（オルメックス®）などに変更依頼することがあります．

Ⅲ 抗うつ剤や精神安定剤

最近は，精神的疾患に罹患した患者が増え，抗うつ剤や精神安定剤を服用しているケースが増えているので，問診時に投薬の有無を確認します．

抗うつ剤，抗不安剤，睡眠導入剤および抗精神剤を服用している患者では，積極的な歯周治療は難しいことが少なくありません．

Ⅳ ビスフォスホネート系薬剤

近年，ビスフォスホネート関連顎骨壊死（bisphosphonate-related osteonecrosis of the jaws：BRONJ）の危険性が報告されています[4]．

使用量や投与方法によってもリスクは異なります．骨粗しょう症の治療に使用する経口用BP服用によるBRONJの発生頻度は0.01～0.04％程度で注射用BPによる発症頻度0.8～12％に比べて低い傾向にありますが，経口BP薬投与によるBRONJの発症が年々増加傾向にあります．

骨粗しょう症の予防薬として短期間錠剤を投薬されているケースでは，あまりナーバスになる必要はないと思います．

一方，高濃度のビスフォスホネート系薬剤を長期間注射で投薬されている患者では，骨粗しょう症のほかに多発性骨髄腫などの疾患に罹患しているため，抜歯によりBRONJを発症するリスクは高いといえます．

多発性骨髄腫および悪性腫瘍患者におけるBRONJの発症率は3割近くでゾレドロネート（ゾメタ®）の発症リスクが高いことには注意が必要です．日本では，BP注射薬が投与されている場合には，悪性腫瘍患者であるケースが多いため，BRONJ発症のハイリスク患者と考えて良いでしょう．

BP薬を服用している患者に対する歯周治療は非外科的治療が推奨され，歯周外科は歯根表面までに留めます．GBRや骨移植がBRONJのリスクを高めるというエビデンスはありませんが，骨への直接的侵襲や感染リスクのない処置であれば問題はないと考えられます．

3年以上BPを投与されている場合や，易感染性宿主の場合は，外科処置の前後3ヵ月の休薬が推奨されていますが，まだ十分な科学的根拠があるわけではありません．このような患者には，適切なプラークコントロールを行い，感染を受け難い口腔環境を維持し，外科治療に際しては術前から抗菌薬を投薬します．

Ⅴ ロキソニン®

消化性潰瘍，重篤な血液異常，重篤な肝障害，重篤な腎障害，アスピリン喘息またはその既往，非ステロイド性消炎鎮痛剤（non-steroidal anti-inflammatory drug：NSAID）などによる喘息発作またはその既往のある患者にはロキソニン®が使用禁忌です．

アスピリン喘息とは，アスピリンだけではなく，種々のNSAIDにより誘発される喘息のことです．投与後10分前後から数時間以内に発症し，重症で，意識障害やショックなどをともない，致死的なこともあります．気管支喘息患者の約10％といわれています．

反対に，気管支喘息の約90％はロキソニンを含むNSAIDを使用しても発作を起こしません．気管支喘息の診断がついたのちにNSAIDを使用して問題のなかった場合にはロキソニン®を使用しても構いません．

第2部　歯周基本治療編

参考文献

1. Wahl MJ. : Dental surgery in anticoagulated patients. Arch Intern Med. 1998 : 10-24 ; 158(15) : 1610-1616.
2. Perry DJ, Noakes TJ, Helliwell PS ; . : British Dental Society. Guidelines for the management of patients on oral anticoagulants requiring dental surgery. Br Dent J. 2007 : 13 ; 203(7) : 389-393.
3. Nematullah A, Alabousi A, Blanas N, Douketis JD, Sutherland SE. : Dental surgery for patients on anticoagulant therapy with warfarin : a systematic review and meta-analysis. J Can Dent Assoc. 2009 : 75(1) : 41.
4. Edwards BJ, Hellstein JW, Jacobsen PL, Kaltman S, Mariotti A, Migliorati CA. : Updated recommendations for managing the care of patients receiving oral bisphosphonate therapy : an advisory statement from the American Dental Association Council on Scientific Affairs. J Am Dent Assoc. 2008 : 139(12) : 1674-1677.

第3部

歯周外科治療編
(Periodontal Surgery Edition)

　ルートプレーニングによって根面のデブライドメントを確実に行うことは困難です．感染源が除去できていない場合，バイオフィルムの確実な除去および歯周組織の再生を目的とした歯周外科治療を選択します．LEDライト付拡大鏡やペリオ・プレーニングバーなどの治療用ツールを活用することで確実な歯周外科治療が可能です(本編2参照)．

　歯周外科治療ができなければ，治療効果が上がらなくても再SRPを繰り返すかもしれません．しかし，これではいたずらに歯周組織を損傷させるだけでなく，軽微な菌血症と炎症が持続するため歯周組織の破壊が進行し，患者のQOLを低下させるため，「医療の質と安全」を担保できません．歯周外科治療のできる歯科医師が増えることを期待します．

　日本の歯科医療の予算は年間約2〜2.5兆円と思われます。その約2割(4千億円程度)が歯周治療に費やされていますが，歯周外科治療に支払われているのは50億円程度(1%強)です．この状況は，歯科医師の活躍する余地がまだ十分に残されていることを示唆しています．

　外科治療に上達する要(かなめ)は，「イマジネーション」と「段取り」です．「治療のシミュレーション」を繰り返すこと，経験の豊富な先生に指導を受けるのがもっとも効果的でしょう．

　また，自分の治療を静止画あるいは動画で記録して「復習」「認識」「反省」「改善」を繰り返し，次回の手術で新たな課題や目標を設定できる歯科医師は上達が早いでしょう．技術の向上にゴールはありません．

　「切開」「剥離」「根面のデブライドメント」「遮蔽膜の設置」「チタンメッシュの設置」「縫合」には，それぞれの術式ごとに成功のイメージと段取りがあります．勉強と臨床経験が必要ですが，歯周外科やインプラント治療では，「視覚」から理解できる部分が大きいので，ライブ・オペを観たり，症例の写真を見ることによって，ある程度は「治療のイメージ」を持つことが可能です．「はしの持ち方」と同様に「メスの持ち方」「脇を締めてレストを取る」など「型」から入ることも有効でしょう．

　しかし，「治療の感覚」を身につけるには，「よく考えて実践」あるのみです．

第3部　歯周外科治療編

Periodontal Surgery Edition 1

歯周外科治療に必要なスキル

I　歯周外科

　歯周外科には，歯周ポケットやバイオフィルムの付着した汚染された根面に対して行う手術，歯周形成外科的な手術および口腔インプラント治療関連の手術などがあります（Periodontal Treatment Edition 7・図2-7-1参照）．

　フラップ手術，エナメルマトリックスタンパク質の使用やGTR法では，「全層弁」を開けて肉芽の除去と根面の確実なデブライドメントを行います．

　直視下で感染源および壊死セメント質を確実に除去し，ポケットの浅化あるいは歯周組織の再生が目的になります（本編3参照）．

II　歯周形成外科

　一方，歯周形成外科では，「部分層弁」の作成や移植片の採取が必要なため（本編5参照），より繊細な手技が要求されます．

　感染源を除去した後に，可及的に組織再生を図る場合には，歯周組織再生療法を選択します（本編6，7参照）．歯周病患者における口腔インプラント治療では，インプラントを埋入する前に，骨増大術を行うケースが多くなります（本編8参照）．また，角化歯肉をほとんど喪失している場合，インプラント周囲に角化粘膜を作るケース（本編5参照）も少なくありません．

　日本の大学病院では，欧米で使用されていても国が認可していない材料は使用できないため，現在は，「根面の酸処理」「自家骨」「人工骨」「PRP」「GTR法」および「エムドゲイン療法」を組み合わせた歯周組織再生療法のコンビネーション治療（本編7参照）を行っています．

　近年の歯科医療では「包括的歯科治療」と「ミニマル・インターベンション」がトレンドです．歯周病学領域では，研究と臨床の軸足が，「歯周医学」「歯周組織再生療法」および「口腔インプラント治療」へとシフトしています．

　重度歯周炎の治療においては，包括的歯周治療として歯周組織再生療法および口腔インプラント治療が不可欠のオプションになっています（Diagnostic Edition5・図1-5-1参照）．

　つぎに歯周外科治療の各術式のポイントを挙げておきます．

III　術前検査

　術前に血液検査を実施し，感染症の有無，出血時間や生化学検査を行っておきます．歯科恐怖症，有病者および希望者に対しては，静脈内鎮静下で手術を行いますが，安全のため治療後には車の運転を控えてもらいますので，あらかじめ説明しておく必要があります．

歯周外科治療に必要なスキル

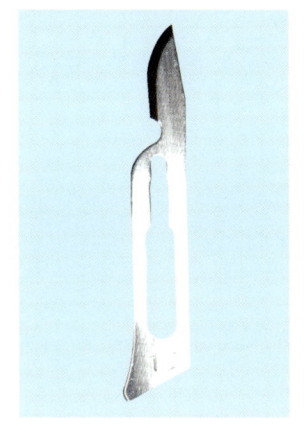

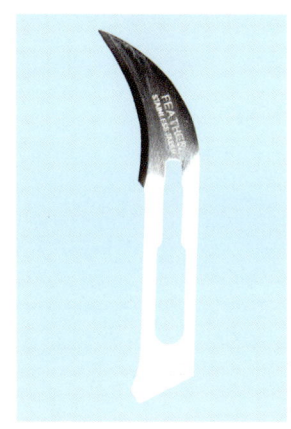

図 3-1-1　替刃メス（左：15c，右 12）．

IV　麻酔

　通常は局所麻酔下で行います．4分の1顎範囲であれば2％キシロカイン含有の1.8ccのカートリッジ2〜3本程度で十分でしょう．麻酔の刺入は，神経走行を考慮して，遠心から近心方向へ，頬側から舌側（口蓋側）へと進めます．

　MGJ よりも粘膜側に刺入します．粘膜を軽く引っ張って針先を粘膜下に沈める感じで刺入し，疼痛を生じない程度にゆっくり麻酔薬を注入します．麻酔薬の浸潤を促すために，指先で軽く揉むのもいいかもしれません．

　局所麻酔下で手術を行う場合には，1時間程度，長くても2時間で終了するように計画します．治療前にイメージトレーニングを行っておくと良いでしょう．

　術式に熟練すれば骨増大術をともなわない場合であれば，両側臼歯部のインプラント埋入は1時間程度で終わります．

　肉芽の除去や根面のデブライドメントさらに遮蔽膜の設置を行うフラップ手術やGTR法では出血量が多く，縫合も複雑になるため治療時間が長くなり麻酔が切れてくることがありますので，適時麻酔液を追加します．

V　切開

　通常，替刃メス（15c，12・図3-1-1）を使用します．結合組織移植術や遊離歯肉移植術を行う場合には，先端部にカーブが付いているミニブレードが便利です（本編2・図3-2-11 参照）．

　メスホルダーの把持はタービンやスケーラーを使用する時と同様に，ペングリップで，レストを取り，脇を絞めて行います．

　口腔内の切開時の注意点は「術野が狭い」「暗い」「歯がある」ことでしょう．歯が理想的な切開の邪魔になることがあります．とりわけ，頬筋が発達している患者では上顎大臼歯部の頬側や第二大臼歯遠心部の切開が困難なことがあります．

VI　剝離

　「剝離しやすい部位」から始めます．通常は歯間乳頭部か縦切開していればそこから剝離します．フラップ手術やエムドゲイン療法では，歯肉弁の剝離を必要最小限にし，骨の露出を最小限に留めます．

　一方，GTR か GBR を行う場合には，遮蔽膜

第3部　歯周外科治療編

115

あるいはチタンメッシュを設置して減張切開を行うために，神経，血管の解剖を考慮して広く剝離します．

VII 根面のデブライドメント

歯周ポケットに対する歯周外科治療では，確実な肉芽の除去と根面のデブライドメントにもっとも時間を費やします．とりわけ，直視できない歯間部と遠心面のデブライドメントには時間がかかります．ミラーテクニックが必須です．根分岐部病変では器具の操作性が悪いことがあり，確実なデブライドメントが難しいケースがあります．

VIII 骨再生

歯周病で歯を失った症例にインプラント治療を適応する場合，しばしば骨増大術が必要になります．

自家骨と人工骨の併用，スペースの確保，確実な血液供給，皮質骨穿孔による骨髄からの未分化間葉系細胞の遊走を促進します．

IX GTR と GBR

歯肉溝切開により軟組織を可及的に温存し，遮蔽膜の露出を防ぎます．個人的な経験からは，軟組織の厚みがある部位では遮蔽膜の露出は起こりにくいと思います．

一方，歯間部に設置した遮蔽膜は露出しやすいので，切開法が改良されています．下顎第二大臼歯遠心部にラッパラウンド型の遮蔽膜を設置した場合，軟組織の厚みがあるので，咬合面側は露出し難いのですが，舌側の骨の豊隆部は，軟組織が薄く，舌が動くため，遮蔽膜やチタンメッシュが露出しやすいので注意が必要です．

チタンメッシュは垂直骨増大術を行う際にはスペース確保のために有効な素材ですが，軟組織がメッシュの孔に入り込んでいるため，チタンメッシュの除去に時間がかかります．

最近では，チタン強化フレーム付きゴアテックス膜が再び使用される傾向にあるようです．

X 縫合

縫合の出来は治療結果に大きく影響します．口腔内の縫合の特徴は，歯やインプラントが歯肉あるいは角化粘膜と接している部位を縫合することが多いため，しばしば懸垂縫合を行います．GBR を行った際には，水平マットレス縫合により歯肉弁の裂開を極力防止します．

また，手術部位，すなわち左右，上下顎，縦切開を行ったか否か，利き手によっても縫合の難易度が異なります．著者は左利きなので，もっとも縫合しにくいのが，左側上顎臼歯部の縦切開部の縫合です．この部位だけは，しばしば右手に持ち替えて縫合します．また，脇を締めて操作するため，上顎の手術を行う場合には持針器を逆手で把持することが多いように思います．

XI 投薬

通常は，経口薬として抗生物質と解熱鎮痛剤および含嗽剤を投薬します．GTR や GBR および減張切開を行って皮下出血や術後の腫脹や疼痛が出現する可能性が高い場合には，ステロイド剤（プレドニン®）を投与します．静脈内鎮静下で手術を行う場合には，術中に点滴を介して薬剤を注入できます．

XII 合併症

　術後感染，出血，知覚麻痺，治癒不全，感覚異常などの合併症を生じることがあります．通常，歯周外科やGBRおよび口腔インプラント治療を行う患者では，患者自身の口腔清掃が確立し，歯周初期治療が終了しているはずなので，歯肉弁が裂開しなければ，術後感染はまず起きないと思います．

　結合組織移植を行った際に，術後出血を生じたことがあります．また，脳梗塞の既往がありワルファリンを服用しているような患者では，抜歯や歯周外科治療後の術後出血が2〜3日持続することがあります．ビスフォスホネート製剤を服用している患者では顎骨壊死を生じることが報告されています．

第3部　歯周外科治療編

Periodontal Surgery Edition 2

外科治療に必要な器具・器材

I　LEDライト付きの器具・器材

　口腔内は狭くて暗いため，チェアーのライトだけでは臼歯部の術野を明視野下で治療することは困難です．

　前歯部の治療であればチェアーのライトでも十分ですが，大臼歯部の歯周外科治療にはLEDライト付き拡大鏡が非常に重宝します（図3-2-1a）．

　とりわけ，骨内欠損の内部を直視下で観察しながら確実な根面のデブライドメントを行うには，LEDライト付き拡大鏡か実体顕微鏡がなければ無理です．

　またバキュームの先にLEDライトを付けた「オルボ」は安価で術野の確保に有効です（図3-2-1b～d）．

II　記録用器材

1．デジタルカメラ

　手術中の所見を静止画に記録するために必須です．1眼レフのデジタルカメラで，視野をダイヤル式で決められるタイプが推奨されます．

　もはや銀塩フィルムの時代ではありません．著者はかつてメディカル・ニッコールとデジタルカメラを組み合わせて使用していましたが，現在はTECHNO社のカメラシステムを使用しています（図3-2-2）．やや重いので，腕力の弱い人には不人気かもしれません．PCのモニターで画像を確認することで手術の復習や治療イメージを養うのにも有効です（図3-2-3）．

　書籍，論文，学会発表の際にも使用します．一方，顔貌写真の撮影にはコンパクトデジタルカメラが便利です．

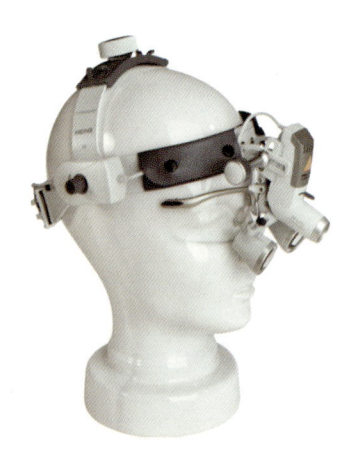

図3-2-1a　LEDライト付き拡大鏡「ハイネ拡大鏡ルーペ」（ハイネ社製・茂久田商会）．

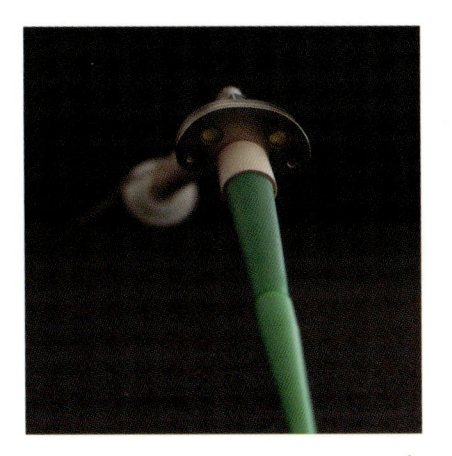

外科治療に必要な器具・器材

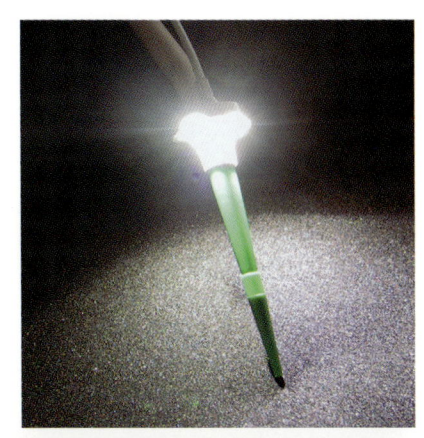

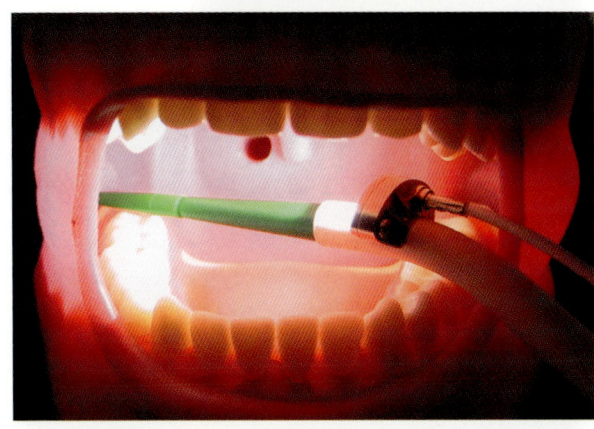

図 3-2-1b〜d　バキュームの先に LED ライトを付けた「オルボ」（茂久田商会）．

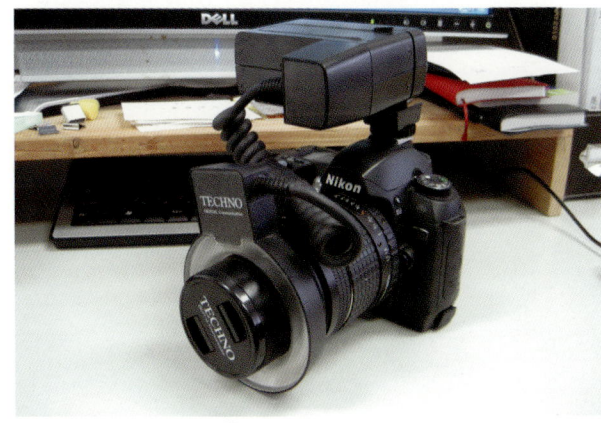

図 3-2-2　TECHNO 社のカメラシステム．

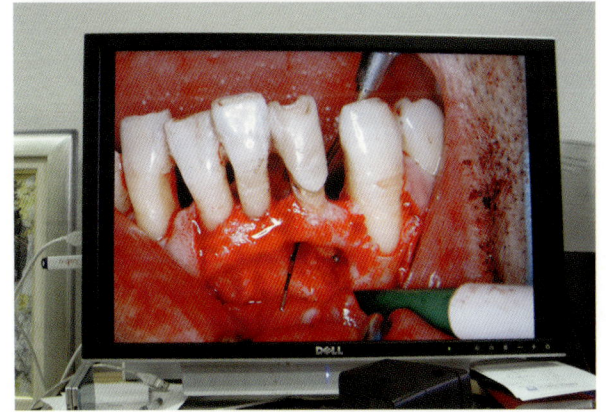

図 3-2-3　モニターは大きいほうが術野の理解が容易．手術のイメージトレーニングを行う．

2. PC とモニター

モニター（図 3-2-3）は大きいほうが術野の理解が容易です．著者はなるべく手術を行った日に術中の写真を見て，治療内容を反復し，後日の手術のイメージトレーニングをしています．

3. ビデオカメラ

ビデオカメラは動画の記録に必須です．最近は，10 万円以下の値段で高機能機種が購入可能です．ブルーレイディスクなどに録画して編集すると教育・研究会用の臨床記録としても活用できます．

第 3 部　歯周外科治療編

第3部　歯周外科治療編

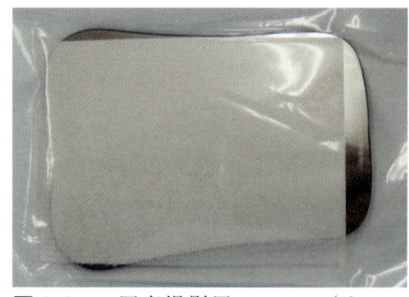

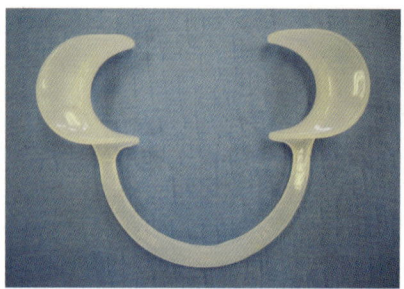

図3-2-4　写真撮影用のミラー(サンデンタル).

図3-2-5a, b　a：アングルワイダー(YDM)．b：使用例．

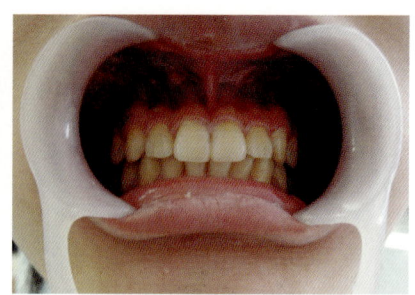

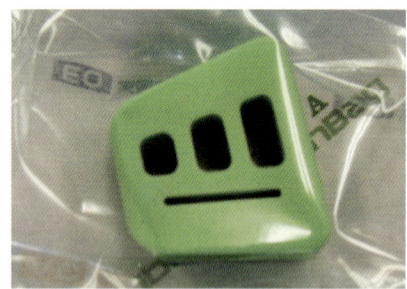

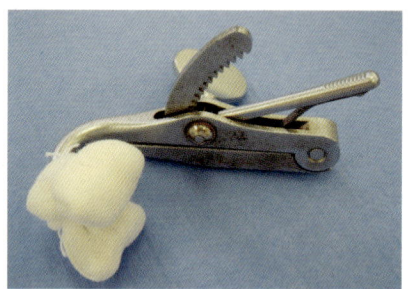

図3-2-6a, b　a：バイトブロック．b：開口器(YDM)．

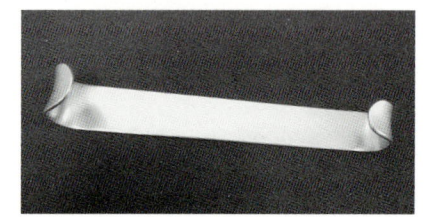

図3-2-7a〜c　口角鈎(茂久田商会)．

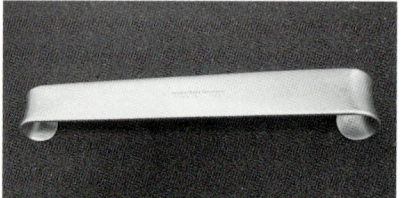

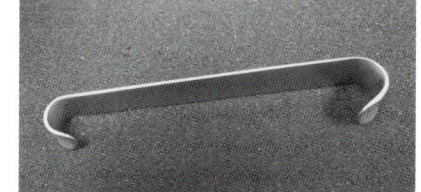

4. 写真撮影用のミラー

口蓋側，舌側，咬合面，側方面観の写真を撮るのに必要です．口腔内に入れるとミラーが曇るので，バーナーであぶって曇り防止をしています．

アシスタントがいれば，お湯に浸けてミラーを温めても良いと思います．エアーをかけたり，バキュームを口腔内へ入れる方法は行っていません(図3-2-4)．

III 外科手術用の器材と器具，麻酔薬

1. 術野の確保，口唇や舌の圧排
●アングルワイダー(図3-2-5)
●バイトブロックと開口器(図3-2-6)
●口角鈎(図3-2-7)
●デンタルミラー(図3-2-8)
●ポケット探針(図3-2-9)

前歯部の手術の際，術野の確保にはアングルワイダーが便利です．外科治療に1〜2時間程度の時間がかかる場合には，患者の疲労軽減と，また術野の確保にバイトブロックを使用します．

口角鈎は口唇や舌の圧排に使用します．また口角や口唇の圧排にはデンタルミラーが便利です．術前および術中の診査にはポケット探針を使用します．探針の目盛りは1mm単位か3,3,2,3mmのプローブを使用します．

2. 切開，歯肉弁の翻転や肉芽の切除
●替え刃メス(図3-2-10)
●ミニブレード(図3-2-11)
●粘膜剝離子(図3-2-12)

外科治療に必要な器具・器材

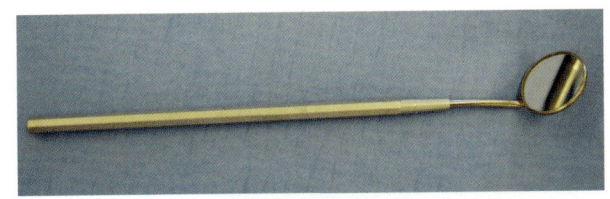

図3-2-8　デンタルミラー（日本歯科工業社）．

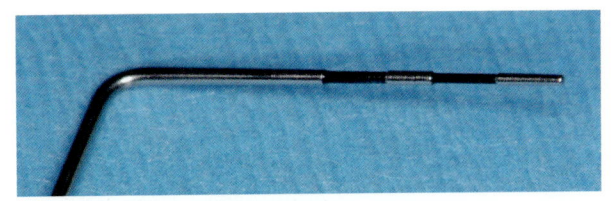

図3-2-9　ポケット探針（TASK）．

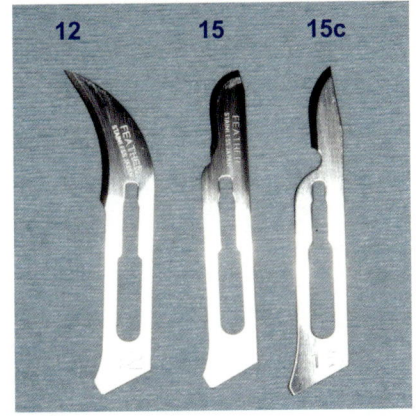

図3-2-10　替え刃メス（FEATHER）．

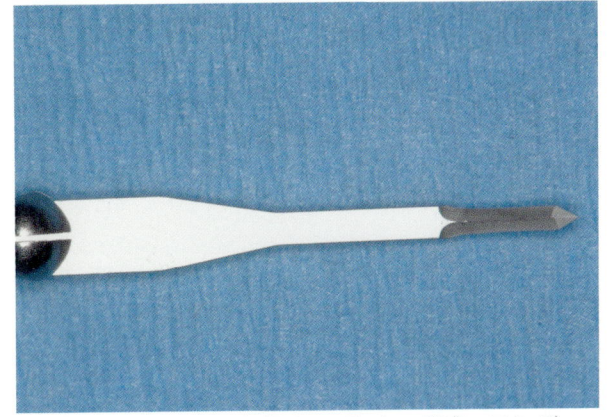

図3-2-11　ミニブレード（Sybron Endo：販売・ヨシダ）．

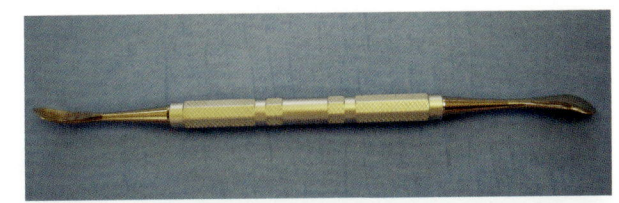

図3-2-12　粘膜剝離子（Martin社）．

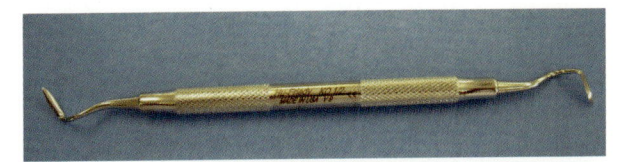

図3-2-13　オルバンナイフ（Hu-Friedy社）．

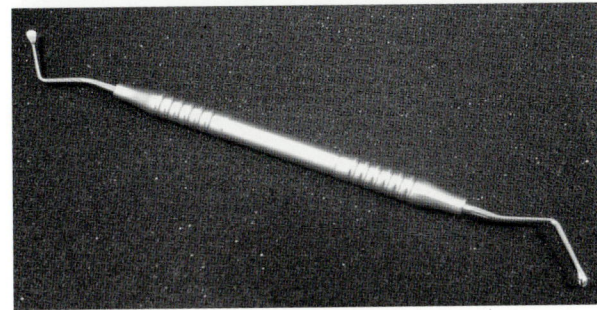

図3-2-14　キュレット（Martin社）．

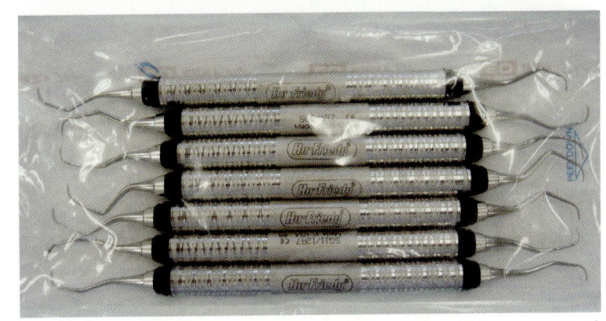

図3-2-15　手用スケーラー（キュレット型：グレーシータイプ・Hu-Friedy社）．

●オルバンナイフ（図3-2-13）
●キュレット（図3-2-14）

　替え刃メスは通常はNo.15cを使用しますが，No.12が便利な部位もあります．ミニブレードは遊離歯肉移植および上皮下結合組織移植の際に用い，粘膜剝離子は歯肉弁の翻転に使用します．オルバンナイフも歯肉弁の翻転や肉芽の切除に使用します．肉芽の除去や抜歯窩の搔爬にはキュレットを使用します．

3．スケーラーとデブライドメント
●手用スケーラー（図3-2-15）
●シャープニング用の砥石とオイル（図3-2-16）
●根面のデブライドメント用バー（図3-2-17）
●エアースケーラー（図3-2-18）

　手用スケーラーは手術ごとにスケーラーの刃部をシャープニングし，根面のデブライドメントと肉芽の除去に使用します．

　適切にシャープニングできていれば，器具操

第3部　歯周外科治療編

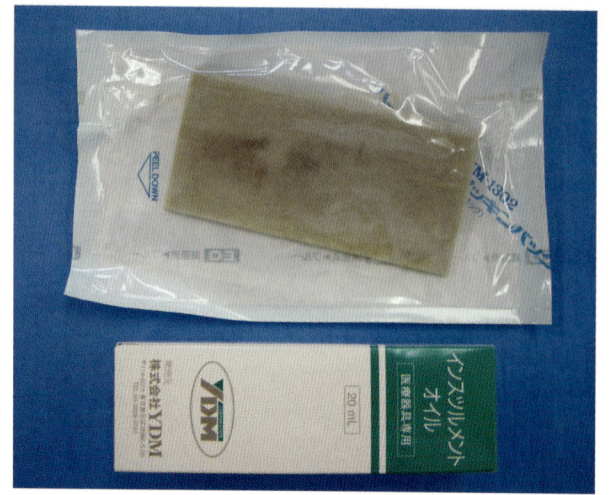

図 3-2-16 シャープニング用の砥石とオイル(YDM).

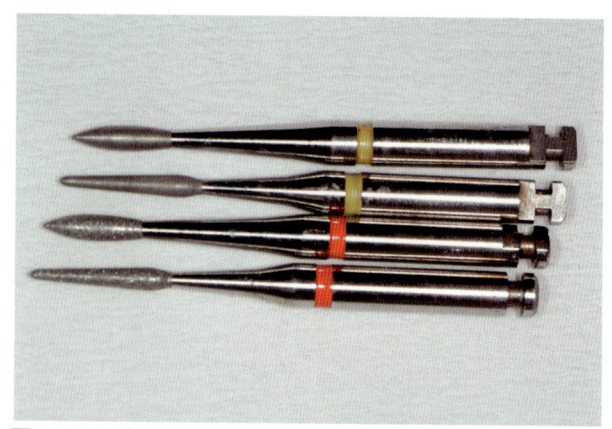

図 3-2-17 根面のデブライドメント用バー(ブラッセラー社).

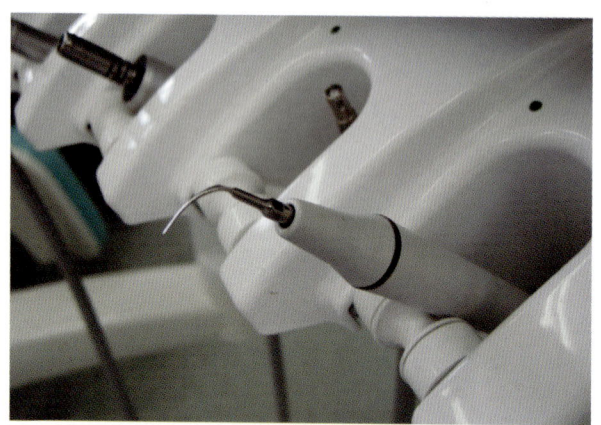

図 3-2-18 エアースケーラー(チェアー附属：ヨシダ).

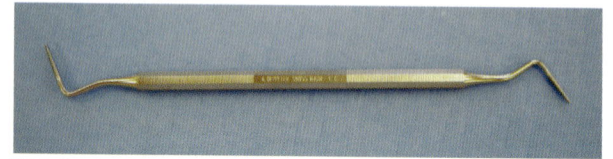

図 3-2-19 シュガーマンファイル(Hu-Friedy 社).

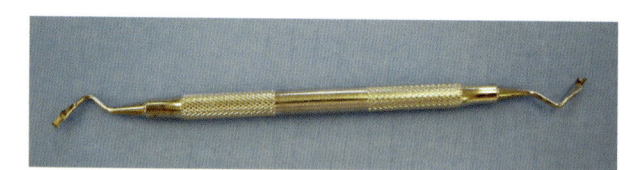

図 3-2-20 オーシャンビンチゼル(Hu-Friedy 社).

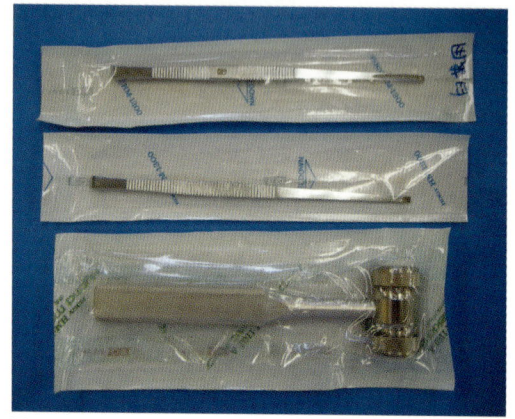

図 3-2-21 骨ノミとマレット.

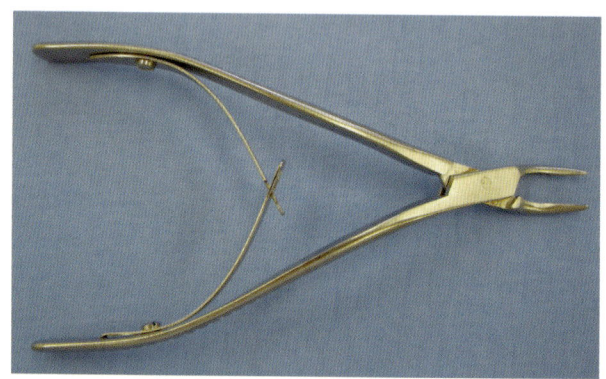

図 3-2-22 破骨鉗子(Martin 社).

作をする際にシャープな金属音が出ます．「音」でシャープニングとルートプレーニングの技量が判断できます．

また歯面のデブライドメントには根面のデブライドメント用バーが不可欠の器具です．歯周外科治療でもっとも時間がかかるのは，肉芽の除去と根面のデブライドメントです．この治療ステップをいかに早く正確に行えるかが治療時間の短縮と予後に大きく影響します．

歯肉縁下歯石があれば，まずは超音波スケーラーかエアースケーラーで除去します．

外科治療に必要な器具・器材

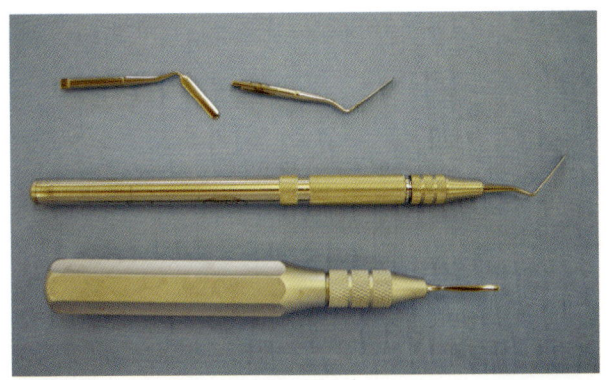

図3-2-23 ペリオトーム（YDM）．

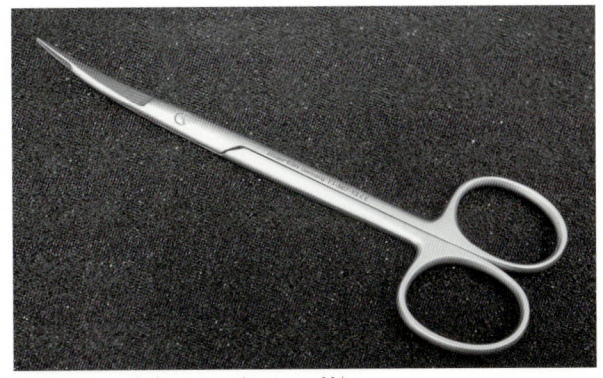

図3-2-24 歯肉バサミ（Martin社）．

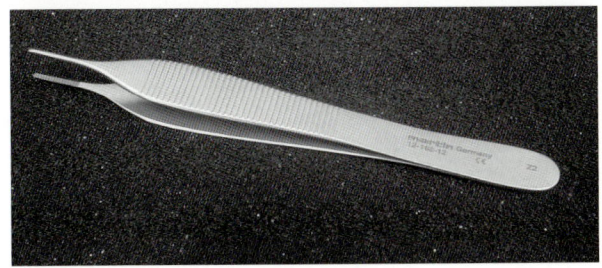

図3-2-25 アドソンのアトラウマ型ティッシュプライヤー（Martin社）．

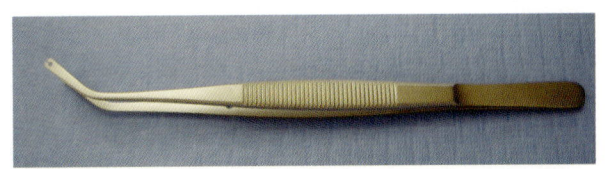

図3-2-26 コーンのプライヤー（YDM）．

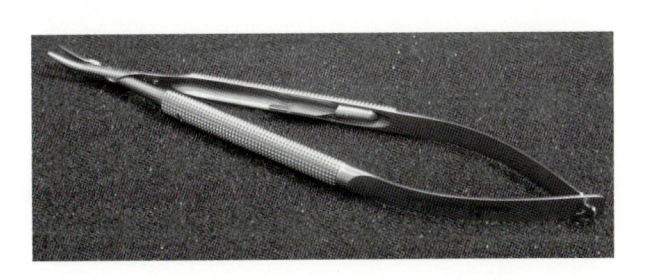

図3-2-27 カストロビージョータイプの持針器（Martin社）．

4. 骨整形と抜歯，歯肉切除
● シュガーマンファイル（図3-2-19）
● オーシャンビンチゼル（図3-2-20）
● 骨ノミとマレット（図3-2-21）
● 破骨鉗子（図3-2-22）
● ペリオトーム（図3-2-23）
● 歯肉バサミ（図3-2-24）

骨整形にはシュガーマンファイルとオーシャンビンチゼルを使用します．骨ノミとマレットを用いるとGBRを行う際に，後臼歯結節や骨隆起部の骨を採取するのに便利です．

骨隆起などは，ラウンドバーで削るよりは，破骨鉗子で骨整形し，集めた骨片を骨欠損部やGTR法を行う際には遮蔽膜下へ設置し骨移植術を行います．

ペリオトームを用いると抜歯即時インプラント埋入や残根抜歯を行う際に，歯槽骨への侵襲が低い抜歯が可能です．方法は歯根膜腔に刃先を入れて，全周の歯根膜を切断していきます．歯間部と頬側を切断すれば，たいていは抜歯可能です．舌側は口腔底に刃先をすべらす危険があるので，慎重に行います．

厚みのある口蓋歯肉を薄く削いだり，余剰の歯肉を切除する時には，歯肉バサミを使用します．ゴールドマンフォックスとラグランジェがあり，ラグランジェは，部分層弁の作製にも使用可能です．

5. 縫合
● アドソンのティッシュプライヤー（図3-2-25）
● コーンのプライヤー（図3-2-26）
● 持針器（図3-2-27）

第3部 歯周外科治療編

123

第3部　歯周外科治療編

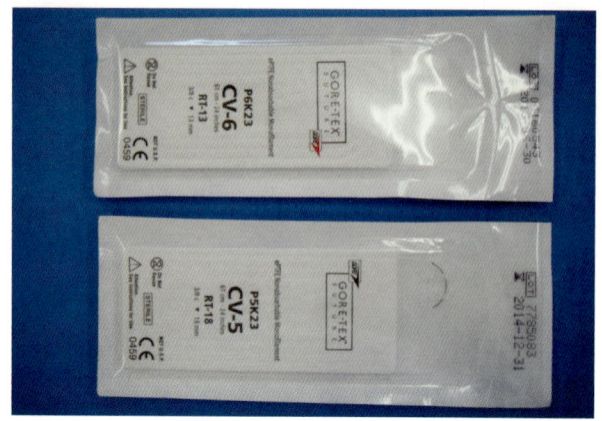

図 3-2-28　針付き縫合糸（ゴアテックス社）．

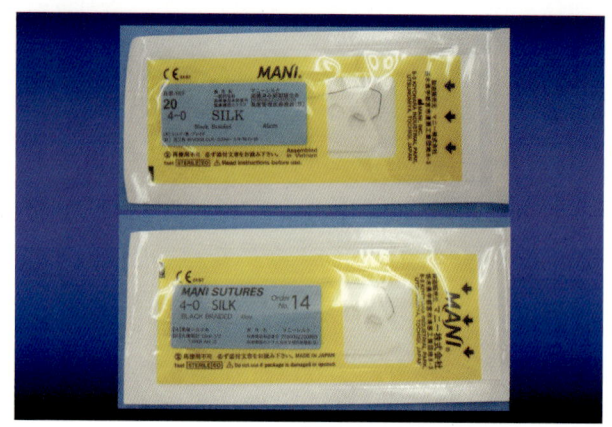

図 3-2-29　絹糸（MANI 社）

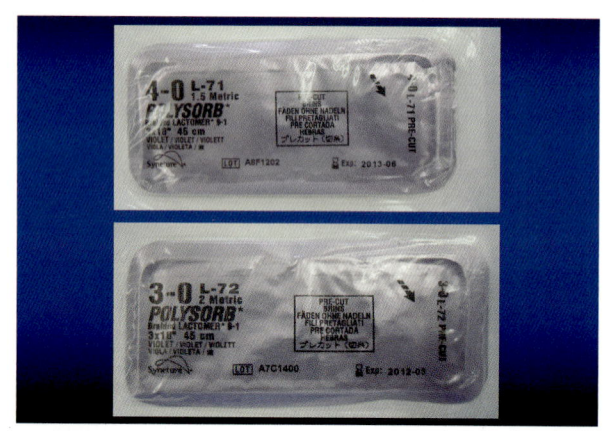

図 3-2-30　吸収性縫合針（タイコ ヘルスケア ジャパン）．

●針付き縫合糸（図 3-2-28），
●絹糸（図 3-2-29）
●吸収性縫合針（図 3-2-30）

　アドソンのティッシュプライヤーは縫合時に歯肉弁や縫合糸を把持します．また，部分層弁の作製時にフラップを把持したり，抜糸時に縫合糸を把持する際にも便利です．

　コーンのプライヤーはGTR法を行う際に，遮蔽膜を把持し，糸を通す際に便利です．遊離歯肉や上皮下結合組織移植片を把持するのにも使用します．

　持針器は「マチュー」「ヘガール」「クライルウッド」「カストロビージョー」が一般的です．術者の好みもありますが，通常は，歯周外科治療にはクライルウッド型かカストロビージョータイプをよく使用します．

　指先の感覚を生かして，デリケートな縫合のできるカストロビージョーは部分層弁の作製を行う際に便利です．

　縫合糸は，高価ですが使用感が良いので自費診療ではゴアテックス縫合糸を使用しています．コスト削減を考えれば，ナイロン糸や絹糸になります．

　縫合針では逆三角形針（reverse cutting）が推奨されます．丸針（taper point）は歯肉に対して組織貫通性に難があり，歯肉弁に縫合針を通すのが容易ではありません．

　両者を比較すると差は歴然です．角針（regular cutting）は，組織を断裂させやすく薄い歯肉弁には不向きです．歯間部に針を通すことが多いので，縫合針の湾曲は，弱湾（1/4 circle）が使いやすいです．

6. 麻酔と生理食塩水
●浸潤麻酔用注射器
●局所麻酔薬
●生理食塩水

　筆者は浸潤麻酔用注射器には1.8ccの浸潤麻酔カートリッジを装着して使用します．片顎の歯周外科療法やインプラント治療では，2～3本程度使用します．局所麻酔薬は通常，2％キシロカイン，1/80000エピネフリン含有の麻酔薬（藤沢薬品）を使用しています．なお手術中は術野の洗浄をまめに行うため生理食塩水を20～50ccの注射筒に，径の太いシリンジを装着して使用します．

Tea time ④　G.V. Black は「クロ」か「シロ」か？

"The complete divorcement of dental practice from studies of the pathology of dental caries, that existed in the past, is an anomaly in science that should not continue. It has the apparent tendency to make dentists mechanics only." G.V. Black（1908）

「これまでう蝕の病理学的研究と歯科臨床が完全に分断されていたことは，科学の世界においては異例のことであり，あってはならない．この状況は歯科医師を単なる技術屋に貶めてしまうだろう」

G.V. Black 先生は約100年前に「う蝕学」の重要性を述べています．卒前に習った「Black の窩洞」は有名ですが，Black 先生は決して歯を過剰に削ることを推奨していたわけではありません．「Extension for Prevention（予防拡大）」という言葉だけが過大にしかも誤って伝えられたのでしょう．当時は，プラークコントロールの概念，フッ素によるう蝕の予防効果や接着技法を利用した修復治療がありませんでした．

う蝕は感染症であり感染源除去の観点からすれば，バイオフィルムのみを除去すれば良いと言えます．しかし，多くの歯科大学では，「5倍大の石膏模型の彫刻」や「窩洞形成術」に多大の時間を費やしてきました．プラークコントロールとフッ素塗布によってう蝕が予防できること，接着技法が確立されたことに加えて，「Minimal intervention（MI）」の概念が普及したお陰で，古典的な窩洞形成術が見直されて歯牙の切削を必要最小限にするようになってきました．

本来，「う蝕学」を学ぶべき学生に「窩洞形成術」に偏重した卒前実習を行っていては，「習慣的に歯を削る歯科医師」を大量生産してしまう危険があります．最近のMI概念の普及は喜ばしいことです．

"The day is surely coming, and perhaps within the lifetime of young men before me, when we will be engaged in practicing preventive, rather than reparative, dentistry." G.V. Black（1896）．

「そのときはまもなくやってくるでしょう．私の前にいる若者の生きているうちに．そのときには，修復治療よりも予防歯科医療に取り組んでいるでしょう」

Black 先生は100年以上前にすでに歯科疾患の本質を捉え，予防の重要性を訴えていたわけです．「Black は歯を削りたがる歯科医師を大量生産した犯人（クロ）」と勘違いされているかもしれませんが，明らかに彼は「シロ」でした．

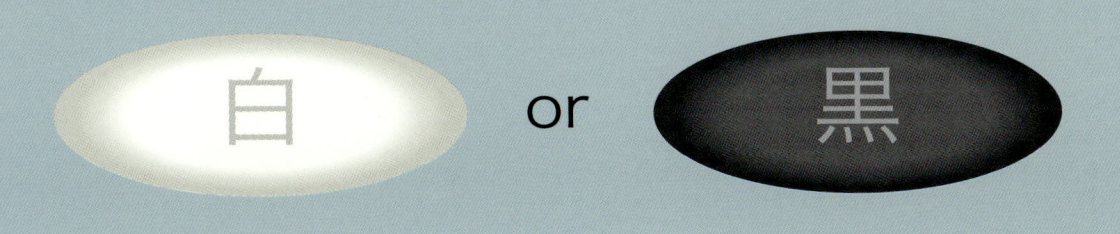

白　or　黒

第3部　歯周外科治療編

Periodontal Surgery Edition 3

各治療ステップのポイント

I チーム医療

　歯周外科治療を術者1名のみで行うのは困難なので，スタッフの育成が必要です．

　手術には多くのステップがあり，各手技を実行する順番やタイミングも重要です．手際の良い外科治療を行うためには，チーム全員が治療の術式を把握しておく必要があります．

　歯周外科手術は最低2名（術者，補助者）でも行えますが，静止画（写真）あるいは動画の撮影や器具出しを考えると3名のチームで実施します．

　術者は，LEDライト付拡大鏡とデイスポーザブルの手術着を着用します（図3-3-1a～f）．

II 消毒

　通常，歯周外科治療やインプラント治療を行う段階では，患者教育による患者自身のプラークコントロールが確立しているはずなので，プラークが多量に付着していたり，歯肉に炎症があることは原則的にはないはずです．プラークコントロールが不良な患者に歯周外科治療を行っても良好な予後は得られません．

　時々，手術だけを依頼されることがあるのですが，患者教育とプラークコントロールからやり直すことがあります．これは，歯科医師間のプラークコントロールのレベルに差があるからです．

　著者は，術前に歯ブラシの先に抗菌剤を付けて，歯肉溝をバス法で，歯間部をつまようじ法

●歯周外科治療前の準備

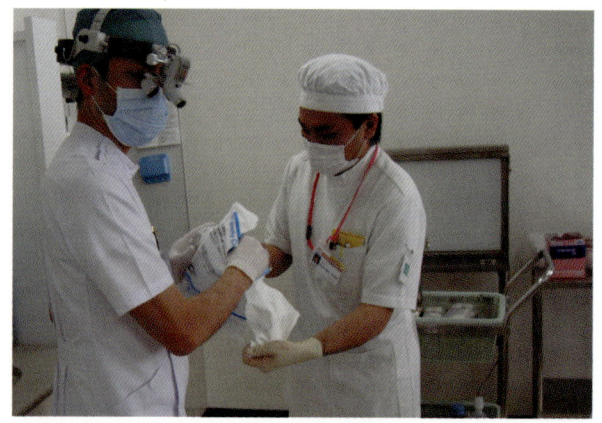

図3-3-1a　LEDライト付拡大鏡を装着し，デイスポーザブルの手術着を取り出す．

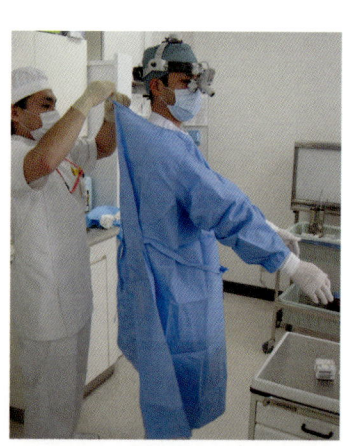

図3-3-1b　介助者に手術着の紐を結んでもらう．

各治療ステップのポイント

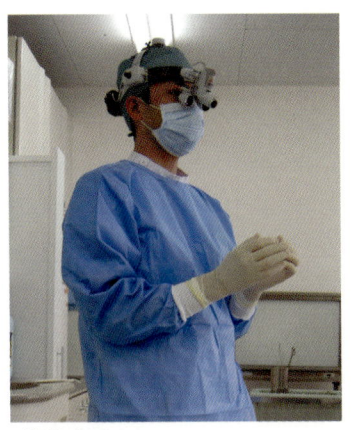

図 3-3-1c　手袋を装着して準備完了．

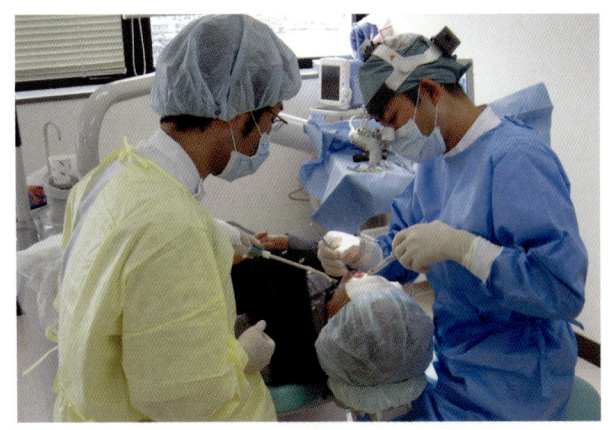

図 3-3-1d　手術中の様子．

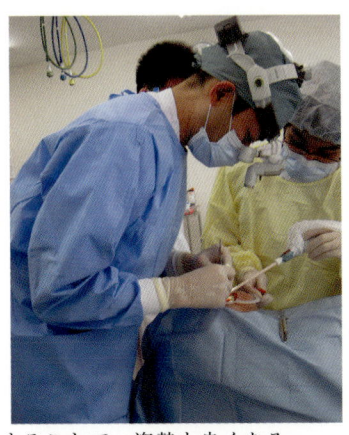

図 3-3-1e　拡大鏡を装着することで，姿勢も良くなる．

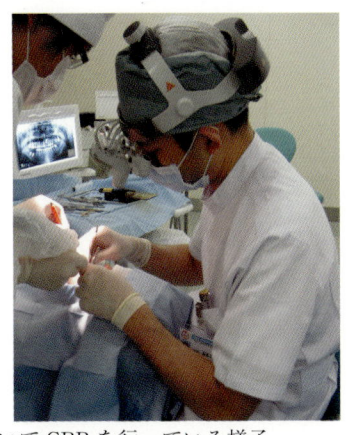

図 3-3-1f　手術着を着ないでGBRを行っている様子．

で術者磨きをして，歯肉溝周辺に付着しているプラークを可及的に除去しています．10年以上，上述した方法で術前の口腔内の消毒を行っていますが，まったく問題はありません．

教科書では，口腔外をヒビテンで，口腔内をイソジン®で消毒する方法が紹介されています．これは歯科の外科治療における消毒法が医科の外科手術を参考に作られているためだと思いますが，単なる「儀式」になってはいないでしょうか．バイオフィルムが対象になる口腔ケアでは，機械的プラークコントロールが主体で，含嗽剤や抗菌剤による消毒効果は低いと言えます．

らかじめ数回押しておいて，刺入点周辺の感覚を鈍くします．神経走行を考慮して，針は中央よりやや遠心部へ刺入します．

針のカット面が歯肉表面と合うようにして，軟組織を少し緊張させて針を刺入しやすくします．ゆっくり麻酔薬を注入して痛みが出ないように工夫します．歯周ポケットに麻酔をしないように確実に骨膜下に刺入します．

麻酔針を抜いた際に刺入点からの出血の程度を確認します．ほとんど出血しなければ肉芽が少なく，「じわー」と出血するようであれば，肉芽が多いでしょう．浸麻針が歯肉内に入り込む深さからは骨欠損の状態が予測可能です．

III　局所麻酔

表面麻酔を塗布するか，爪で刺入点付近をあ

IV　切開

麻酔後にポケットプロービングおよびボーン

第3部　歯周外科治療編

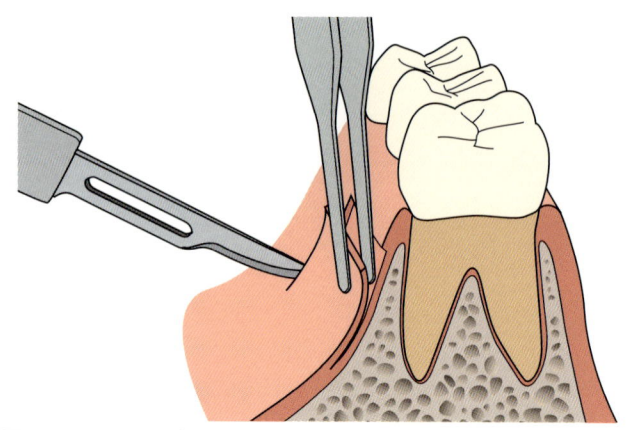

図3-3-2　部分層弁の作製(参考文献1より引用・改変).

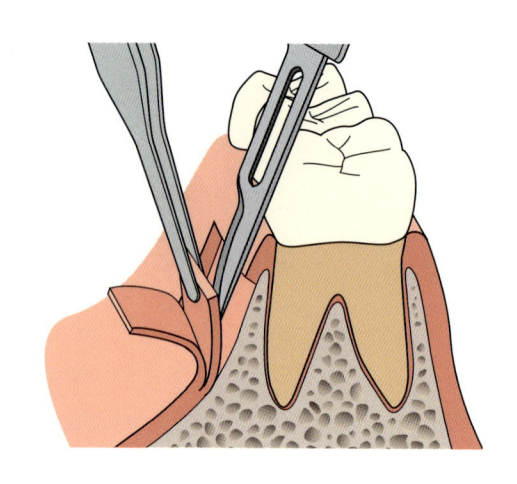

　サウンディングを行って，骨欠損形態を予測し，切開線の位置を決めます．

　ボーンサウンディングを行う際には，浸麻針にファイルのストッパーを付けて，軟組織に入った浸麻針の長さから骨欠損の程度を予測します．通常の軟組織の厚みは2～4mm程度です．

　切除型か再生療法かによって切開線は異なります．切開時には，タービンヘッドやスケーラーを把持するのと同様に，脇を締め，レストを取り，指先がぶれないようにしてペングリップあるいはペングリップ変法でメスホルダーを把持します．

　ただし，力みすぎると指先の感覚が鈍ります．全部層弁を形成する場合には，刃の先端が骨に接触するのがわかる程度の力加減でメスホルダーを握ります．

　部分層弁を作製する場合には，必ずティッシュプライヤーで部分層を形成中の歯肉弁を把持し，軟組織にテンションをかけながら，メスの刃先で切開します(図3-3-2)．全部層弁形成時よりも指先の感覚が敏感なように，メスホルダーを楽に握ります．

　「減張切開」を行う際にも，必ずティッシュプライヤーで歯肉弁を把持し，軟組織にテンションをかけながら切開します．骨膜が切開できれば，軟組織が伸びるのがわかります．骨膜のみを切開すれば皮下出血などの術後の問題が出にくく，術後の出血や腫脹も軽減できます．

V　歯肉弁の剝離

　歯肉弁の剝離は粘膜剝離子かオルバンナイフを使用し，ていねいに行います．両手に器具を1つずつ把持して歯肉弁を剝離すると便利です．粘膜剝離子を2本使用する場合もあります．歯肉弁の剝離は歯肉の健康な部位から，つまり「剝離しやすい部位」から始めるのが原則です．

　通常は，縦切開を行えばその付近から，フラップ手術では，歯間乳頭部から剝離します．骨膜を剝離すると骨吸収が起こるので，フラップ手術とエナメルマトリックスタンパク質を用いる手術では骨の露出が最小限になるように歯肉弁を剝離します．

　一方，GTR法やGBR法では，遮蔽膜やチタンメッシュの設置や血流の確保を考慮してやや広めに歯肉弁を剝離します．歯肉弁を剝離して明視野下で術野を観察しながら手術を行うためには，出血が少ない操作が不可欠です．

各治療ステップのポイント

● 根面のデブライドメント

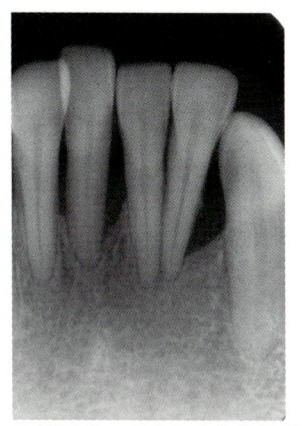

図 3-3-3a, b　術前のデンタル X 線写真．重度な垂直性骨吸収を認める．

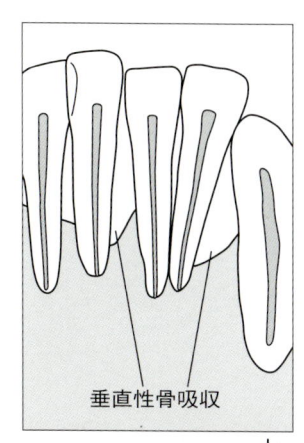

a | b

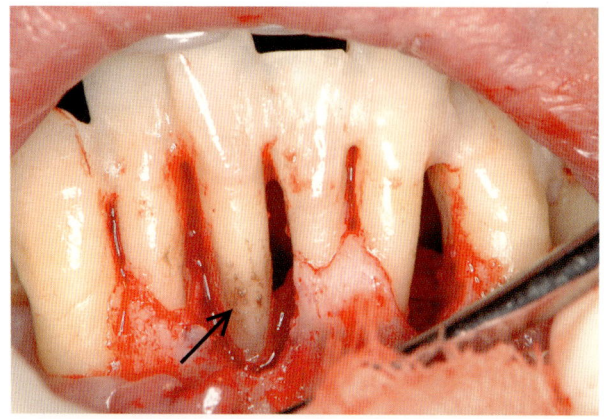

図 3-3-3c　歯肉弁を剥離した際の所見．歯肉縁下歯石の付着を認める（矢印）．

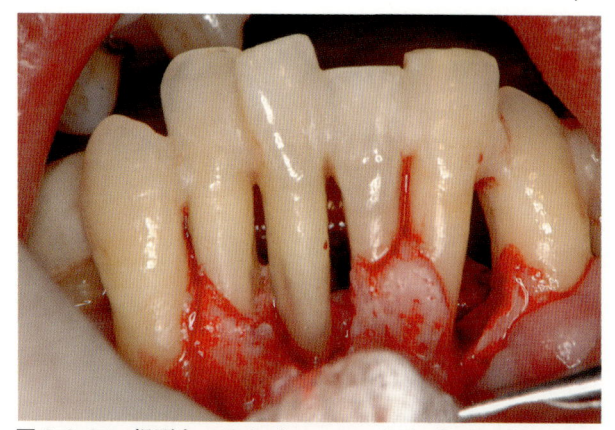

図 3-3-3d　根面をペリオプレーニングバー®でデブライドメントした際の所見．

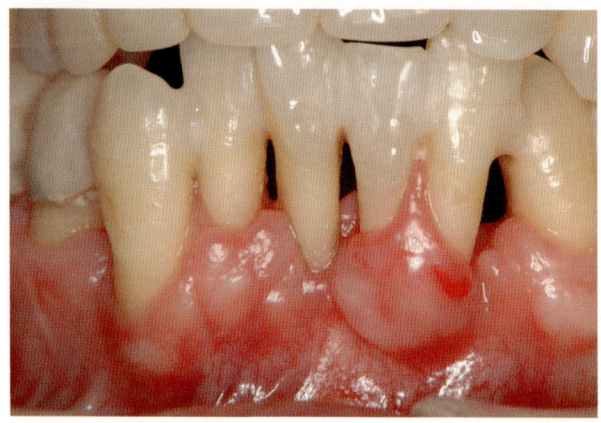

図 3-3-3e　術後 2 週間の所見．

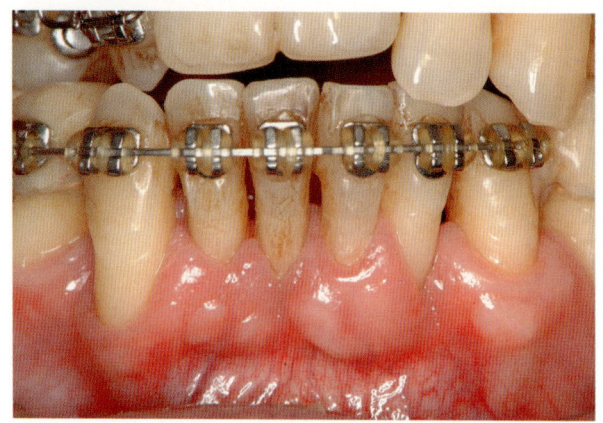

図 3-3-3f　矯正治療開始後約 4 ヵ月の所見．

VI　根面のデブライドメント

　患者は 50 歳の男性．重度な慢性歯周炎患者で，ルートプレーニング後も歯周ポケットが 5 mm 以上残存している症例で歯肉剥離搔爬術を行いました．図 3-3-3a, b からは，重度な垂直性骨吸収を，図 3-3-3c からは歯肉縁下歯石が付着しているのがわかります．
　このような場合，超音波スケーラーか手用スケーラーで根面の歯石を除去したら，回転切削用バーを低速（1,000〜3,000 回転），注水下で根

第 3 部　歯周外科治療編

129

第3部　歯周外科治療編

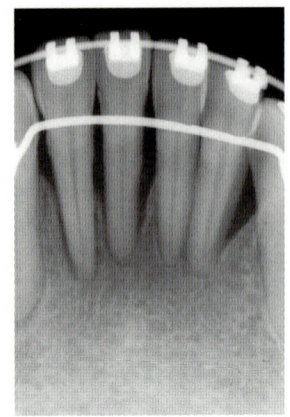

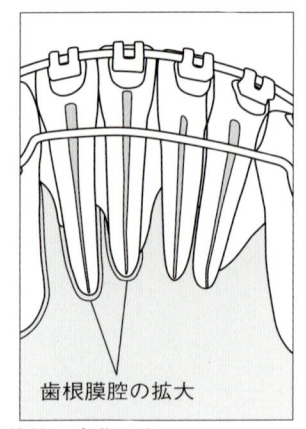

図3-3-3g, h　デンタルX線写真．歯根膜腔の拡大を認めるが歯槽骨の変化はない．

● 根面の酸処理

図3-3-4a　術前．

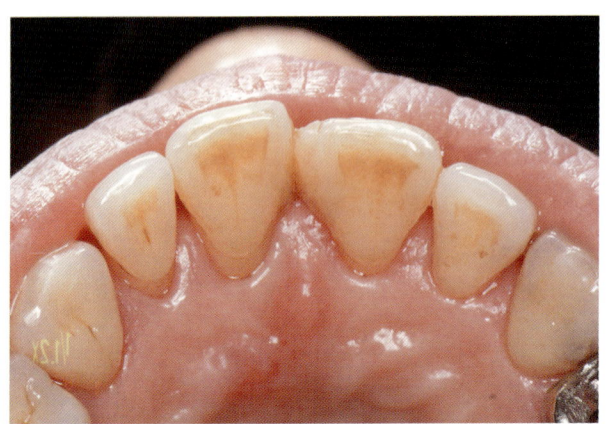

図3-3-4b　口蓋側．

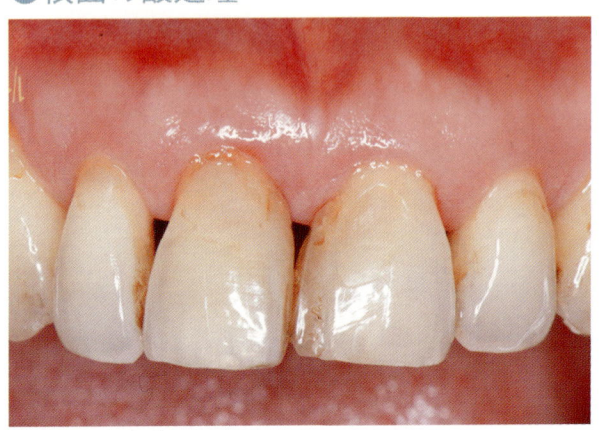

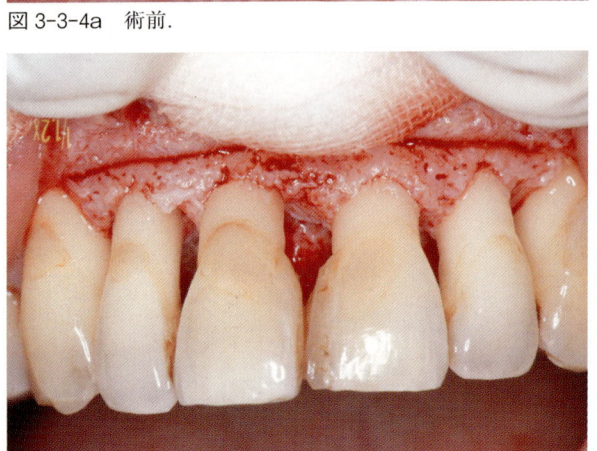

図3-3-4c　歯肉弁を剥離して根面のデブライドメントを終了した．

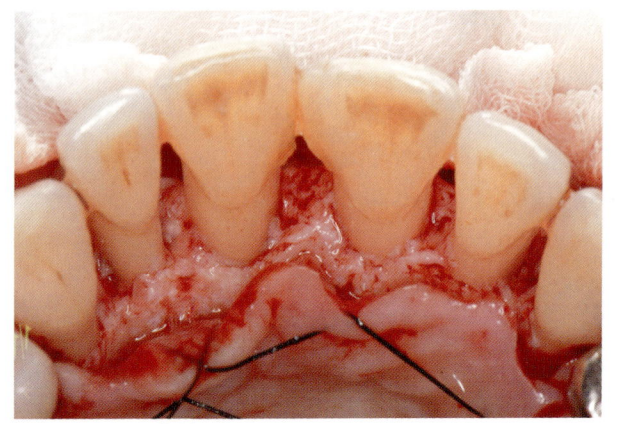

図3-3-4d　口蓋側．

面のデブライドメントを行います．
　手用スケーラーに比較して，効率が格段に良いだけでなく，根面のクリーニングを均等に行えます．本症例では，歯石の付着した根面をペリオプレーニングバー®でデブライドメントを行いました（図3-3-3d）．

　またデブライドメントを行う場合，一般的に頰側と近心隣接面は見えやすいのですが，舌側と遠心隣接面は直視できないだけでなく器具のアクセスも悪いので，ミラーの使用が不可欠です．
　図3-3-3e，fにそれぞれ術後2週間と矯正治

各治療ステップのポイント

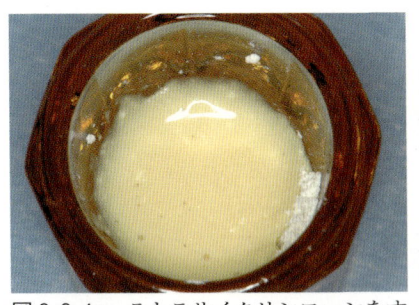

図3-3-4e テトラサイクリンコーンをすりつぶして生理食塩水で泥状にした状態.

図3-3-4f 根面にテトラサイクリンを塗布して1分程度根面処理をする.

図3-3-4g 口蓋側の所見.

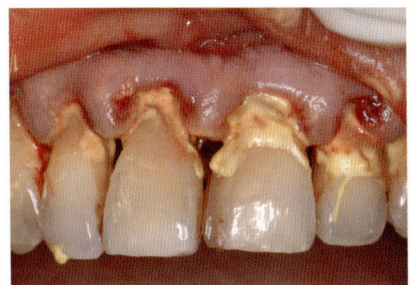

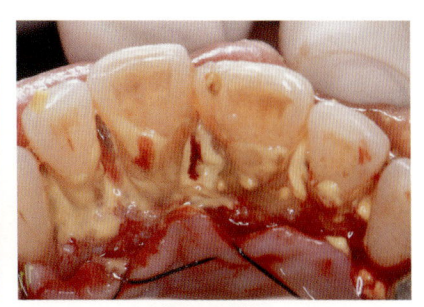

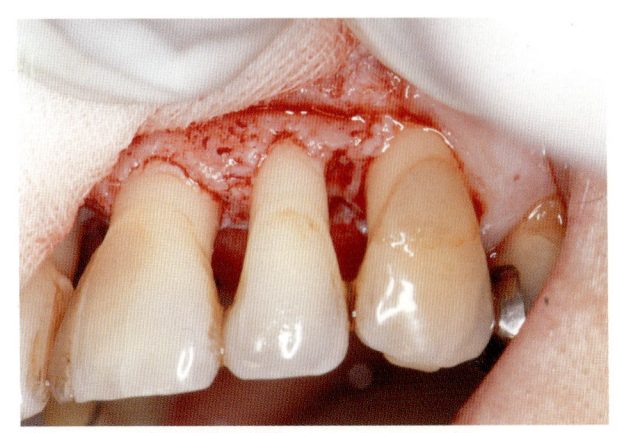

図3-3-4h 酸処理後の所見.

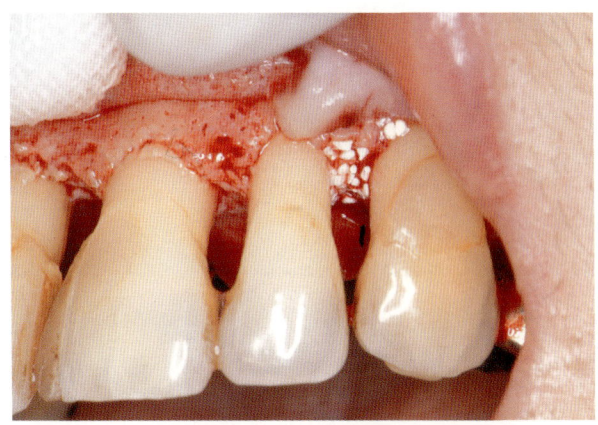

図3-3-4i 骨内欠損部に人工骨を移植した際の所見.

療開始後約4ヵ月の所見を示します．なお図3-3-3g，hからは矯正治療による歯根膜腔の拡大を認めますが，歯槽骨の変化はありません．

VII 根面の酸処理

1．塩酸テトラサイクリンを用いた根面の酸処理

組織再生を促進するとして，これまでに根面の化学的処理が報告されてきましたが，エビデンスのレベルが高くなく臨床効果のコンセンサスは得られていません[2]．

機械的に根面のデブライドメントを行うと「スミヤー層」が形成されるため，著者は1分間程度塩酸テトラサイクリンを用いて根面処理を行っています．内毒素（リポ多糖）の中和および根面への歯根膜細胞の遊走を促進する効果があるという報告もあります．テトラサイクリンコーンをダッペングラスに入れ，ミラーの柄の丸い部分ですりつぶして粉状にし，生理食塩水を数滴加えて泥状にして根面に塗布します．

図3-3-4に塩酸テトラサイクリンで根面の酸処理を行った症例を示します．患者は軽度から中等度に進行した慢性歯周炎に罹患した55歳の女性患者で，ルートプレーニング後も歯周ポケットが5mm以上残存しているため，酸処理を併用した歯肉剝離搔爬術を行うことにしました．

図3-3-4a，bは術前の所見です．歯肉弁を剝離して（図3-3-4c，d），根面のデブライドメントと酸処理を行い（図3-3-4e～h），骨内欠損部には人工骨を添入しました（図3-3-4i）．

初診時のデンタルX線写真（図3-3-4j）と比較して，図3-3-4kに示した術後6年のデンタルX線写真では骨頂の白線が明瞭になっているのがわかります．

第3部　歯周外科治療編

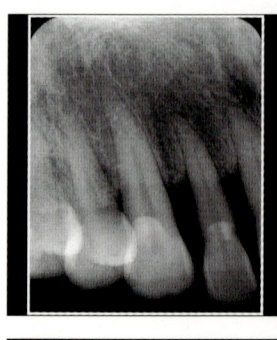

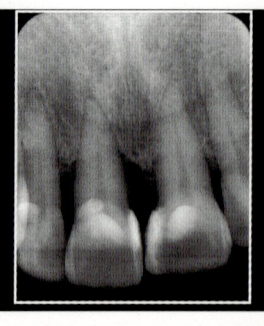

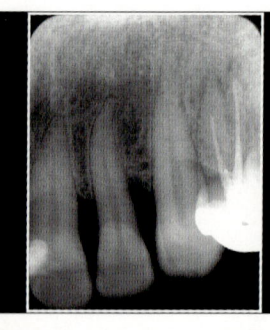

図3-3-4j　初診時のデンタルX線写真.

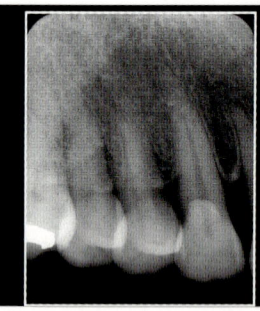

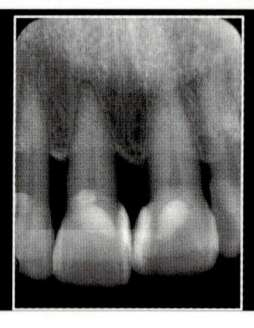

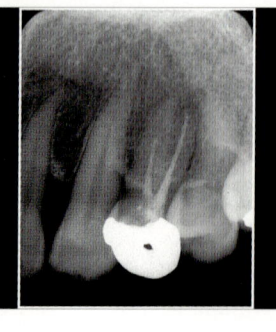

図3-3-4k　術後6年のデンタルX線写真．骨頂の白線が明瞭である．

● エナメルマトリックスタンパク質を使用した症例

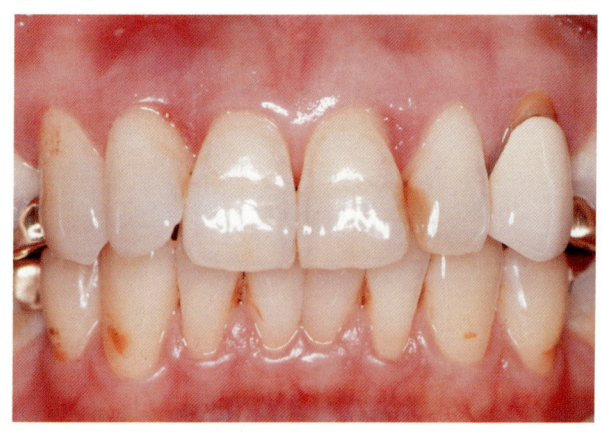

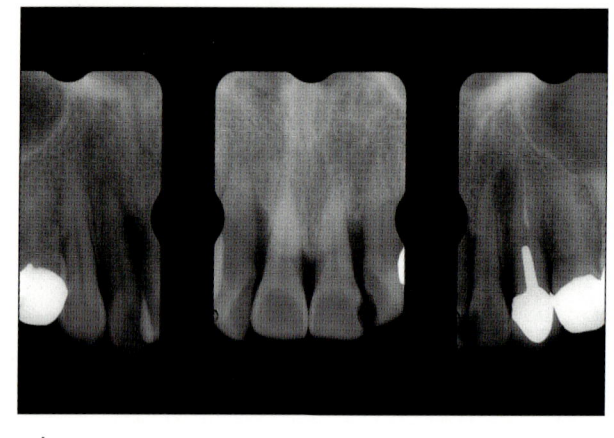

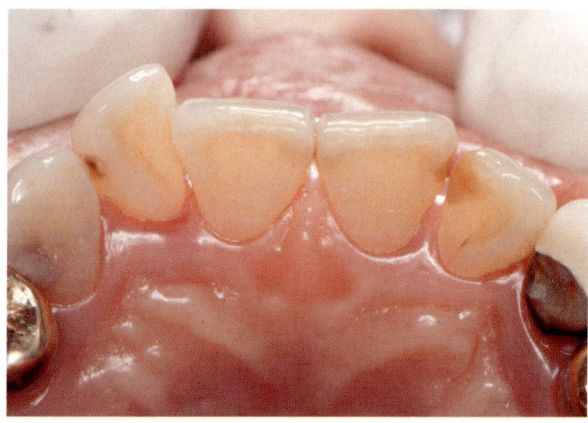

a	b
c	

図3-3-5a　術前．
図3-3-5b　術前のデンタルX線写真．
図3-3-5c　術前の口蓋側．

2. リン酸エッチング（ウルトラエッチ®）を用いた根面の酸処理

　エムドゲインを使用する際には，リン酸エッチング（ウルトラエッチ®）を行っています．クエン酸やEDTAは使用していません．

　図3-3-5の患者は54歳の女性患者です．以

132

各治療ステップのポイント

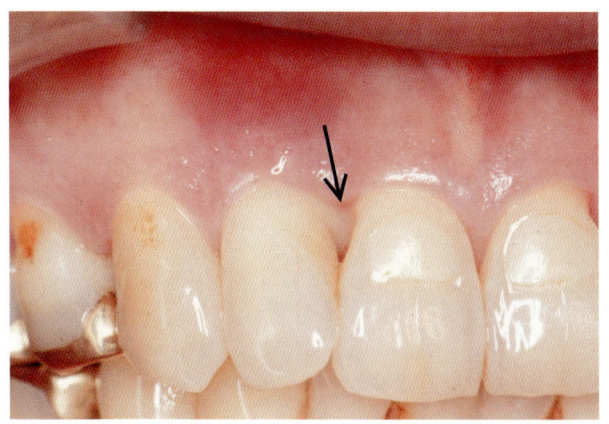

図3-3-5d　右側上顎側切歯の近心ポケットから排膿を認めた（矢印）.

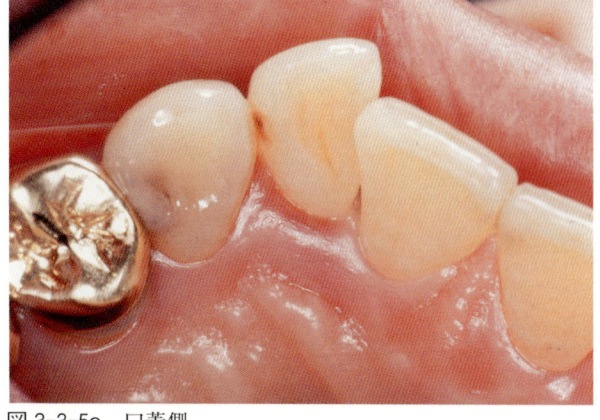

図3-3-5e　口蓋側.

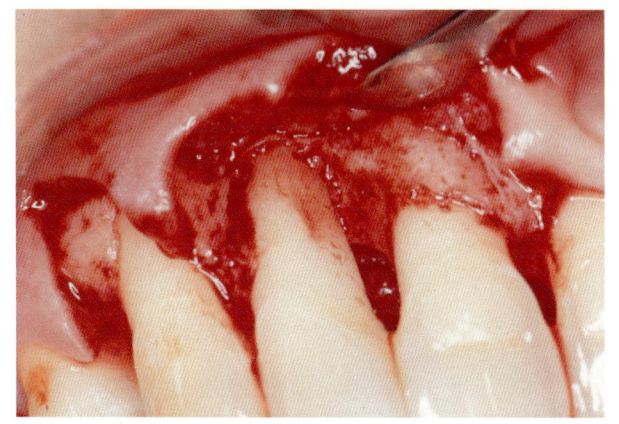

図3-3-5f　歯肉弁を剥離した唇側の所見.

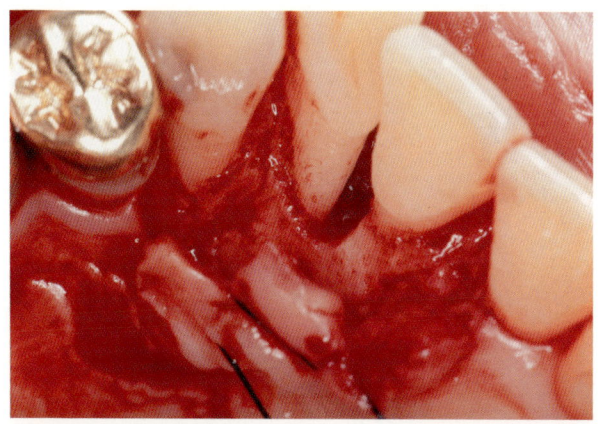

図3-3-5g　同口蓋側.

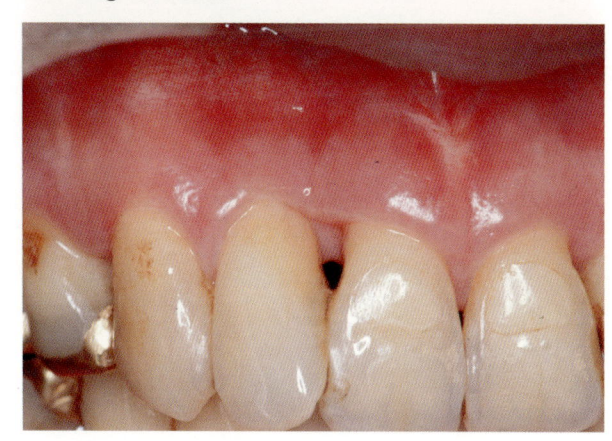

図3-3-5h　術後3年の所見.

前は右側上顎側切歯の近心ポケットから排膿する部位を処置しましたが（図3-3-5a～h），今回は左側上顎前歯と小臼歯部の治療を行いました．

ルートプレーニング後も歯周ポケットが5mm以上残存していたため，リン酸エッチング（ウルトラエッチ®）を行ったうえで，エナメルマトリックスタンパク質を使用した歯周組織再生療法を適用することにしました．

図3-3-5i，jは術前の口腔内所見です．歯肉弁を剥離すると歯肉縁下歯石の残存を認めました（図3-3-5k，l）．根面のデブライドメントと

第3部　歯周外科治療編

133

第3部 歯周外科治療編

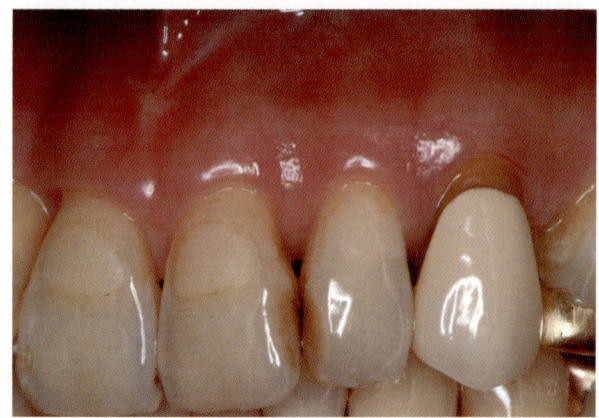

図3-3-5i 再来院した時の術前の左側上顎前歯部の所見.

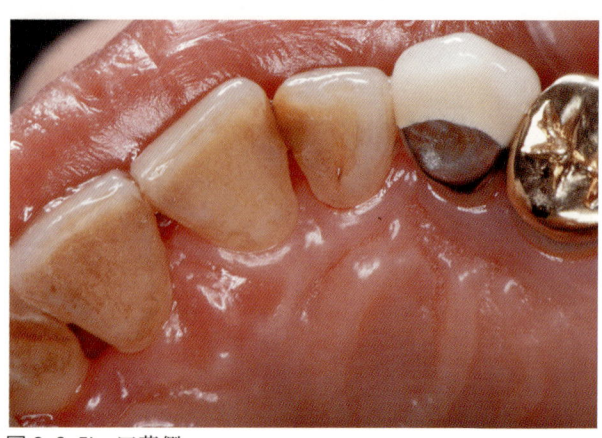

図3-3-5j 口蓋側.

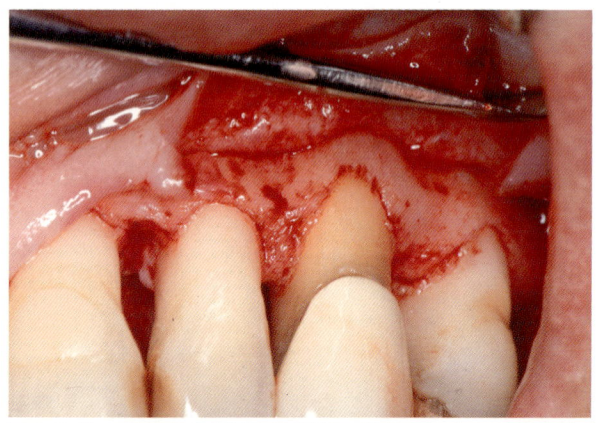

図3-3-5k 歯肉弁を剝離した唇側の所見.

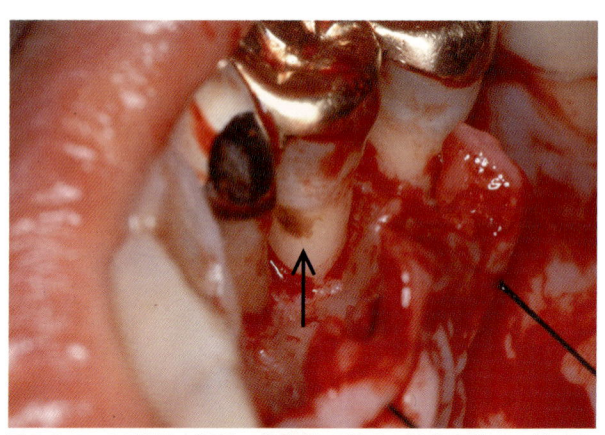

図3-3-5l 口蓋側の所見. 歯肉縁下歯石の残存を認める(矢印).

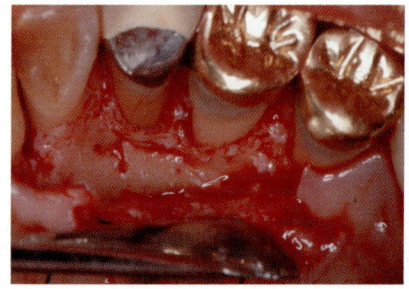

図3-3-5m 根面のデブライドメントを行った.

図3-3-5n ウルトラエッチ®で根面の酸処理を行った.

図3-3-5o 縫合時の所見. 垂直マットレスの変法で縫合した.

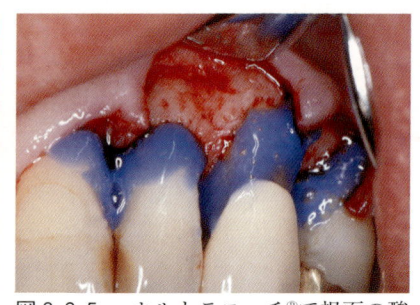

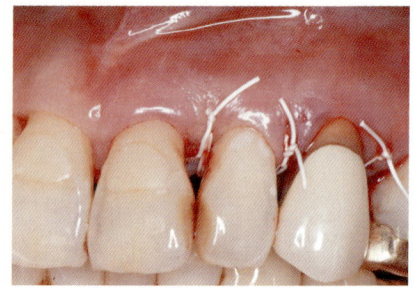

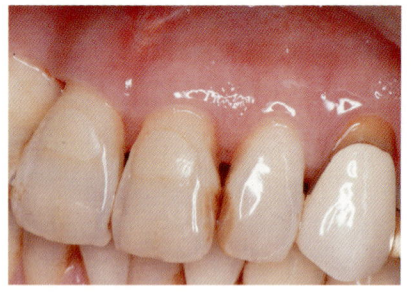

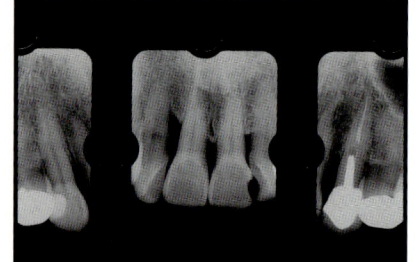

p | q

図3-3-5p 術後3年. 歯間乳頭部歯肉の退縮は認めない.
図3-3-5q 術後3年のデンタルX線写真

リン酸で根面の酸処理を行い，その後縫合しました(図3-3-5m～o)．図3-3-5p，qに術後3年の所見を，図3-3-5rに術後6年の所見を示します．右側上顎側切歯近心の根面う蝕の治療を行いましたが，歯肉レベルに変化はありません(図3-3-5s，t)．

各治療ステップのポイント

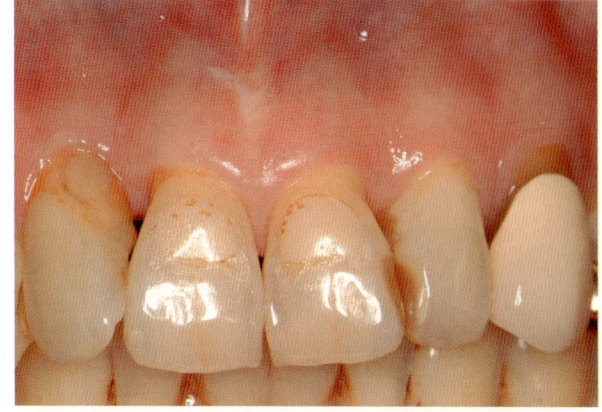

図3-3-5r　術後6年の正面観.

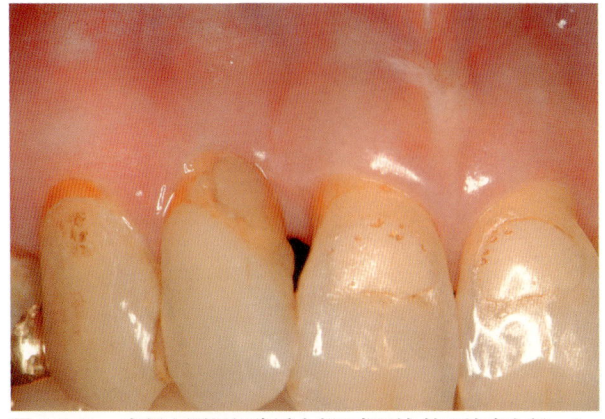

図3-3-5s　右側上顎側切歯近心部の根面う蝕の治療を行った.

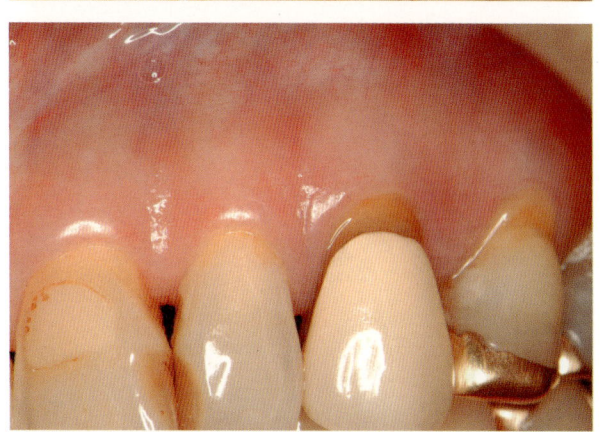

図3-3-5t　歯肉レベルに変化はない.

●遮蔽膜の設置

VIII　遮蔽膜の設置

　図3-3-6の患者は57歳の男性．中等度から重度に進行した慢性歯周炎であり，右側上顎第一大臼歯の根分岐部病変部にGTR法を，そのほかの臼歯部にはエナメルマトリックスタンパク質を使用することにしました．

　GTR法を行う際には（図3-3-6a），歯肉溝切開で全部層弁を作製し，根面のデブライドメントが終了したら（図3-3-6b, c），遮蔽膜を骨欠損部の上方に設置します．あらかじめ遮蔽膜を患部にあてがい設置位置を決めます．

　自家骨移植を併用する場合には，まず移植骨（図3-3-6d）を根分岐部に添加し（図3-3-6e），遮蔽膜（ゴアテックス® GTRメンブレン GTW2）を

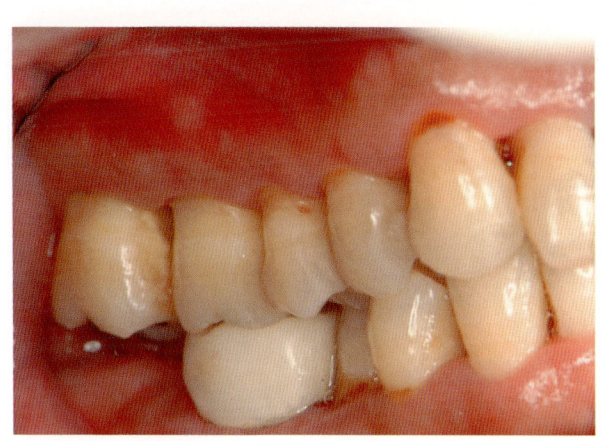

図3-3-6a　術前の所見.

設置し，懸垂縫合で遮蔽膜が根面に圧着するように縫合します（図3-3-6f）．プローブなどで遮蔽膜が根面に密着していることを確認します．

　隣接部の骨レベルより上方には組織再生は期待できないため，ルートトランクが長く歯肉がCEJから数mm下がっている場合，遮蔽膜を

第3部　歯周外科治療編

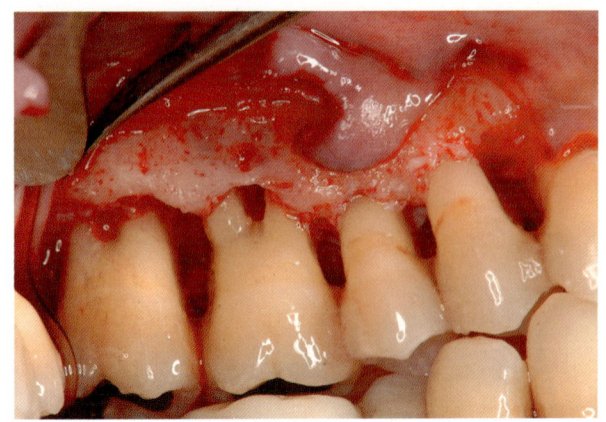

図3-3-6b 歯肉弁を剥離して根面のデブライドメントを行った．右側上顎第一大臼歯根分岐部の骨吸収が明瞭である．

図3-3-6c 口蓋側の所見．

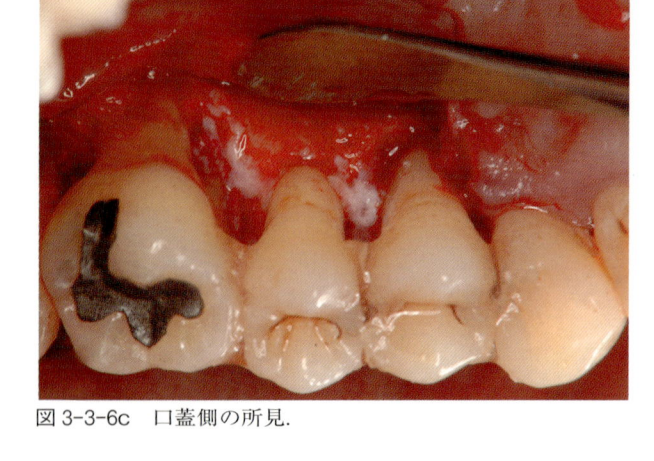

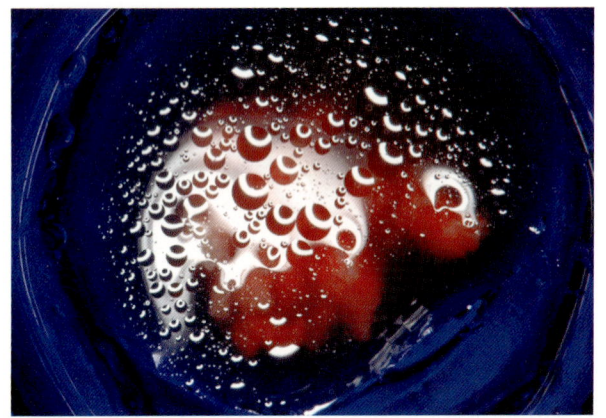

図3-3-6d 破骨鉗子で採取した自家骨．

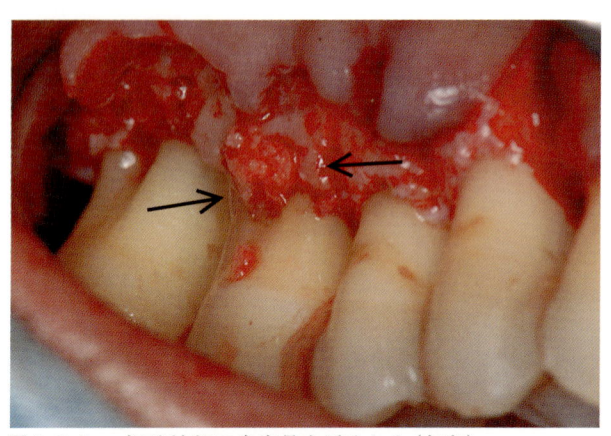

図3-3-6e 根分岐部に自家骨を添入した（矢印）．

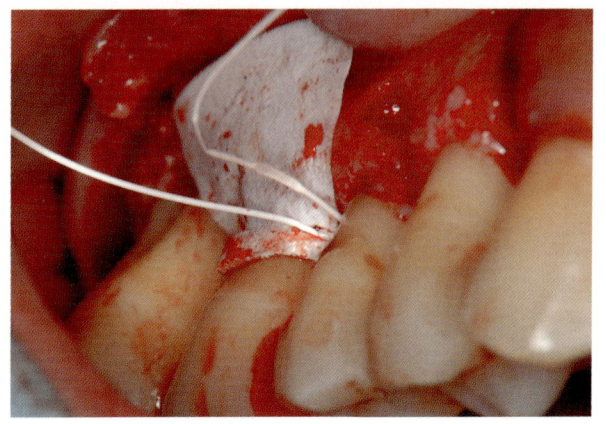

図3-3-6f 遮蔽膜を設置．

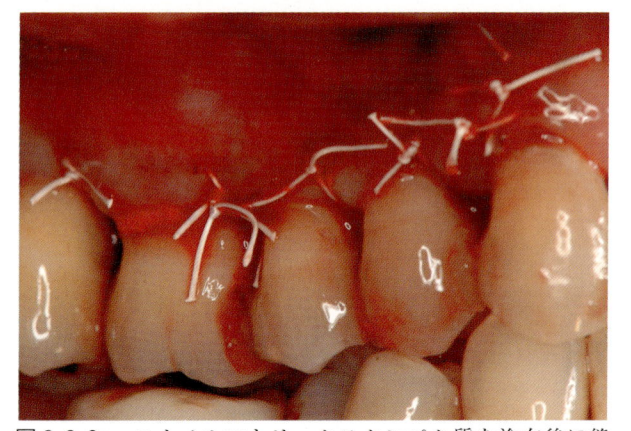

図3-3-6g エナメルマトリックスタンパク質を塗布後に縫合．

CEJでなく，隣接する歯槽骨頂に合わせて設置します（図3-3-6f）．

歯肉弁で遮蔽膜をすべて覆うことができない場合もありますが（図3-3-6g），遮蔽膜が根面に密着しておりプラークコントロールが良好であれば，感染することはほとんどありません（図3-3-6h）．5週間後に遮蔽膜を除去し，新生組織を確認します（図3-3-6i）．図3-3-6jは術後15ヵ月の状態です．

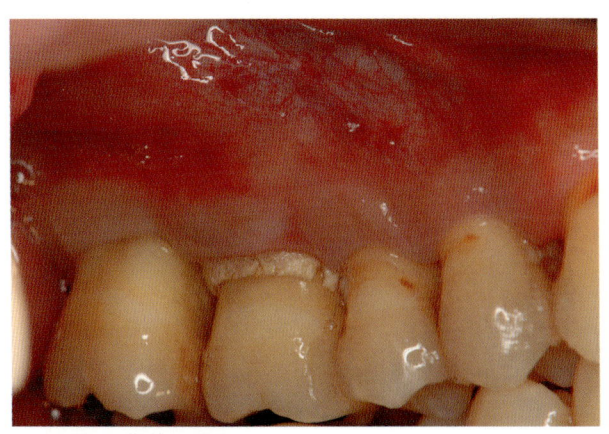

図 3-3-6h　術後 5 週間.

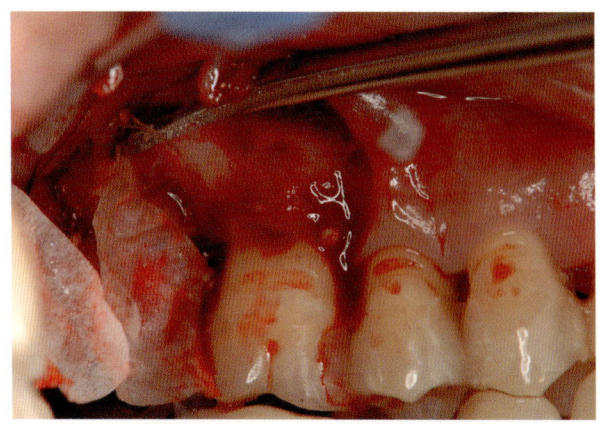

図 3-3-6i　遮蔽膜を除去した．根分岐部は新生組織で満たされていた．

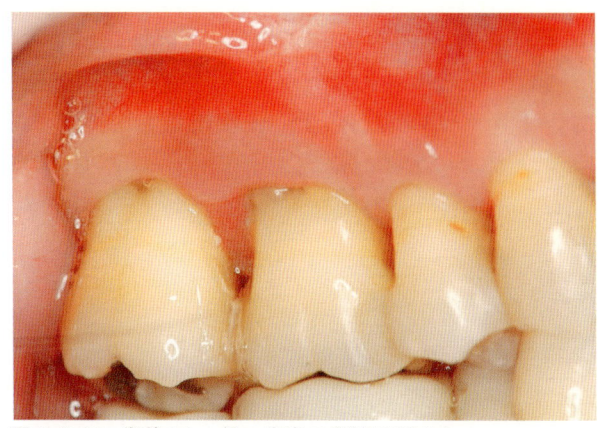

図 3-3-6j　術後 15 ヵ月．歯肉の退縮は認めない．

IX　縫合

　フラップ手術では根面のデブライドメント後に歯肉弁を縫合し，必要に応じて歯周パックを行います．一方，エナメルマトリックスタンパク質を併用する場合には，根面のデブライドメントと根面処理後に，GTR法を行う場合には，遮蔽膜を懸垂縫合で根面に設置後に，「単純縫合」「懸垂縫合」「水平マットレス縫合」「垂直マットレス縫合」「垂直マットレス縫合の変法」により歯肉弁を縫合します．

X　歯周パックと経過観察の期間

　フラップ手術や遊離歯肉移植術の場合，縫合が終了したら歯周パックを行って，患部の保護を図ります．

　歯周パック（コーパック®）を練り，硬化してきたらアンダーカットになる歯間部にパックを押し込み，ついで，パックをコヨリのように細く伸ばして，歯頸部にあてがい，両手の人差し指と親指で圧着していき，最後に咬合面付近のパックを除去して咬合の邪魔にならないことを確認します．

　経過観察の期間は絹糸を使用した場合には，1週間後に抜糸します．ゴアテックス縫合糸の場合，10日から2週間後に抜糸します．

参考文献

1. 佐藤直志：歯周外科の臨床とテクニック．東京．クインテッセンス出版．1997：367.
2. Mariotti A.: Efficacy of chemical root surface modifiers in the treatment of periodontal disease. A systematic review. Ann Periodontol. 2003 : 8(1) : 205-226.

第3部　歯周外科治療編

Periodontal Surgery Edition 4

歯周外科治療の術式

I　新付着術

「骨縁上ポケットのある症例」が適応とされています．歯肉溝から1mm程度離して内縁上皮を切除するように歯肉溝切開し，手用スケーラーで歯肉溝上皮と上皮下結合組織の一部を掻爬し，根面のデブライドメントを行い縫合します[1]．

当初，新鮮な結合組織面を有する歯肉弁を根面に圧接して縫合すれば，「新付着」が獲得できると考えられましたが，長い上皮性の付着形態をとり新付着は得られませんでした．また，出血のため根面の明示が困難なためデブライドメントが不確実になります．当初の理論は良かったのですが，現在ではほとんど適応されない術式です．

II　歯肉剝離掻爬術（フラップ手術）

非外科療法では根面のデブライドメントが確実にできにくい深い歯周ポケットのある部位や臼歯や根分岐部病変では，根面の廓清，ポケットの除去およびプラークコントロールを行いやすい歯周組織の構築を目的とした改良型ウィドマンフラップ手術[2]が適応されます．

根面のデブライドメントと歯周ポケットの浅

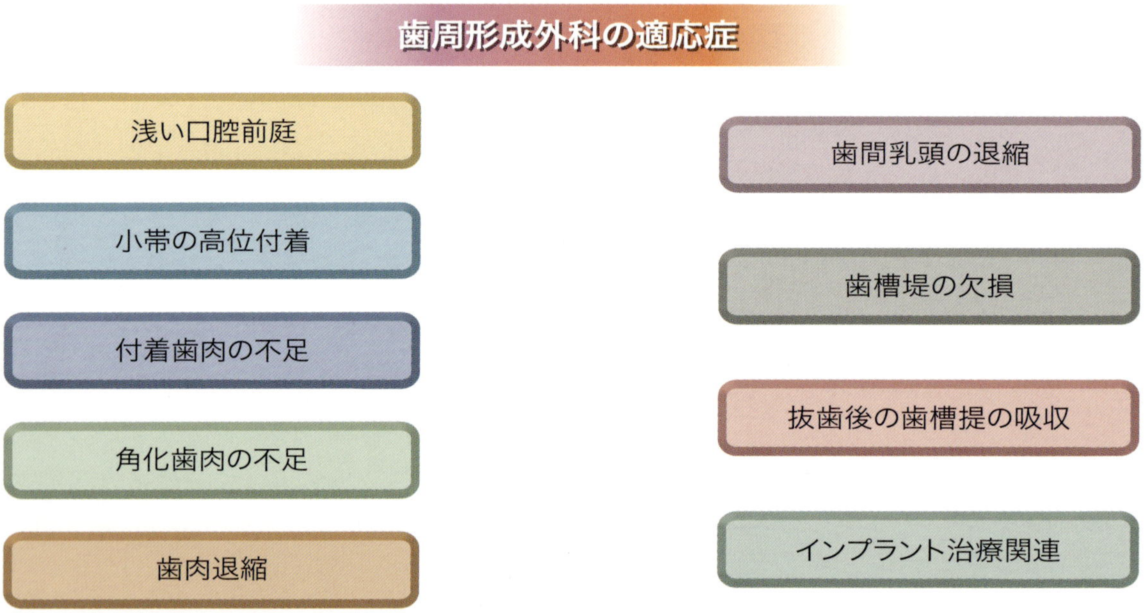

歯周形成外科の適応症

- 浅い口腔前庭
- 小帯の高位付着
- 付着歯肉の不足
- 角化歯肉の不足
- 歯肉退縮
- 歯間乳頭の退縮
- 歯槽堤の欠損
- 抜歯後の歯槽提の吸収
- インプラント治療関連

図3-4-1　歯周形成外科治療の適応症．

化および骨外科による感染源の確実な除去とプラークコントロールしやすい歯周組織の構築を目的としています．

適応範囲がもっとも広い術式ですが，歯肉退縮による根面露出，知覚過敏および審美性の低下などの短所もあります．

歯肉弁を剝離したのちの根面のデブライドメントには，手用スケーラーを使用すると効率が悪いので，前述したように回転切削器具（本編2・図3-2-17参照）を利用します．

III 全層弁と部分層弁の扱い方（歯肉弁の扱い方）

歯周ポケットの浅化を目的としたフラップ手術やGTR法では「全部層弁」で良いのですが，口腔前庭拡張術，遊離歯肉移植術，根面被覆，歯肉弁根尖側移動術などの解剖学的に感染を受けにくい歯周組織を構築することを目的とした歯周形成外科治療（図3-4-1）では，「部分層弁」の作製が不可欠です．

部分層弁の作製には，ティッシュプライヤーで歯肉弁を把持して軟組織にテンションをかけ，メス刃で部分層弁を作製します．全部層弁よりもデリケートな扱いが要求されるため，部分層弁の作製に習熟すれば，フラップの扱いが上達します．ただし部分層弁を作製時には全部層弁の時よりも出血するので，最初は緊張するかもしれません．

参考文献

1. Yukna RA, Bowers GM, Lawrence JJ, Fedi PF Jr. : A clinical study of healing in humans following the excisional new attachment procedure. J Periodontol. 1976 : 47 : 696-700.
2. Ramfjord SP, Nissle RR. : The modified widman flap. J Periodontol. 1974 : 45(8) : 601-607.

Periodontal Surgery Edition 5

歯周形成外科手術（遊離歯肉移植術と結合組織移植術）の適応症と禁忌症

I バリアとしての付着歯肉と角化歯肉

歯周病によって歯肉退縮や歯根露出している患歯に対して，遊離歯肉移植術や根面被覆を適応することが増えています．

付着歯肉が不十分であれば，ブラッシング時に痛みを訴えたり，磨き残しが生じやすくなります．付着歯肉があればブラッシングしやすく，物理的バリアにもなります．

補綴物のマージンを歯肉縁下に設定する場合には付着歯肉の必要性が増します．インプラント周囲も粘膜よりも角化粘膜で覆うことで物理的バリアが強化されて感染を受けにくい環境を構築できます．

つぎに遊離歯肉移植術とインプラント周囲に

●口腔前庭が浅く，付着歯肉幅が不十分な症例

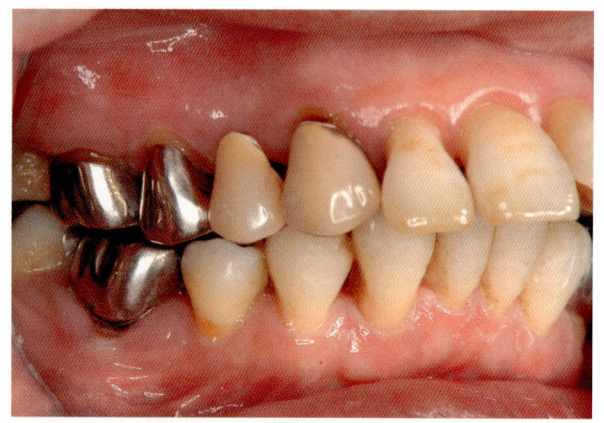

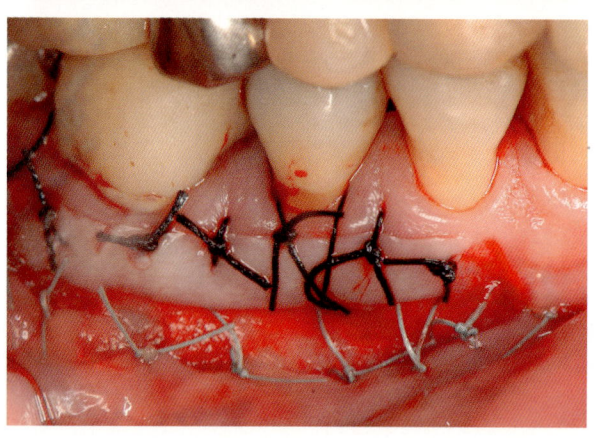

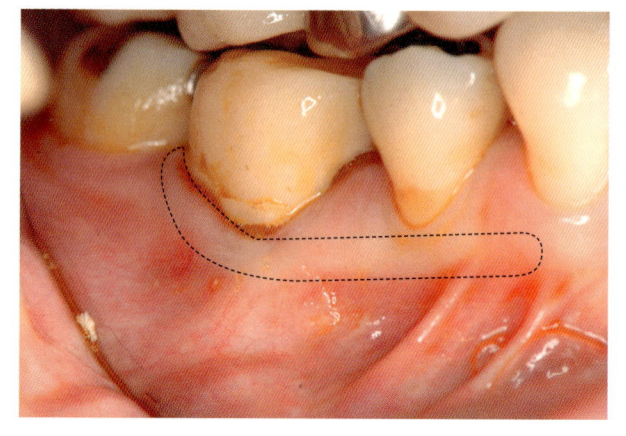

a	b
c	

図 3-5-1a　右側方面観．
図 3-5-1b　右側下顎第一大臼歯のFCKをプロビジョナルレストレーションに換えた際の所見．付着歯肉幅が不十分である．
図 3-5-1c　遊離歯肉移植術を行った際の所見．

歯周形成外科手術（遊離歯肉移植術と結合組織移植術）の適応症と禁忌症

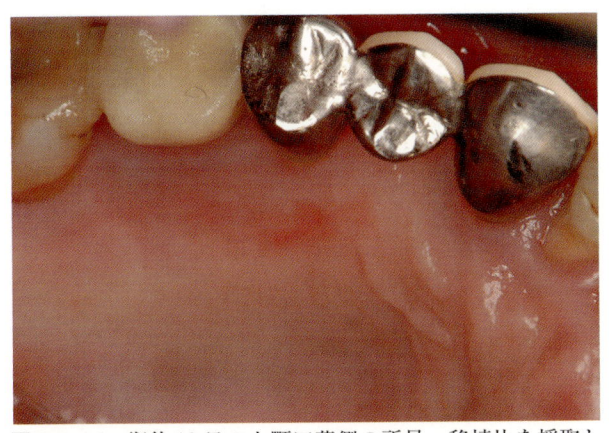

図 3-5-1d　術後 10 日の上顎口蓋側の所見．移植片を採取した部位はほぼ治癒している．

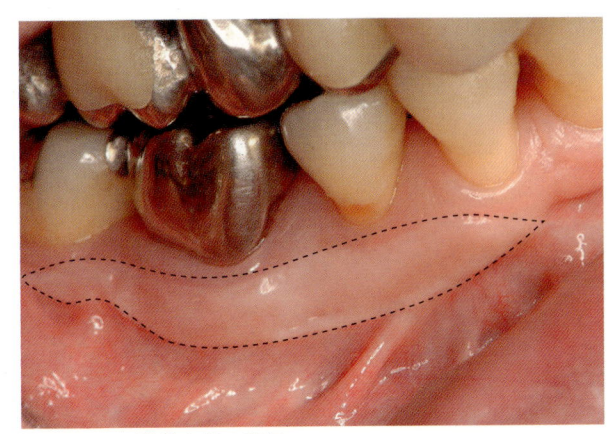

図 3-5-1e　術後 1 年の所見．

● 口腔前庭を拡張し，角化粘膜を獲得した症例

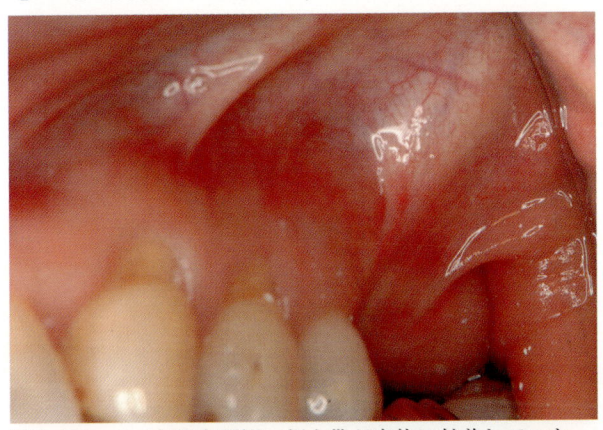

図 3-5-2a, b　左側方面観．頰小帯が高位に付着していた．

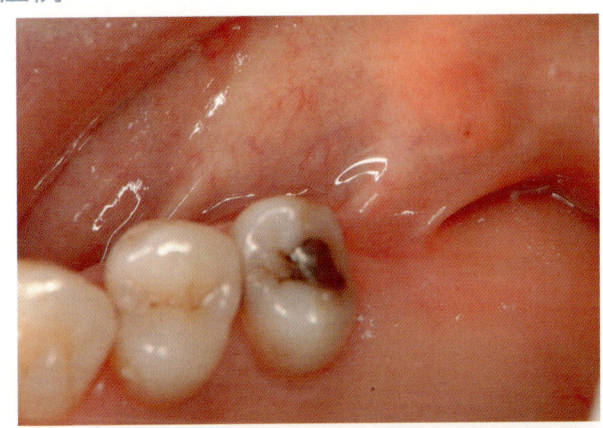

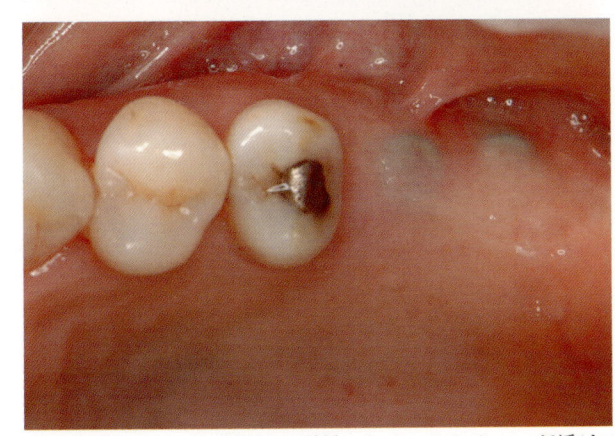

図 3-5-2c, d　二次手術時の所見．カバースクリューが透けて見える．

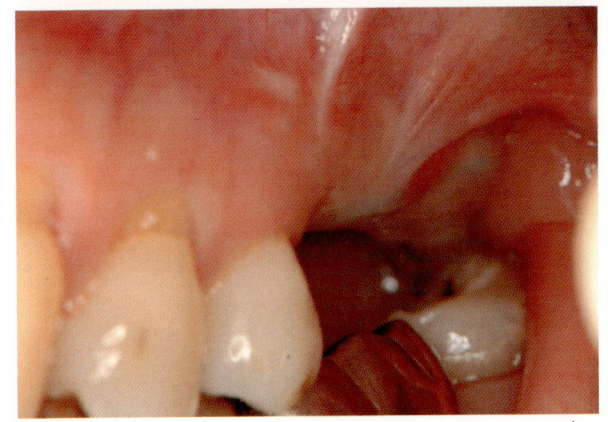

角化粘膜を形成した症例を紹介します．

II　遊離歯肉移植術

図 3-5-1 の患者は 54 歳の女性．ブラッシング時に右側下顎臼歯部歯肉の痛みを訴えて来院しました．第一大臼歯の補綴物の適合が悪く二次う蝕に罹患していて，口腔前庭が浅く，付着歯肉が不十分（図 3-5-1a, b）であることなどから遊離歯肉移植術を行い，補綴物を再製作しました（図 3-5-1c～e）．

第3部 歯周外科治療編

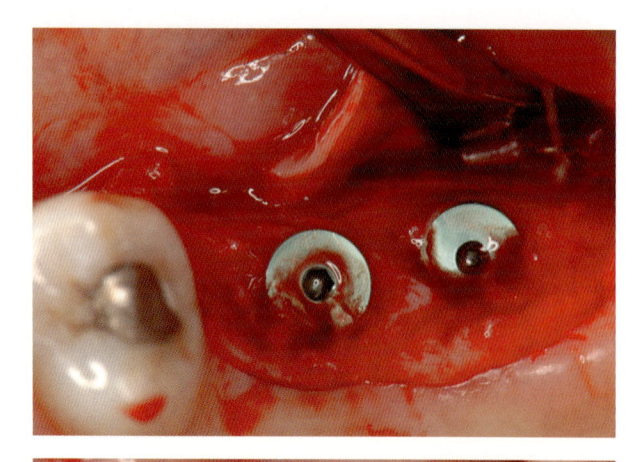

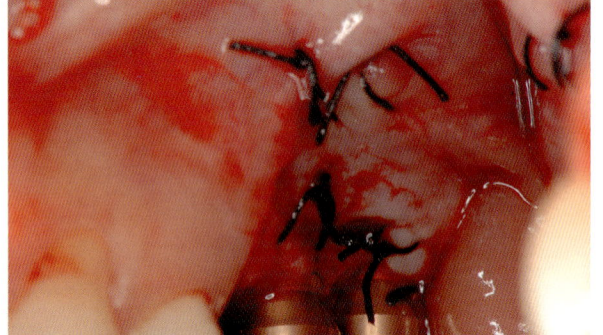

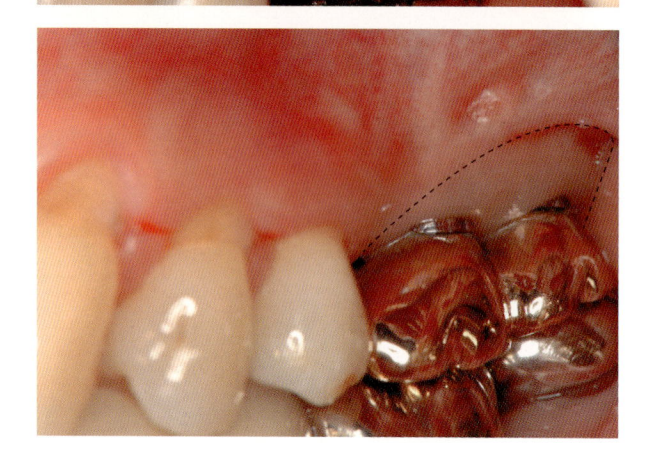

図3-5-2e カバースクリューの口蓋側から頬側へ部分層弁を作成した．

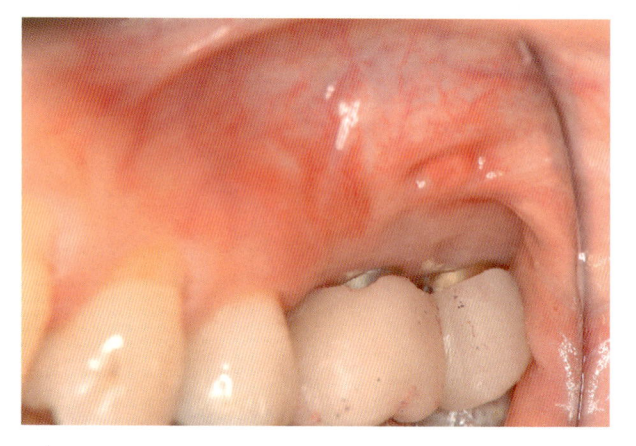

f	g
h	

図3-5-2f 部分層弁を頬側根尖側で縫合した際の所見．
図3-5-2g 二次手術後1ヵ月．ヒーリングカラーにプロビジョナルレストレーションを仮着した際の所見．
図3-5-2h 上部構造を装着して1年後の所見．頬小帯は根尖側に移動し，上部構造の頬側に角化粘膜が獲得できている．

III インプラント周囲の角化粘膜の形成①

図3-5-2の患者は57歳の女性．頬小帯が高位に付着していたため（図3-5-2a, b），インプラント埋入後の二次手術時に（図3-5-2c, d），部分層弁を作製し（図3-5-2e），根尖側に移動して縫合（図3-5-2f），口腔前庭を拡張し，角化粘膜を獲得しました．

プロビジョナルレストレーションで歯肉の熟成を待ち（図3-5-2g），上部構造を装着しました（図3-5-2h）．

歯周形成外科手術（遊離歯肉移植術と結合組織移植術）の適応症と禁忌症

● インプラント手術後に角化粘膜を獲得した症例

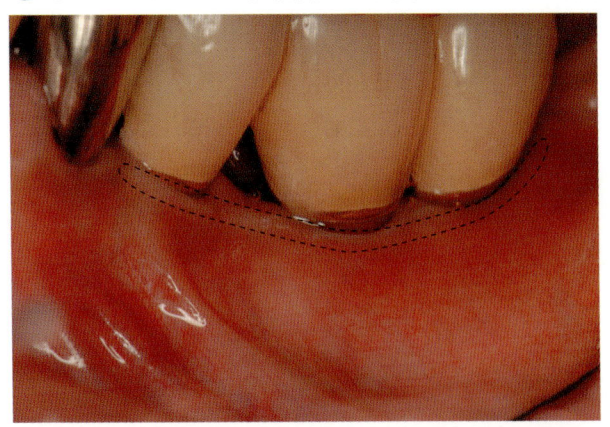

図 3-5-3a　左側方面観．インプラントの頬側には角化粘膜がほとんどない．

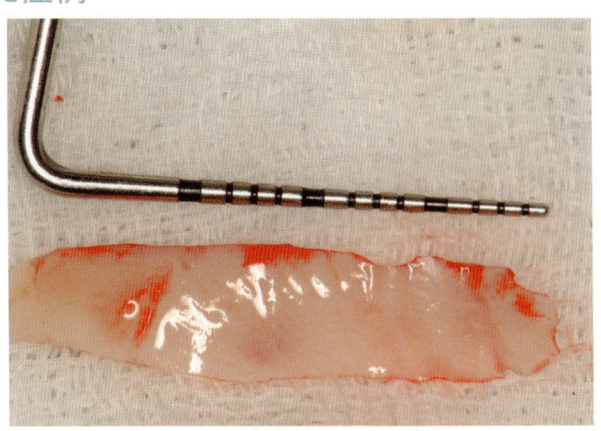

図 3-5-3b　上顎口蓋側歯肉から採取した角化歯肉．

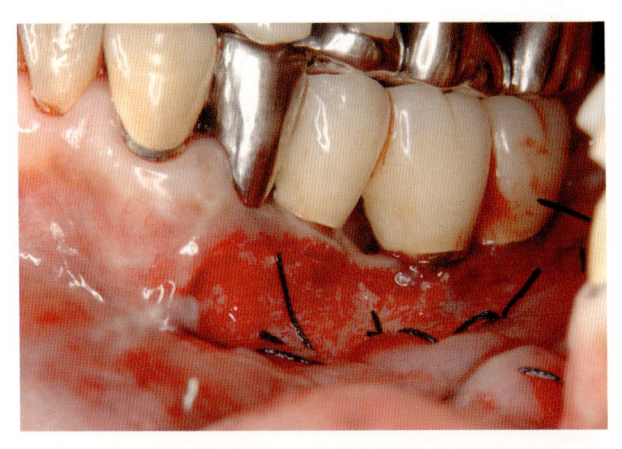

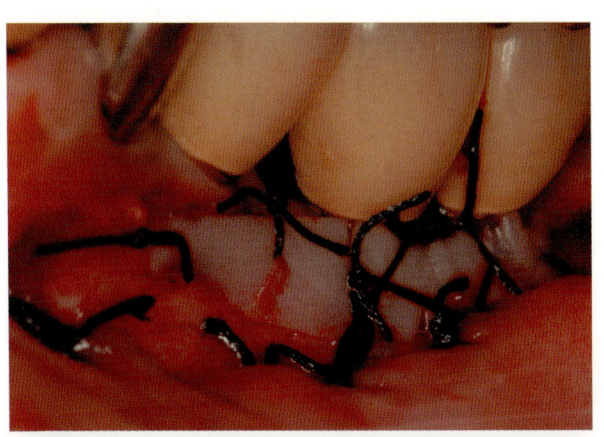

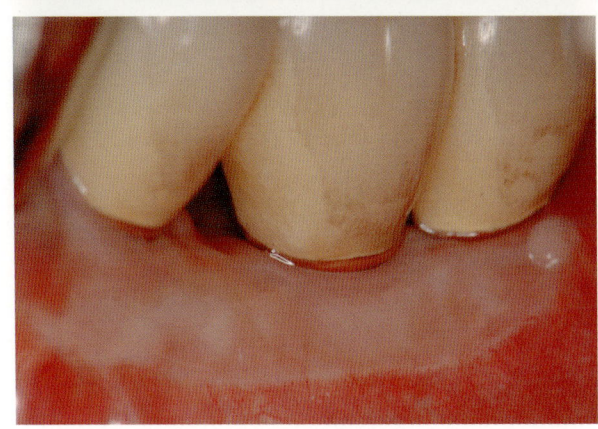

図 3-5-3c　部分層弁を作製し，根尖側で縫合した際の所見．
図 3-5-3d　遊離歯肉移植術を行った際の所見．
図 3-5-3e　術後1年の所見．インプラントの頬側に角化粘膜が獲得できている．ブラッシング時の疼痛は消失した．

IV インプラント周囲の角化粘膜の形成②

　図3-5-3の患者は57歳の男性．左側下顎大臼歯部のインプラント治療後，ブラッシング時の疼痛を訴えるため（図3-5-3a），遊離歯肉移植術を行いました（図3-5-3b～d）．

　図3-5-3eは術後1年の所見です．十分な角化粘膜が得られていることがわかります．

第3部　歯周外科治療編

Periodontal Surgery Edition 6

歯周組織再生誘導法（GTR法）

I 骨再生

ティッシュ・エンジニアリングの概念に基づいて、「細胞」「足場」「シグナル」および「環境」を整えることで歯周組織の再生療法が行われています（図3-6-1）.

1. 根分岐部病変の骨再生

根分岐部病変のLindheの分類クラスⅡでは、上皮と結合組織の深部増殖を遮蔽膜でブロックすることで根分岐部病変に骨再生を誘導できます.

根分岐部病変に対して歯根分離やヘミセクションを行う場合、患歯が生活歯であれば、歯内療法、歯周外科療法および補綴治療のすべてが適切に行われないと、長期にわたる良好な予後は得られませんし、失活歯の長期予後が不良なことからも、生活歯の根分岐部病変クラスⅡに対してはGTR法が最適です.

図3-6-2は右側下顎第一大臼歯の根分岐部病変クラスⅡへの骨再生の症例です. 患者は62歳の女性. 主訴は右側下顎第一大臼歯歯肉の腫脹と咬合時痛. 既往歴として同部は以前から歯肉の腫脹を覚えており、精査・加療を希望して来院しました.

図3-6-2a〜cは初診時の所見と初診時のデンタルX線写真ですが、垂直的に6〜7mmの歯周ポケットと根分岐部に透過像を認めました. 歯肉弁を剥離すると根分岐部の骨欠損は、

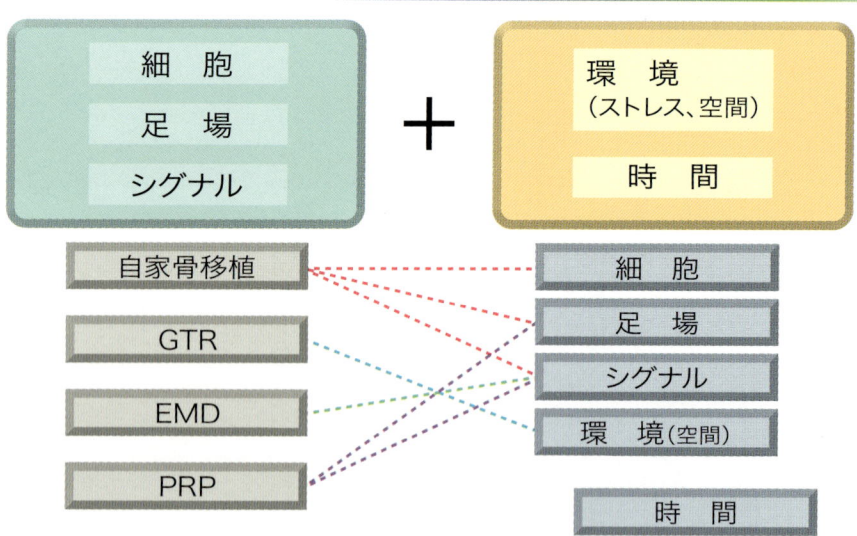

図3-6-1　ティッシュ・エンジニアリングの概念（参考文献1より引用・改変）.

歯周組織再生誘導法（GTR法）

● 右側下顎第一大臼歯の根分岐部病変クラスⅡ

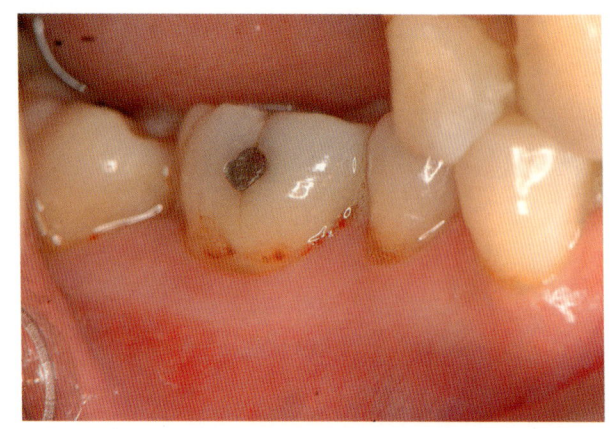

図3-6-2a 初診時の所見．頰側の根分岐部は露出していないが，歯周ポケット深さは垂直的に6〜7mmあった．

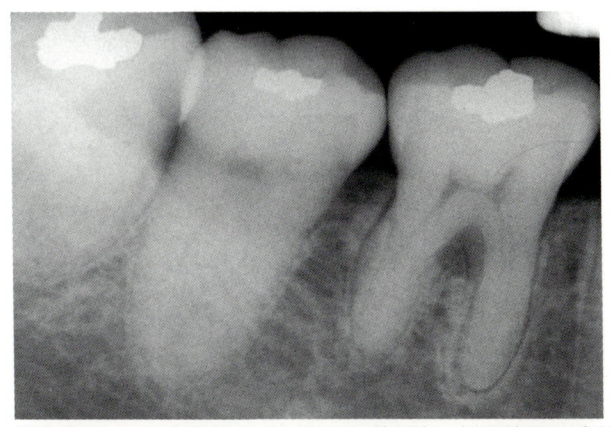

図3-6-2b，c 初診時のデンタルX線写真．根分岐部に透過像を認める．

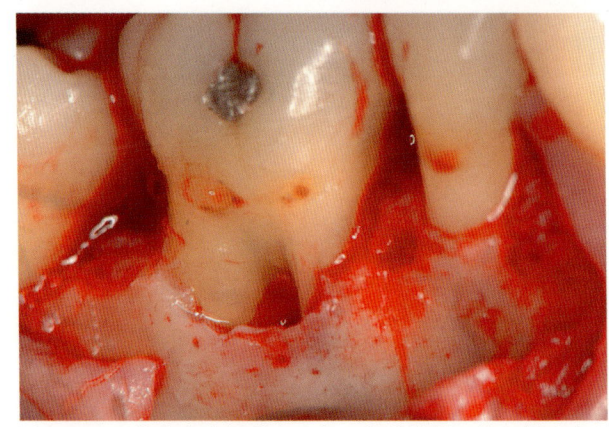

図3-6-2d 歯肉弁を剝離すると，根分岐部の骨欠損は水平的（頰舌的）に歯根の中央に達していた．CEJ周辺のくさび状欠損部にはう蝕を認めた．

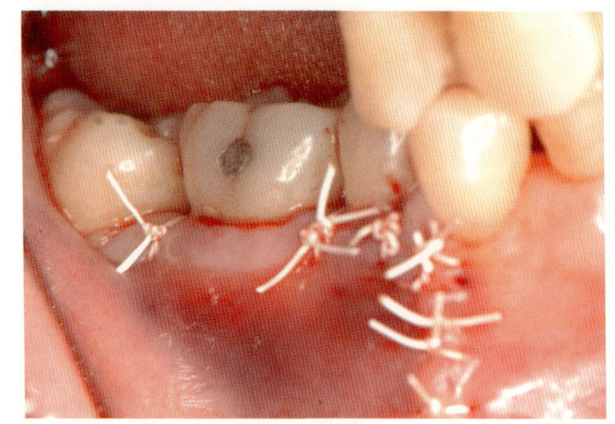

図3-6-2e 縫合時の所見．遮蔽膜と同様に歯肉弁も懸垂縫合して遮蔽膜に圧着して縫合した．

水平的（頰舌的）に歯根の中央に達していたので，GTR膜を設置後に歯肉弁を懸垂縫合して遮蔽膜に圧着，縫合しました（図3-6-2d，e）．

図3-6-2fは5週間後の所見です．縫合糸は露出していますが，遮蔽膜は露出していません．感染もありません．つぎに歯肉弁を剝離し遮蔽膜を除去しました．根分岐部病変部は新生組織で満たされているのを確認し（図3-6-2g〜i）．経過観察を行いました．1年後，根分岐部の透過像は消失し，歯周ポケットは2mmに改善されています（図3-6-2j〜l）．CEJ周囲のくさび状欠損部のう蝕はレジンで修復しました．

第3部 歯周外科治療編

第3部　歯周外科治療編

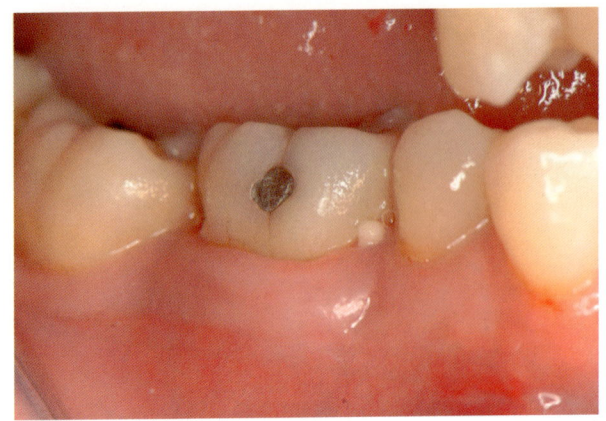

図3-6-2f　5週間後．縫合糸が露出しているが，遮蔽膜は露出していない．感染も起こしていない．

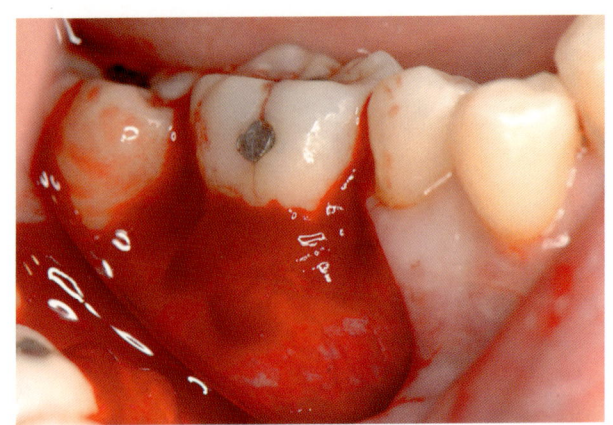

図3-6-2g　歯肉弁を剥離した際の所見．根分岐部病変部は新生組織で満たされている．

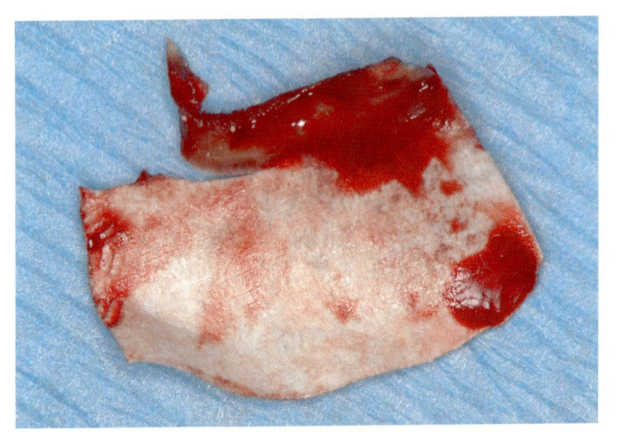

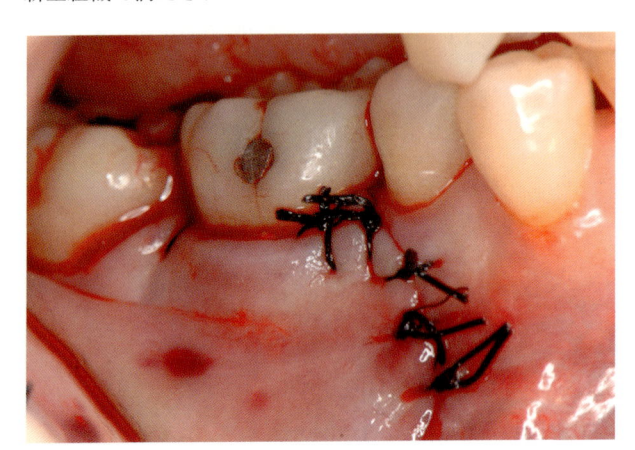

h│i
─┼─
　j

図3-6-2h　除去した遮蔽膜（ゴアテックス® GTR メンブレン GTW2）．
図3-6-2i　縫合時の所見．再度歯肉弁を懸垂縫合した．
図3-6-2j　1年後の所見．顕著な歯肉退縮は起こしていない．

　この術式は，設置した遮蔽膜にプラークが付着すると遮蔽膜の露出と感染が術後の問題になりますので，それを防ぐために，遮蔽膜を懸垂縫合で骨欠損部上方の歯面に圧着後，歯肉弁も同様に懸垂縫合します．こうすることで歯肉弁が遮蔽膜に圧着することができ，遮蔽膜の露出が起きにくくなります．

　なお，歯肉溝切開を行う際に，papilla amplification flap を作製する要領で，頬側中央の切開線を歯肉溝から1mm程度離し，歯間乳頭部歯肉が余裕を持って接触できているかを確認しておきます．

歯周組織再生誘導法（GTR法）

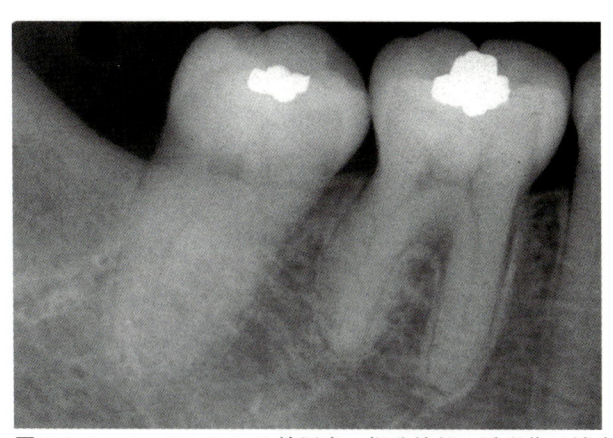

図3-6-2k, l　デンタルX線写真．根分岐部の透過像は消失し，歯槽硬線が明瞭になった．歯周ポケットは2mmに改善した．

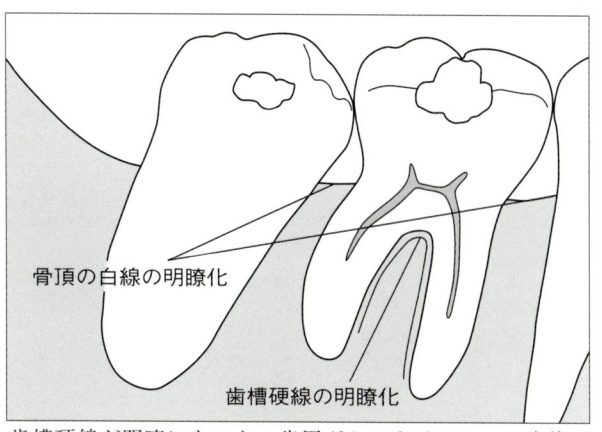

骨頂の白線の明瞭化
歯槽硬線の明瞭化

k | l

● 根尖病変が頬舌側に貫通した症例

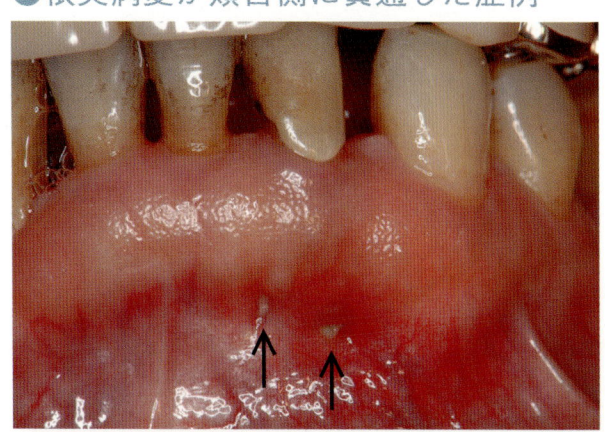

図3-6-3a　初診時の所見．唇側歯肉が裂開している（矢印）．

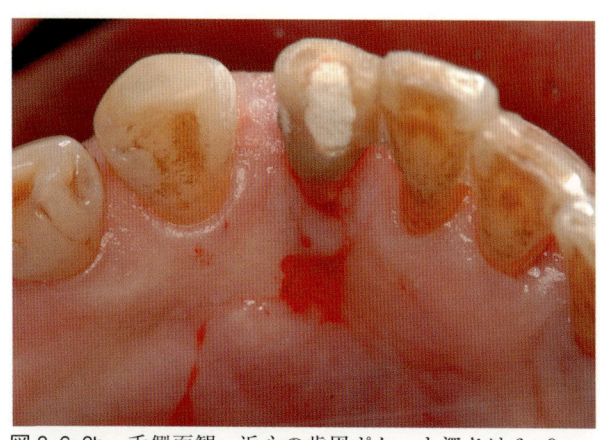

図3-6-3b　舌側面観．近心の歯周ポケット深さは6～9mmで，根尖病変と歯周ポケットが交通しており，歯内疾患が原発の歯周—歯内複合病変と診断した．

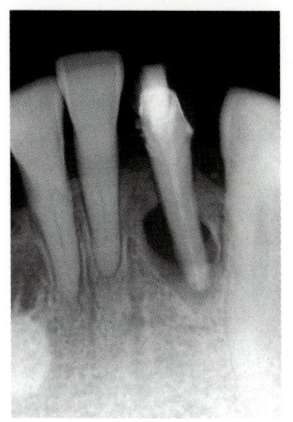

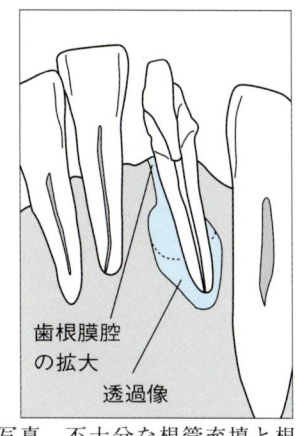

歯根膜腔の拡大
透過像

図3-6-3c, d　デンタルX線写真．不十分な根管充填と根尖性歯周炎が慢性化し，根尖病変が拡大している．

c | d

透過像

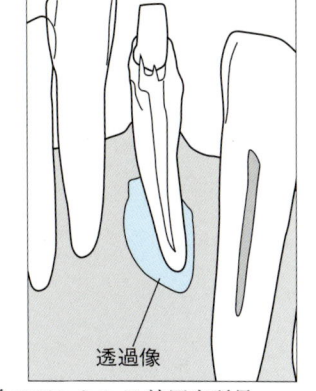

図3-6-3e, f　感染根管治療後のデンタルX線写真所見．

e | f

2. 根尖病変部の骨再生

　図3-6-3に根尖病変が頬舌側に貫通した症例を示します．患者は62歳の男性．主訴は下顎前歯部歯肉の違和感．既往歴として同部は以前に治療を受けていましたが，これ以上は治らないと説明され，経過観察を指示されていました．

　本院受診の1ヵ月前頃から咬合時に軽い痛み

第3部　歯周外科治療編

147

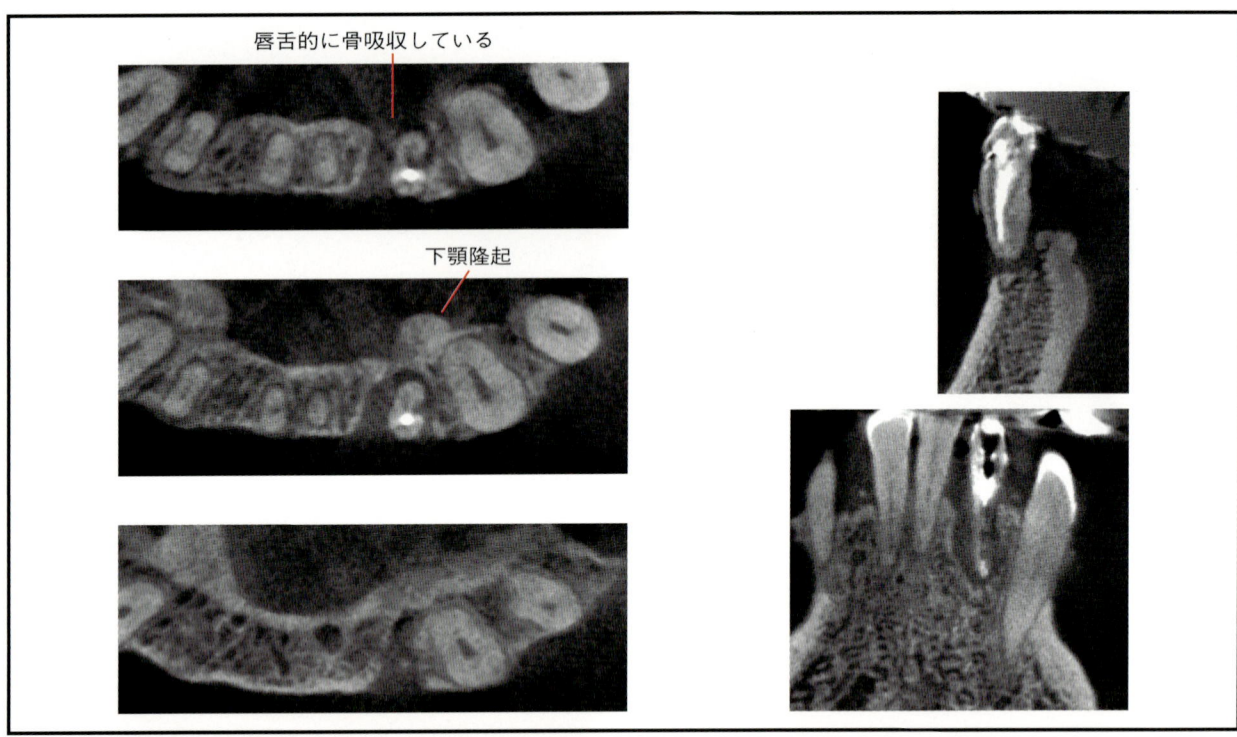

第 3 部　歯周外科治療編

図 3-6-3g　CT 画像からは近心側の骨が頰舌的に完全に吸収していることがわかる．

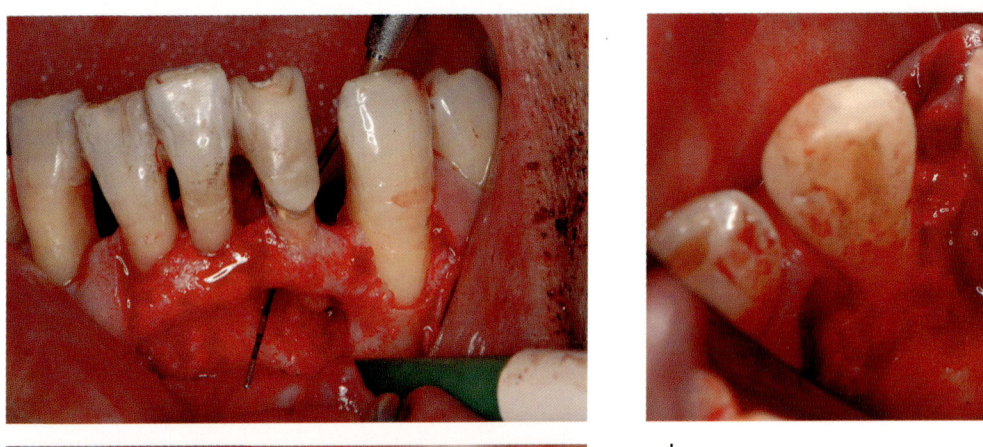

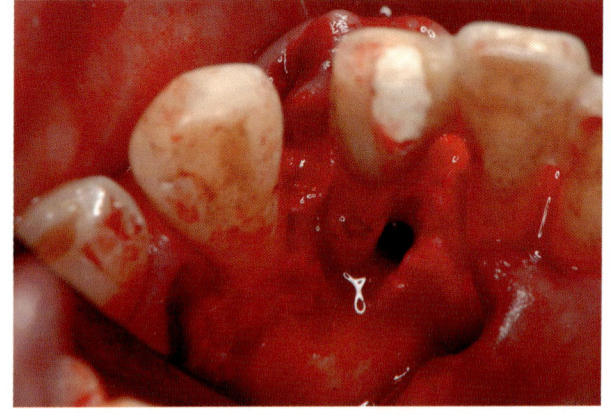

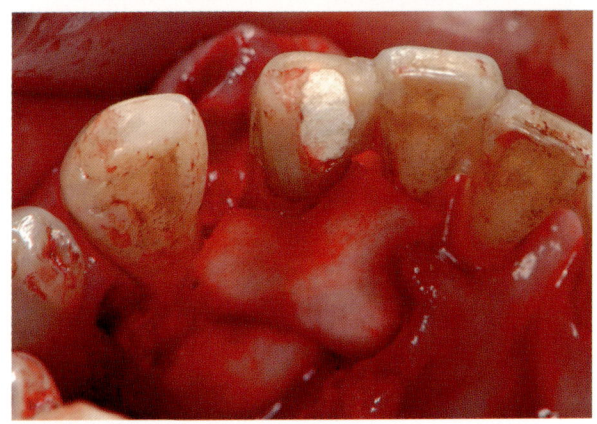

図 3-6-3h　歯肉弁を剥離した際の所見．プローブが頰舌的に貫通した．根尖部は黒色に変色していたため，歯根端切除術を行った．
図 3-6-3i　舌側の所見．歯頸部付近には歯槽骨が残存しているが，近心側は根尖まで広範囲に骨吸収が進行している．
図 3-6-3j　根面のデブライドメント後に下顎の骨隆起を破骨鉗子で採取し，骨欠損部に添入し，吸収性の遮蔽膜を設置した．唇側にも同様に吸収性膜を設置した．

を覚えるようになったので来院したとのことです．

図 3-6-3a, b は初診時の所見ですが，左側下顎側切歯根尖部付近の唇側歯肉が裂開し，近

歯周組織再生誘導法(GTR法)

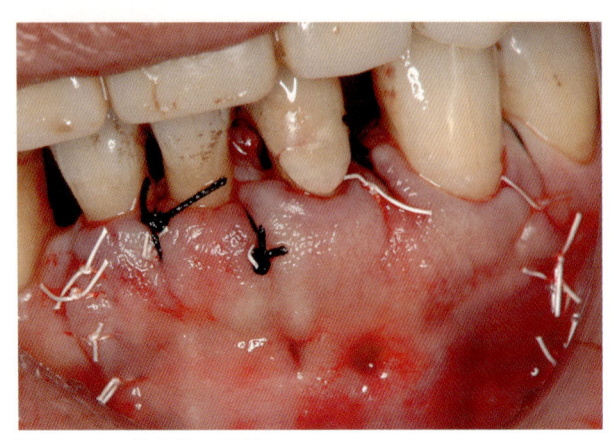

図 3-6-3k　縫合時の所見.

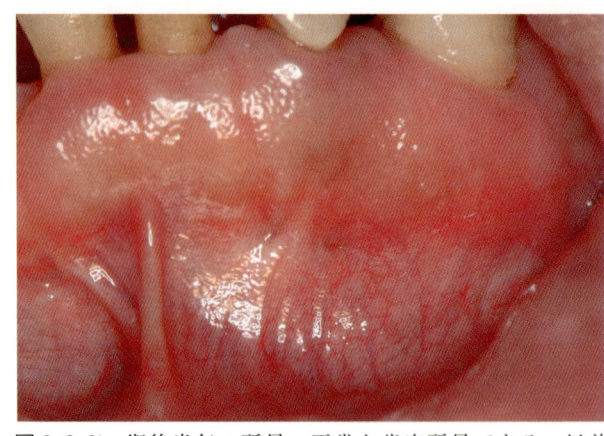

図 3-6-3l　術後半年の所見. 正常な歯肉所見である. 以前の違和感などは完全に消失した.

m | n

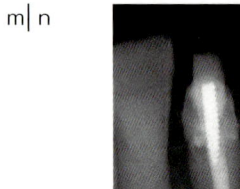

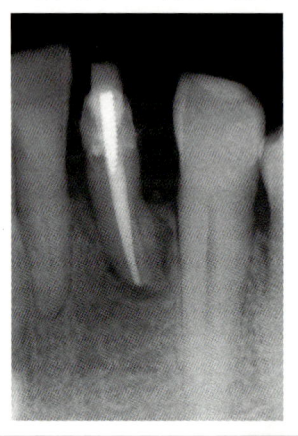

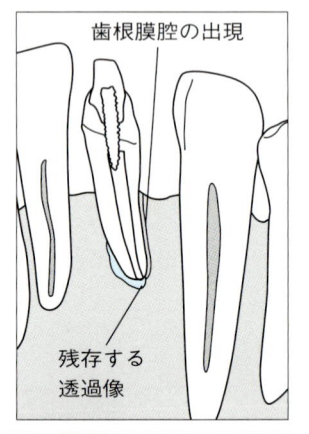

図 3-6-3m, n　デンタル X 線写真. 骨再生が認められる.

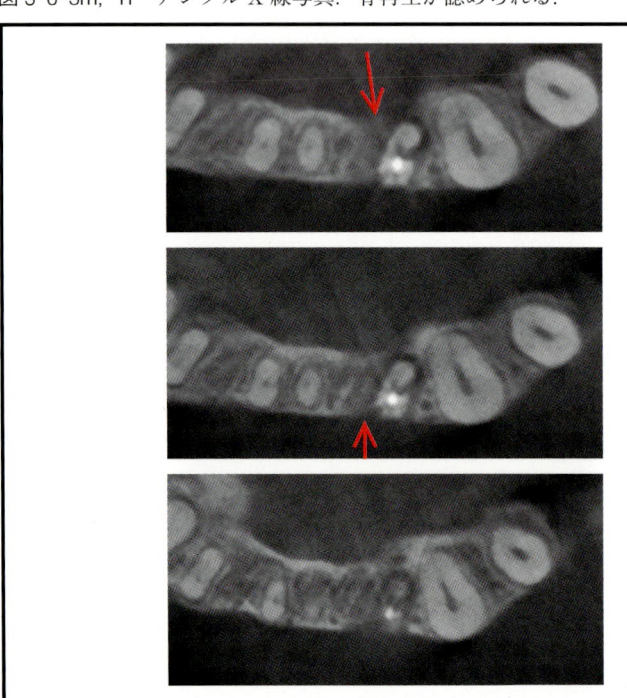

図 3-6-3o　CT 画像からも骨再生が認められる（矢印）.

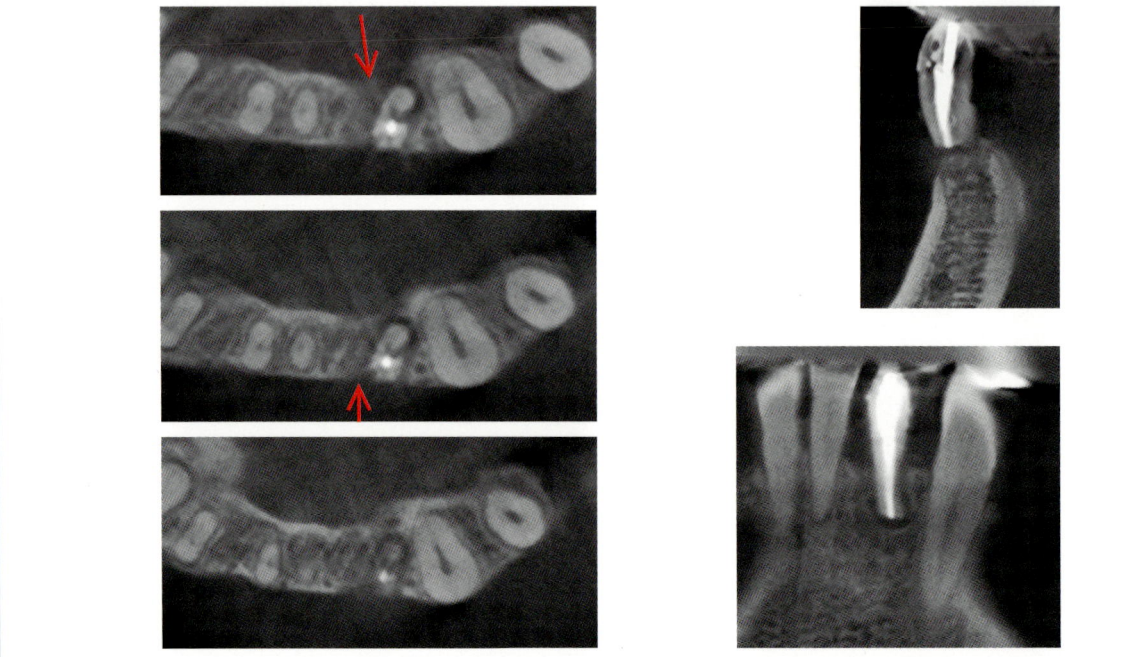

心の歯周ポケット深さは 6〜9mm ありました. 根尖病変と歯周ポケットが交通しており, 筆者は歯内疾患が原発の歯周—歯内複合病変と診断しました. 不十分な根管充填が行われていたの

第 3 部　歯周外科治療編

149

第3部　歯周外科治療編

で初めに感染根管治療を行いました(図3-6-3c〜f).

図3-6-3gからは患歯の近心側の歯槽骨が頰舌側に吸収していることがわかります.そこで歯肉弁を剝離し歯根端切除術に加えて,根面のデブライドメント,その後下顎の骨隆起を破骨鉗子で採取し,骨欠損部に添入,吸収性の遮蔽膜を頰舌側に設置し,患部を縫合しました(図3-6-3h〜k).

図3-6-3lに術後半年の所見を示します.瘻孔は消失し,違和感は完全に消失しました.デンタルX線写真やCT画像からも骨の再生が認められます(図3-6-3m〜o).

骨膜が損傷していなければ遮蔽膜は必要ありませんが,本症例のように瘻孔や膿瘍を繰り返して,骨膜の損傷した根尖病変の外科的歯内療法には有効な手段です.

II　GTR法の評価とリスク管理

Systematic reviewでは,GTR法はオープンフラップ手術よりもアタッチメントゲインが得られるものの,報告された論文間の治療結果のばらつきが大きいため,一般論としては有効とは言いがたいと結論づけられています[2,3].

GTR法は術式がやや煩雑で,非吸収性膜を使用する場合には,リエントリーのために再手術が必要になり,歯肉退縮を生じやすいのですが,いずれの研究でも,患歯のリスク評価やリスクの軽減を行っていない可能性が高いと思います.

すなわち,GTR法を適応する患歯は,垂直的骨吸収を生じている歯周炎のハイリスク歯であり,歯周病が進行した理由があるはずです.多くの場合,プラークの感染に加えて,「外傷性咬合」「解剖学的リスク」「喫煙」などでしょう.これらのリスクを軽減しないでGTR法だけを適応しても長期的には良好な予後を確保できないと思います.

以前,「GTR法で作った骨はなくなる」という話を聞いたことがありますが,GTR法の予後が不良という先生は,リスクの軽減が適切にできていないのではないかと推測しています.著者にはそのような経験がありません.患者を選んでいるからかもしれません(Diagnostic Edition 7・表1-7-1参照).

メインテナンス時に,リスク管理の重要性を徹底して患者に伝える必要もあるでしょう.ここでも,「言葉の力」が重要になります.もっとも,リスクの軽減はGTR法だけでなく,フラップ手術を行う場合でも行います.手術の術式のみにこだわるのではなく,総合力で対応することが重要です.

III　切開方法

歯間部に骨欠損がある場合には,「simplified papilla preservation flap」「modified papilla preservation flap」あるいは「papilla amplification flap」[4-8]を選択します.

ただし,papilla amplification flap切開法を選択する際に,唇側あるいは頰側の角化歯肉が不十分な場合には,あらかじめ遊離歯肉移植術を行っておくと良いでしょう.

歯肉弁の内縁上皮は遮蔽膜への「食いつき(圧着)」を阻害するので,メスで削いでおくか,切開時にメスで内縁上皮層を1mm程度切除し,結合組織面が遮蔽膜に接触するようにします.

歯肉弁のデザインの改良によっても遮蔽膜の露出を少なくすることが可能です.ただし,非吸収性の膜を使用した場合,「遮蔽膜の露出」イコール「失敗」ではありませんので,たとえ膜が露出しても感染防止のために遮蔽膜周辺のプラーク除去を行います.

5週間程度遮蔽膜を保持できれば良いのです

が，感染して排膿や歯肉腫脹などが認められたら，早期に除去することもあるでしょう．歯肉弁に内縁上皮が残っていると遮蔽膜上で上皮がdown growthしてしまいます．そのため遮蔽膜には結合組織と骨膜が接するようにフラップをマネージメントします．口腔内清掃が適切にできていれば，遮蔽膜が露出しても早期の感染は起きにくいものです．

参考文献

1. 高橋慶壮：歯内療法失敗回避のためのポイント47．東京，クインテッセンス出版．2008：186．
2. Needleman I, Tucker R, Giedrys-Leeper E, Worthington H. : Guided tissue regeneration for periodontal intrabony defects--a Cochrane Systematic Review. Periodontol 2000. 2005 : 37 : 106-123.
3. Cortellini P, Tonetti MS. : Focus on intrabony defects : guided tissue regeneration. Periodontol 2000. 2000 : 22 : 104-132.
4. Cortellini P, Prato GP, Tonetti MS. : The simplified papilla preservation flap. A novel surgical approach for the management of soft tissues in regenerative procedures. Int J Periodontics Restorative Dent. 1999 : 19(6) : 589-599.
5. Zucchelli G, Mele M, Checchi L. : The papilla amplification flap for the treatment of a localized periodontal defect associated with a palatal groove. J Periodontol. 2006 : 77 : 1788-1796.
6. Zucchelli G, De Sanctis M. : The papilla amplification flap : a surgical approach to narrow interproximal spaces in regenerative procedures. Int J Periodontics Restorative Dent. 2005 : 25(5) : 483-493.
7. Cortellini P, Prato GP, Tonetti MS. The modified papilla preservation technique. A new surgical approach for interproximal regenerative procedures. J Periodontol. 1995 : 66(4) : 261-266.
8. Murphy KG. : Interproximal tissue maintenance in GTR procedures : description of a surgical technique and 1-year reentry results. Int J Periodontics Restorative Dent. 1996 : 16(5) : 463-477.

第3部　歯周外科治療編

Periodontal Surgery Edition 7

歯周組織再生療法のコンビネーション治療

I コンビネーション治療が必要な症例

重度な骨吸収を呈した症例に対しては歯周組織再生療法の併用療法を行うことがあります．

具体的には，GTR法，骨移植およびエナメルマトリックスタンパク質の併用療法が行われます．

付着歯肉が不十分な場合，遊離歯肉移植術あるいは上皮下結合組織移植術を併用します．硬組織と軟組織の可及的な再生を目指して各治療法を組み合わせます[1〜3]．

3壁性骨欠損では，単独療法と併用療法の間に有意差がみられないとする報告はありますが，根分岐部クラスⅡや2壁性骨欠損あるいは2壁性と3壁性骨欠損の混合型などでは，再生療法の併用によって，単独療法よりも多くの組織再生が図れると考えられます．

症例によっては矯正治療も必要になります．ミニマル・インターベンションの観点からも抜髄を行わずに再生療法によって組織再生が可能であれば，患者にとってメリットは大きいでしょう．以下に症例に応じたコンビネーション治療の実例を紹介します．

II 右側上顎第一小臼歯の口蓋側の3壁性骨欠損症例

図3-7-1の患者は53歳の女性．主訴は右側上顎第一小臼歯の動揺および咬合時痛．既往歴として同部は以前から歯の動揺と咬合時の痛みを覚えていたが放置していました．精査・加療

●3壁性骨欠損症例

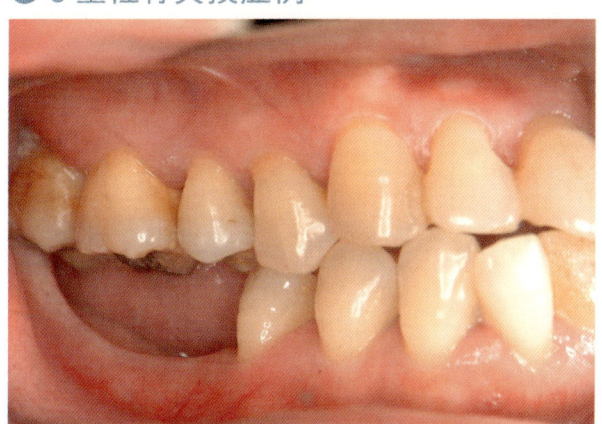

図3-7-1a　初診時の所見．右側下顎大臼歯は数年前に歯周病が原因で抜歯したが，補綴治療は受けていない．患歯は下顎の小臼歯と咬合しており，外傷性咬合を受けていると推測された．

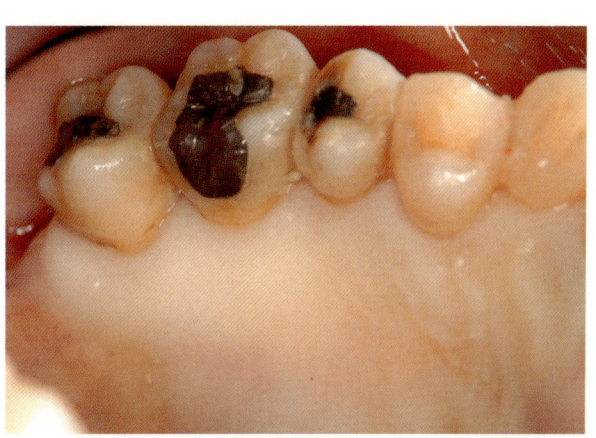

図3-7-1b　頰側の歯周ポケットは2〜3mm，口蓋側は6〜9mmであった．下顎大臼歯部にはインプラント治療を行うことになった．

歯周組織再生療法のコンビネーション治療

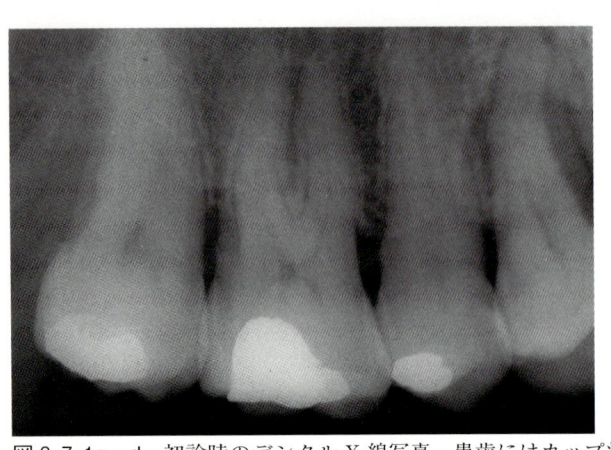

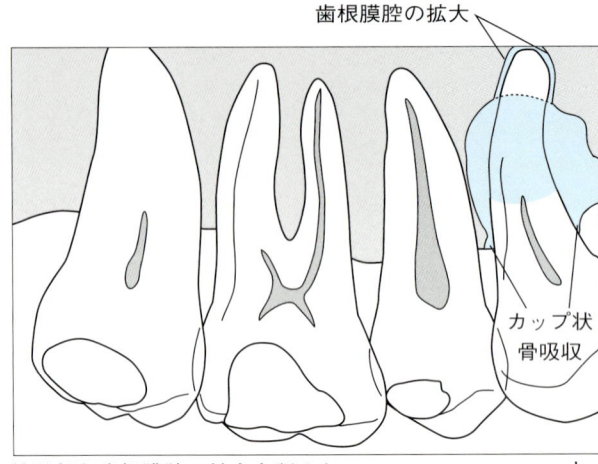

図 3-7-1c, d　初診時のデンタルX線写真．患歯にはカップ状の骨吸収と歯根膜腔の拡大を認めた．

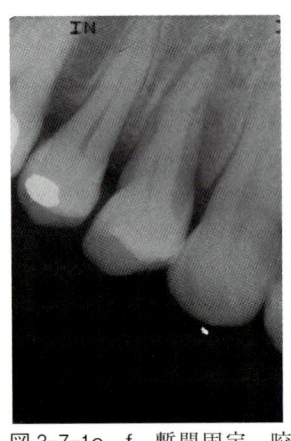

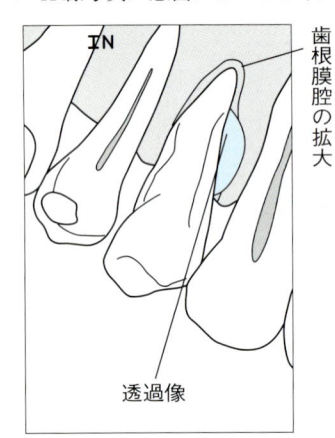

図 3-7-1e, f　暫間固定，咬合調整およびSRPを行った後のデンタルX線写真．歯根膜腔および歯槽硬線が消失し，広範囲の透過像を認める．

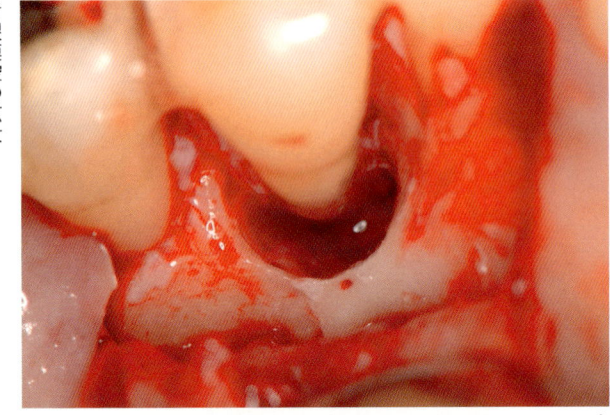

図 3-7-1g　歯肉弁を剥離し，根面のデブライドメントを行った．根尖部に及ぶ3壁性骨欠損が認められた．

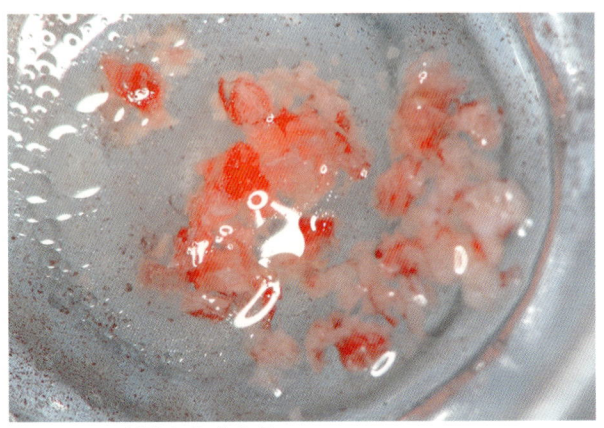

図 3-7-1h　採取した自家骨．

を希望して来院したとのことです．

　図3-7-1aに示した右側下顎大臼歯は数年前に歯周病が原因で抜歯しましたが，補綴治療は受けていません．患歯は下顎の小臼歯と咬合しており，外傷性咬合を受けていると推測されました．なお歯周ポケットは頰側で2〜3mm，口蓋側では6〜9mm．この右側下顎大臼歯欠損部にはインプラント治療を行うことにしました（図3-7-1b）．

　初診時のデンタルX線写真から患歯にカップ状の骨吸収，歯根膜腔の拡大を認めたので（図3-7-1c, d），暫間固定，咬合調整およびSRPを行いました．図3-7-1e, fはそのときのデンタルX線写真ですが，歯根膜腔および歯槽硬線が消失し，広範囲の透過像を認めます．

　SRP後も歯周ポケットが残存したため歯肉弁を剥離し，根面のデブライドメントを行いました．根尖部に及ぶ3壁性骨欠損を認めたので，エナメルマトリックスタンパク質を塗布したのちに採取した自家骨を骨欠損部に添入しました（図3-7-1g, h）．術後1ヵ月程度では歯槽

第3部　歯周外科治療編

153

第3部　歯周外科治療編

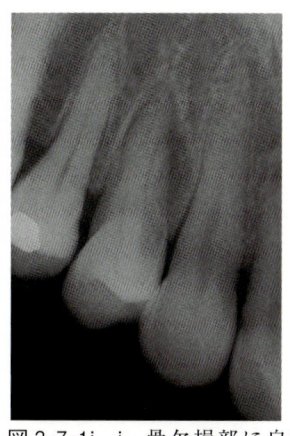

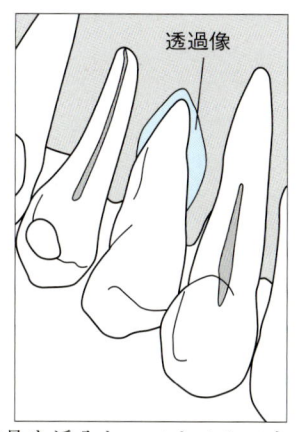

図3-7-1i, j　骨欠損部に自家骨を添入し，エナメルマトリックスタンパク質を塗布して1ヵ月後のデンタルX線所見．歯槽骨の改善は認められない．

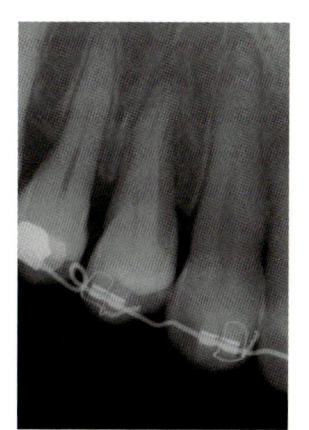

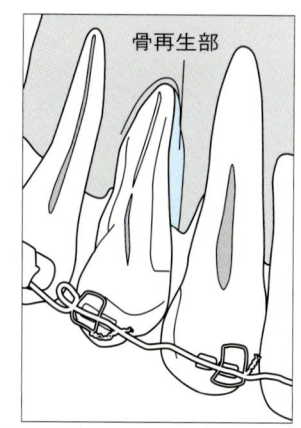

図3-7-1k, l　術後数ヵ月後に矯正治療を開始した際のデンタルX線所見．歯槽骨の再生が観察できる．

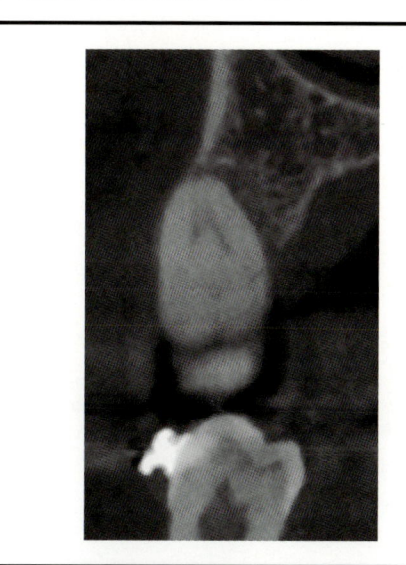

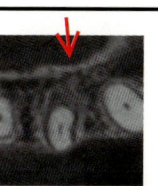

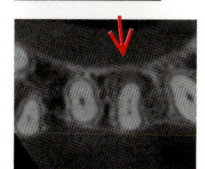

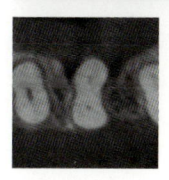

図3-7-1m　術後8ヵ月のCT画像．口蓋側の骨再生が観察できる（矢印）．

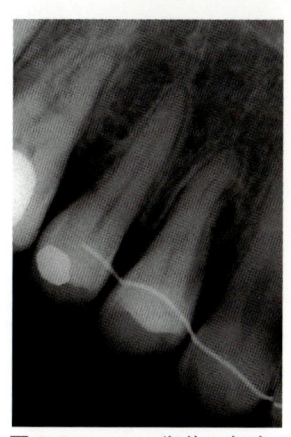

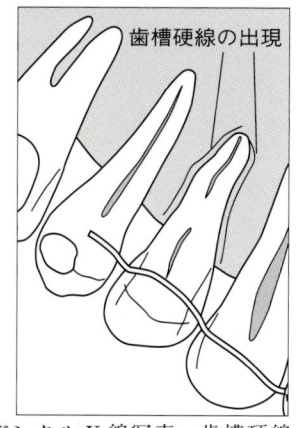

図3-7-1n, o　術後1年半のデンタルX線写真．歯槽硬線および歯根膜腔は正常な状況に近づいている．

図3-7-1mは術後8ヵ月のCT画像です．口蓋側の骨再生が観察され，術後1年半のデンタルX線写真からは歯槽硬線および歯根膜腔が正常な状況に近づいていることがわかります（図3-7-1n, o）．

III 右側下顎第一大臼歯の根分岐部病変クラスII症例

図3-7-2の患者は56歳の女性．主訴は右側下顎第一大臼歯歯肉の腫脹および咬合時痛．既往歴として同部は以前から時々咬合時痛を覚えていたが放置していました．

来院する1ヵ月前頃から歯肉に違和感を覚え

骨の改善は見られません（図3-7-1i, j）が，術後数ヵ月後には歯槽骨の再生が観察できました（図3-7-1k, l）．

歯周組織再生療法のコンビネーション治療

● 根分岐部病変クラスⅡ症例

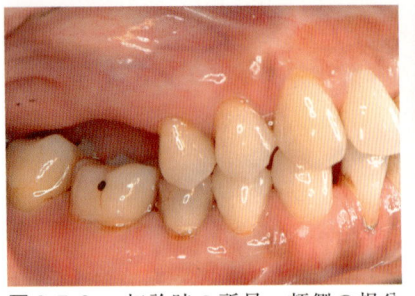

図 3-7-2a 初診時の所見．頬側の根分岐部は露出していないが，歯周ポケット深さは 6mm であった．

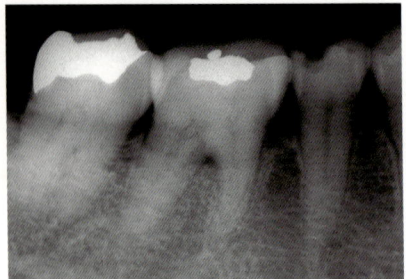

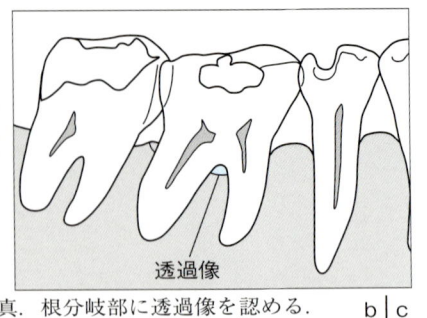

図 3-7-2b, c 初診時のデンタル X 線写真．根分岐部に透過像を認める．

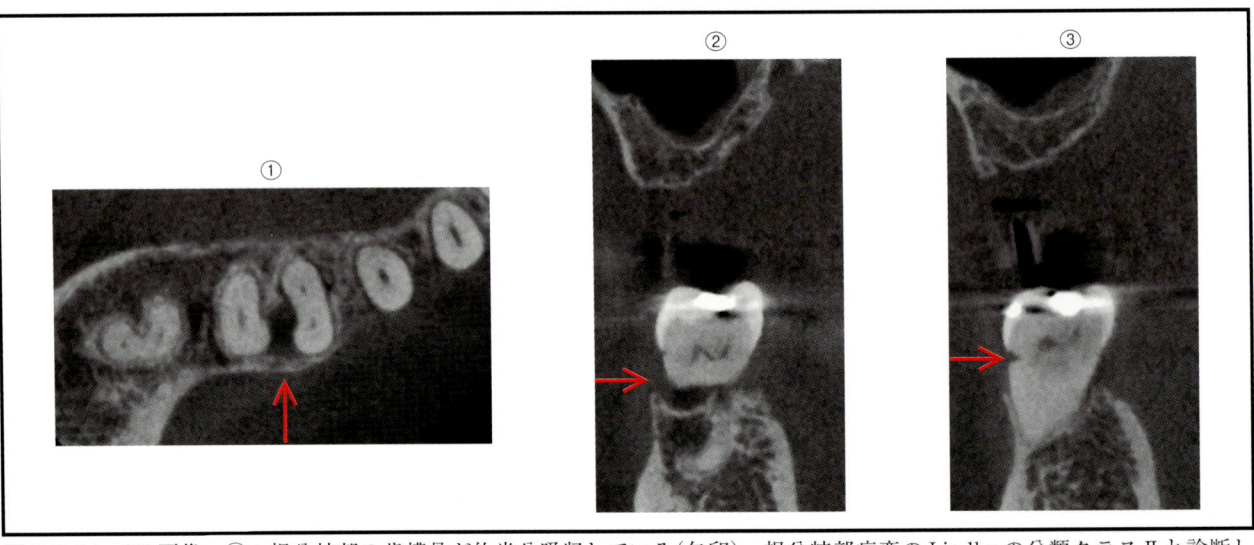

図 3-7-2d CT 画像．①：根分岐部の歯槽骨が約半分吸収している(矢印)．根分岐部病変の Lindhe の分類クラスⅡと診断した．②：頬側から半分以上骨吸収していることがわかる(矢印)．③：咬合性外傷を予測させるくさび状欠損を CEJ 真下に認める(矢印)．

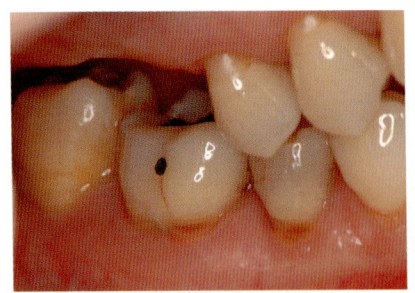

図 3-7-2e 術前の患歯．

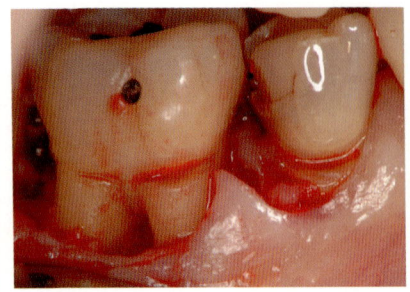

図 3-7-2f 歯肉弁を剝離した．根分岐部の骨欠損が明らかである．

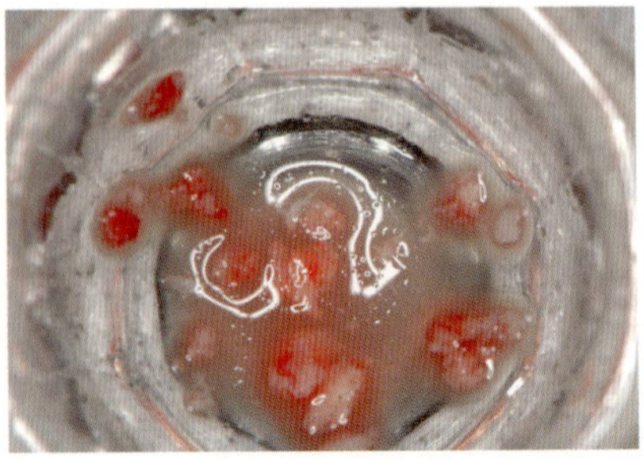

図 3-7-2g 採取した自家骨．根分岐部に添入するため骨隆起部などから採取した．

るようになったため本院を来院したとのことです．この症例には GTR 法＋自家骨移植術＋遊離歯肉移植術の併用療法を適用しました．

図 3-7-2a に示した初診時の所見からは頬側の根分岐部は露出していませんでしたが，歯周ポケット深さは 6mm でした(なお挺出した右側下顎第二大臼歯は抜髄後に補綴治療を，上顎大臼歯部にはインプラント治療を行うことになった)．

図 3-7-2b, c に根分岐部に透過像を認める初診時のデンタル X 線写真を，図 3-7-2d に CT 画像を示します．根分岐部の歯槽骨が約半分吸収していることから，根分岐部病変の

第 3 部 歯周外科治療編

155

第3部 歯周外科治療編

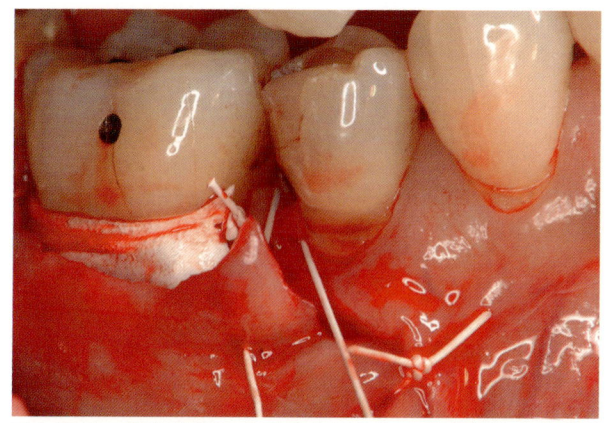

図3-7-2h 根分岐部に自家骨を添入し，非吸収性の遮蔽膜（ゴアテックス® GTR メンブレン GTW2）を懸垂縫合で設置した．CEJに遮蔽膜の上端を併せて設置した．

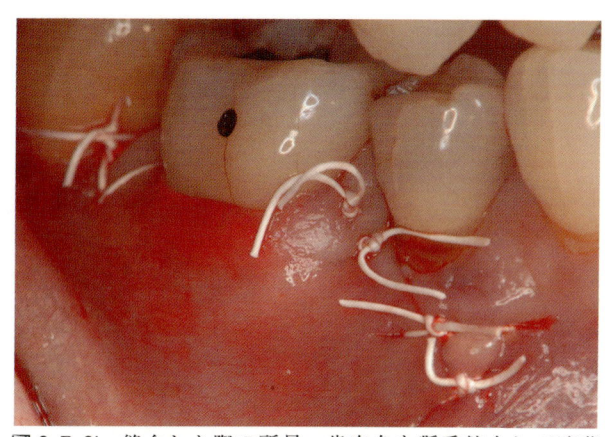

図3-7-2i 縫合した際の所見．歯肉弁も懸垂縫合して遮蔽膜に圧着し縫合した．

図3-7-2j 術後5週間の所見．遮蔽膜がわずかに露出しているが，感染は起こしていない．

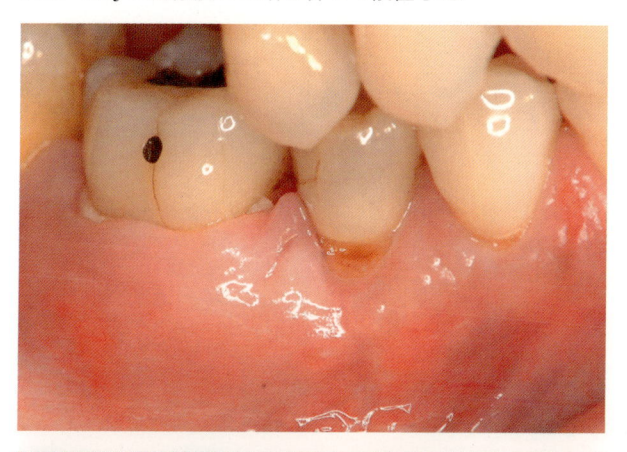

図3-7-2k 歯肉弁を剥離した際の所見．

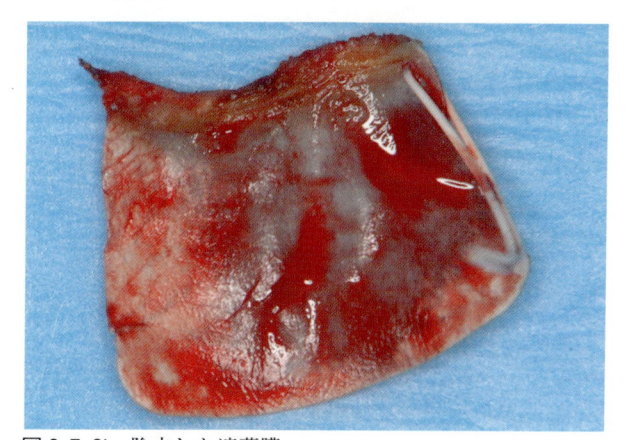

図3-7-2l 除去した遮蔽膜．

Lindheの分類でクラスIIと診断しました．
　歯肉弁を剥離したところ根分岐部の骨欠損が明らかなので，骨隆起部などから採取した自家骨を根分岐部に添入し，非吸収性の遮蔽膜（ゴアテックス® GTR メンブレン GTW2）の上端をCEJに合わせて懸垂縫合して設置しました（図3-7-2e～h）．なお歯肉弁も懸垂縫合して遮蔽膜に圧着し縫合しています（図3-7-2i）．
　図3-7-2jは5週間後の所見です．遮蔽膜のわずかな露出が認められるものの，感染は起こしていません．その後歯肉弁を剥離し，遮蔽膜を除去しました．根分岐部は新生組織で満たさ

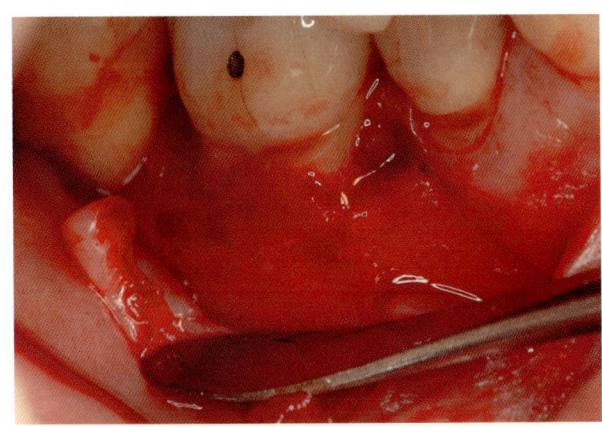

歯周組織再生療法のコンビネーション治療

図3-7-2m 根分岐部には新生組織で満たされている.

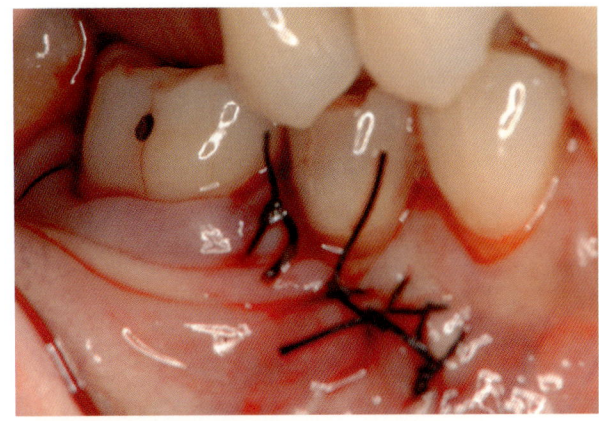

図3-7-2n 縫合後の所見.

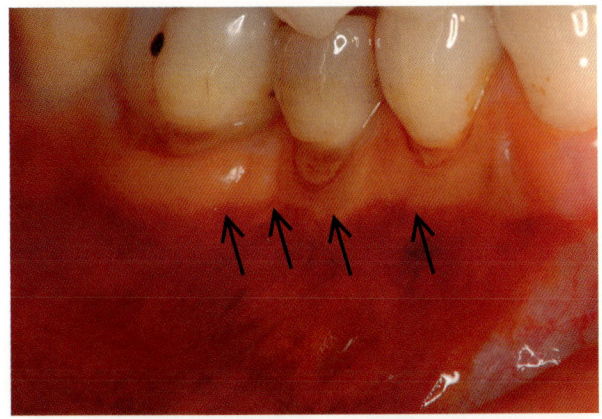

図3-7-2o 術後5ヵ月の所見.口腔前庭が浅いことがわかる.ヨードで染めた部分は可動性の粘膜である(矢印).

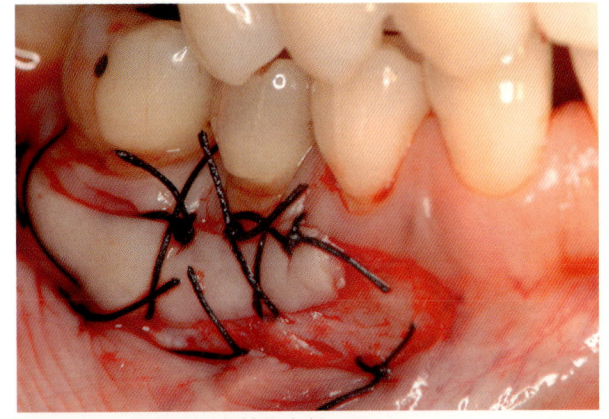

図3-7-2p 遊離歯肉移植術を行った.

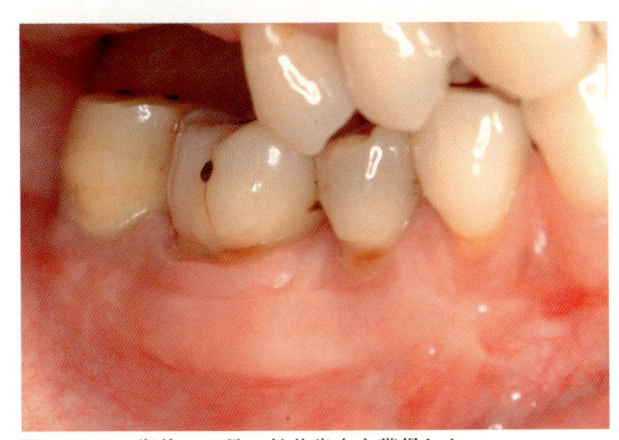

図3-7-2q 術後2ヵ月.付着歯肉を獲得した.

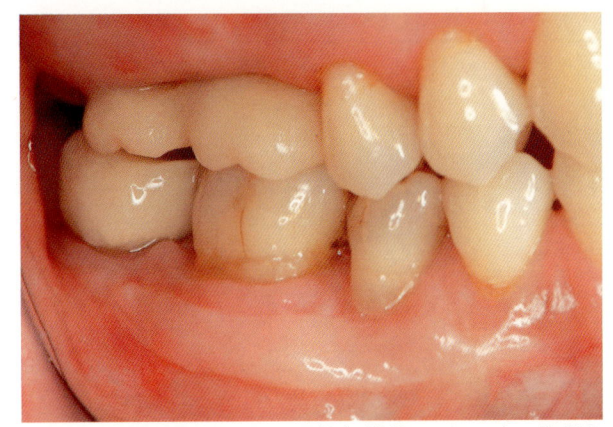

図3-7-2r 術後1年.くさび状欠損部にはレジン修復を行った.対合歯にはインプラント治療を行いプロビジョナルレストレーションが装着されている.

れていることを確認して縫合しました(図3-7-2k〜n).
　術後5ヵ月,口腔前庭が浅いことから遊離歯肉移植術を行い,口腔前庭を拡張して付着歯肉

を獲得し,感染を受け難い歯周組織を構築しました(図3-7-2o〜r).
　なお図3-7-2s,tの術後8ヵ月のデンタルX線写真からは根分岐部の透過像が消失している

第3部　歯周外科治療編

157

第3部　歯周外科治療編

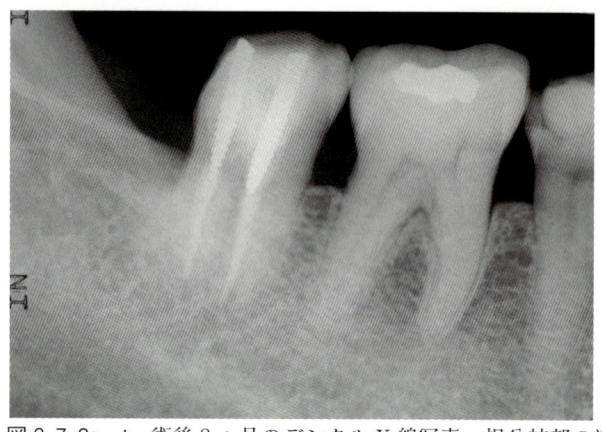

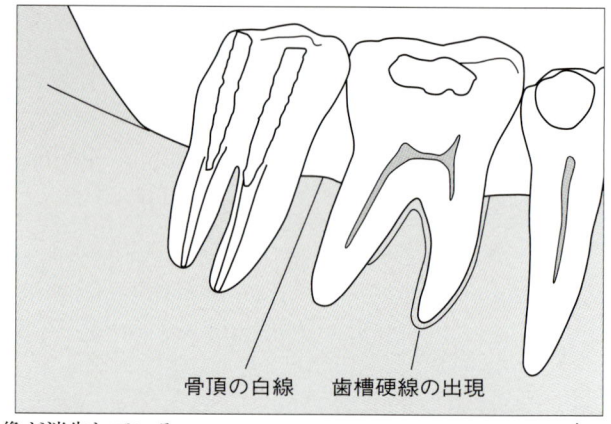

図3-7-2s, t　術後8ヵ月のデンタルX線写真．根分岐部の透過像が消失している．

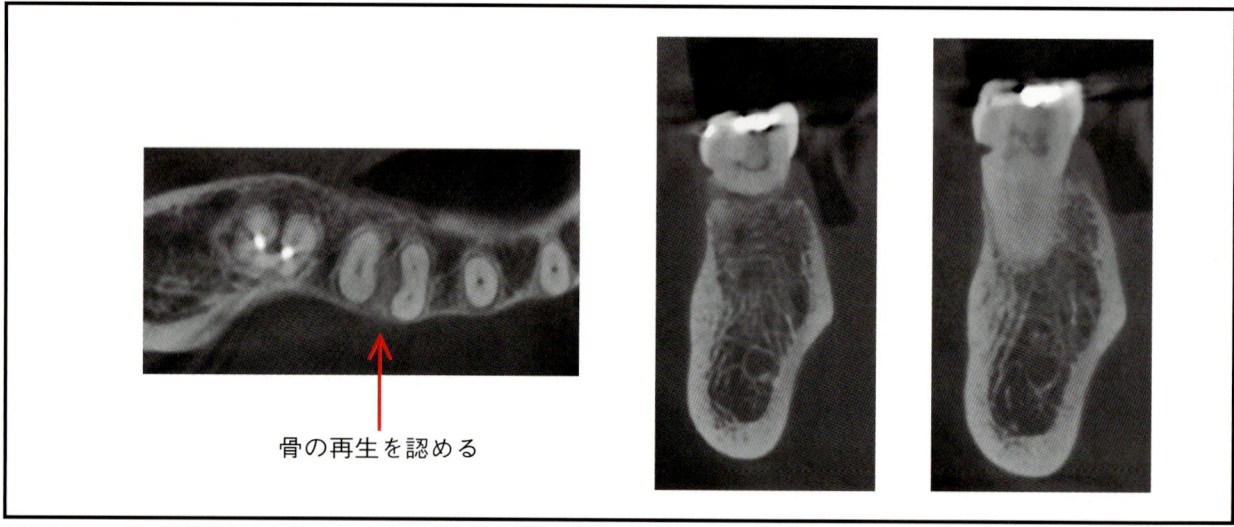

図3-7-2u　CT画像．根分岐部の歯槽骨が再生しているのがわかる（矢印）．

ことが，また図3-7-2uのCT画像からも根分岐部の歯槽骨が再生していることがわかります．

IV　両側上顎側切歯の根尖病変に対して組織再生を考慮した外科的歯内療法を行った症例

図3-7-3に示した患者は45歳の男性．主訴は上顎前歯根尖部歯肉の腫脹．既往歴として過去に急発を繰り返し，感染根管治療では治癒機転を取りませんでした．

以上のことから，両側上顎側切歯の「難治性根尖性歯周炎」と診断し，またリスク因子は解剖学的問題（fenestration）と咬合病と推察しました．

図3-7-3a～cは初診時の口腔内所見と初診時のパノラマX線写真です．両側上顎側切歯根尖部に瘻孔を認めました．

1．右側上顎側切歯根尖部の骨再生

右側上顎側切歯の歯肉弁を剝離し骨再生を促進する硫酸カルシウム製剤CAPSET®を骨欠損部に添入し，吸収性の遮蔽膜を，さらにその上に上皮下結合組織を設置して瘻孔を塞ぎました（図3-7-3d, e）．

図3-7-3fに手術直後および術後8ヵ月後のデンタルX線写真を示します．骨欠損部には骨

●外科的歯内療法を行った症例

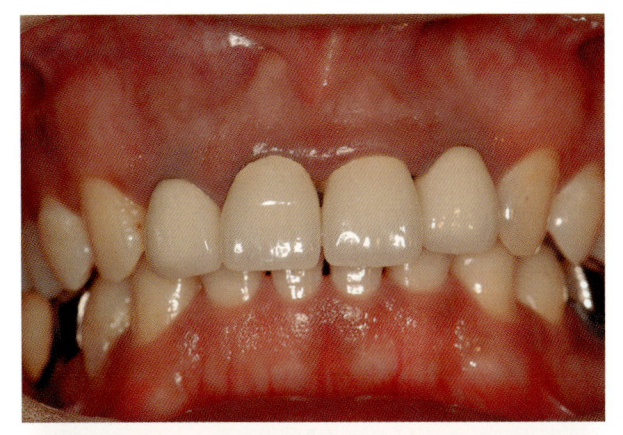

図 3-7-3a　初診時の正面観.

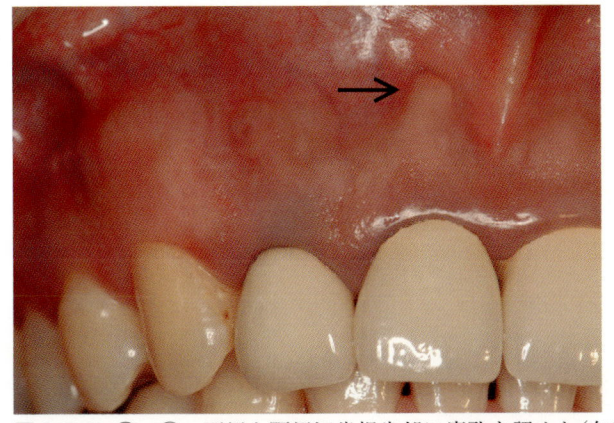

図 3-7-3b ①，②　両側上顎側切歯根尖部に瘻孔を認めた（矢印）. ①②

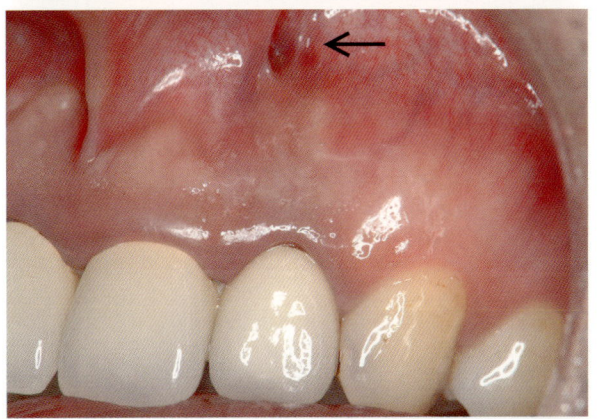

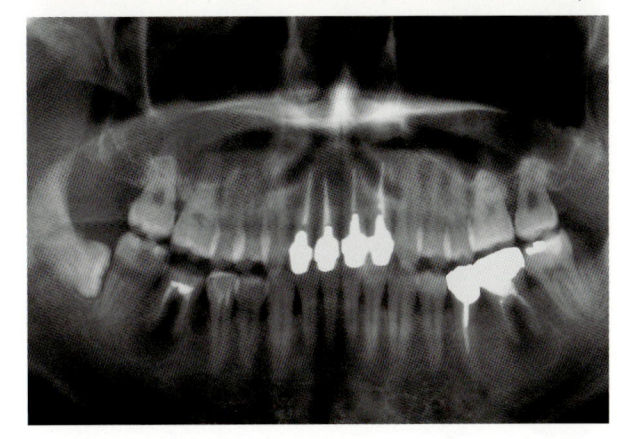

図 3-7-3c　初診時のパノラマ X 線写真.

の再生を認めます.

2. 左側上顎側切歯根尖部の骨再生

　図 3-7-3g に示した左側上顎側切歯のデンタル X 線写真と歯肉弁を剝離した際の所見からは根尖孔部は破壊され，ガッタパーチャポイントは根尖孔から溢出しており，歯根には歯石様沈着物が付着していることがわかります.

　そのため根面のデブライドメントと歯根端切除術を行いましたが，歯頸部以外の歯槽骨が広範囲に吸収していたので（図 3-7-3h），テトラサイクリンによる根面の酸処理後に骨欠損部にスポンゼルを添入しました（図 3-7-3i）.
　吸収性の遮蔽膜を設置後に上皮下結合組織片を採得して遮蔽膜上に設置して瘻孔を塞ぎ，縫合しました（図 3-7-3j，k）.

第3部 歯周外科治療編

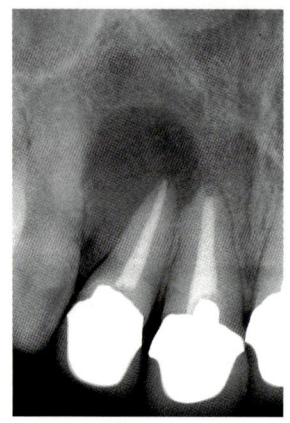

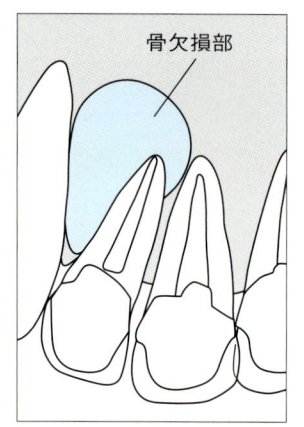

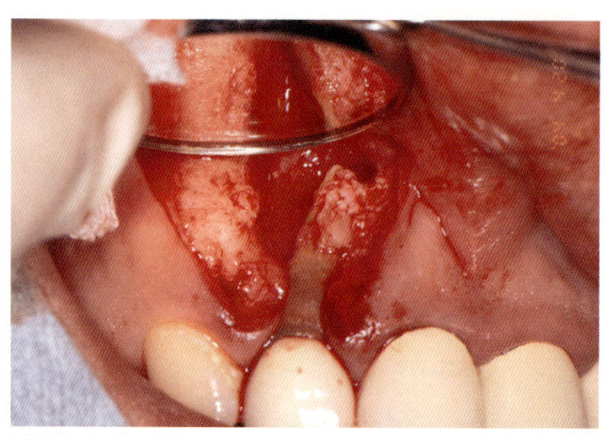

図3-7-3d ①～③ 右側上顎側切歯のデンタルX線写真．歯肉弁を剥離した際の所見．

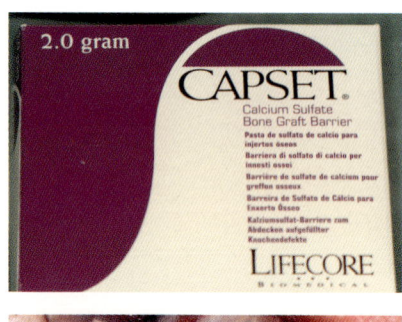

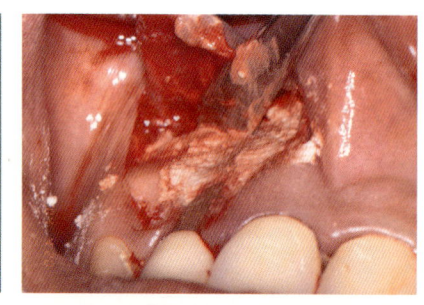

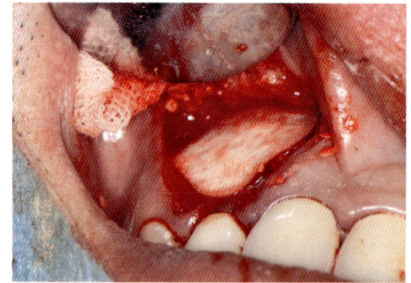

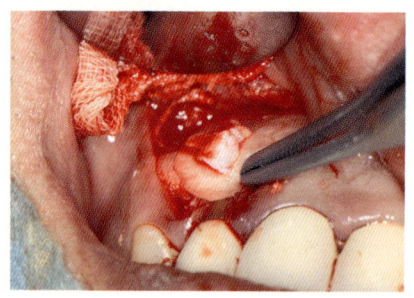

図3-7-3e ①～④ 骨再生を促進する硫酸カルシウム製剤（CAPSET®）を骨欠損部に添加した．吸収性の遮蔽膜を設置．遮蔽膜上に上皮下結合組織を設置して瘻孔を塞いだ．

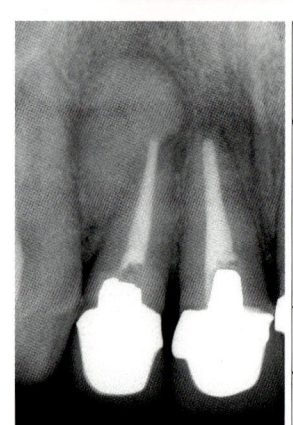

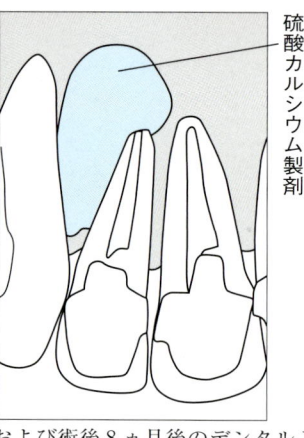

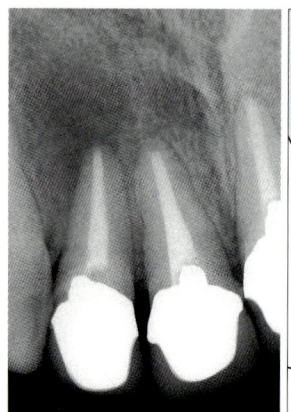

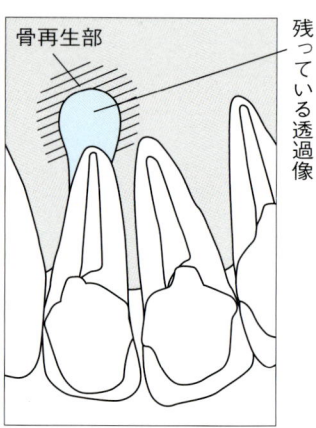

図3-7-3f ①～④ 手術直後および術後8ヵ月後のデンタルX線写真．骨再生を認める．

　図3-7-3lは手術直後および術後6ヵ月後のデンタルX線写真です．骨欠損部には骨の再生を認めます．図3-7-3m, nは術前と術後8ヵ月後のパノラマX線写真と術後6ヵ月の口腔内所見です．両歯とも瘻孔および炎症症状は消失し，中央部の歯肉が若干歯肉退縮しています．歯周ポケットは1～2mm程度です．
　図3-7-3o, pには術後5年のデンタルX線

160

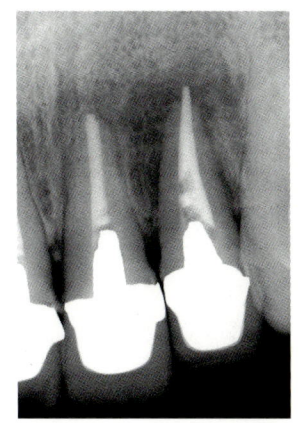

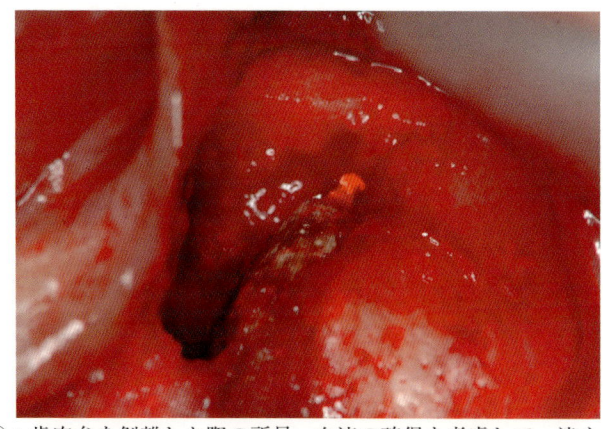

歯周組織再生療法のコンビネーション治療

図3-7-3g ①, ② ①：左側上顎側切歯のデンタルX線写真. ②：歯肉弁を剥離した際の所見. 血流の確保を考慮して, 遠心側のみに縦切開を行った. 根尖孔部は破壊され, ガッタパーチャポイントが根尖孔から溢出しており, 歯根には多量の歯石様沈着物が付着している.

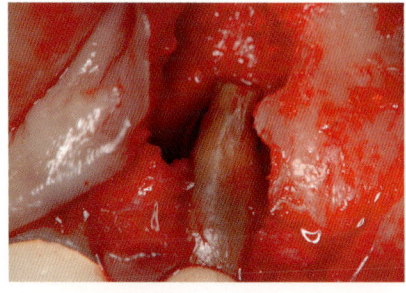

図3-7-3h 根面のデブライドメントおよび歯根端切除術を行った際の所見である. 歯頸部以外の歯槽骨が広範囲に吸収している.

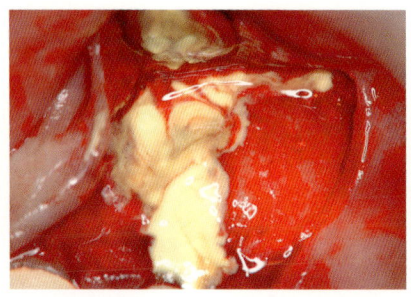

図3-7-3i ①, ② テトラサイクリンによる根面の酸処理. 骨欠損部にスポンゼルを添入した.

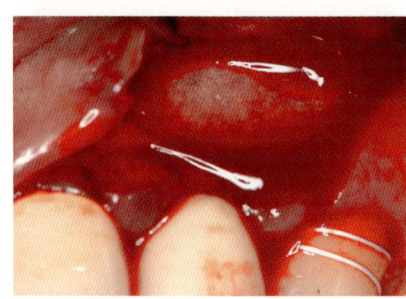

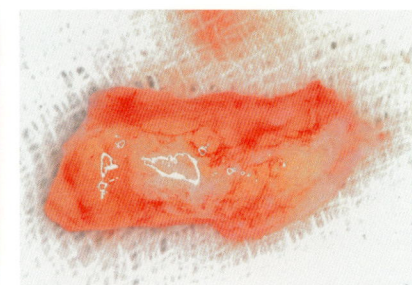

図3-7-3j ①, ② 吸収性の遮蔽膜を設置した所見と採取した上皮下結合組織である. この移植片を遮蔽膜上に設置して瘻孔を塞いだ.

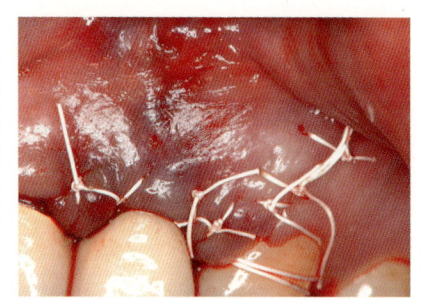

図3-7-3k 縫合時の所見.

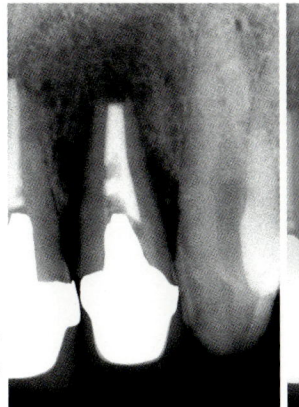

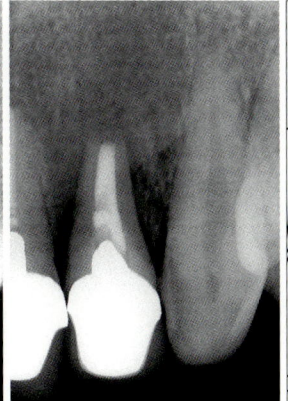

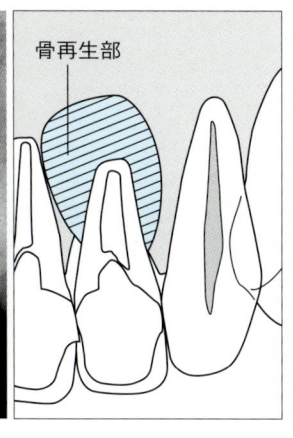

図3-7-3l ①〜③ ①：手術直後のデンタルX線写真. ②, ③：術後6ヵ月のデンタルX線写真. 骨再生を認める.

骨再生部

第3部 歯周外科治療編

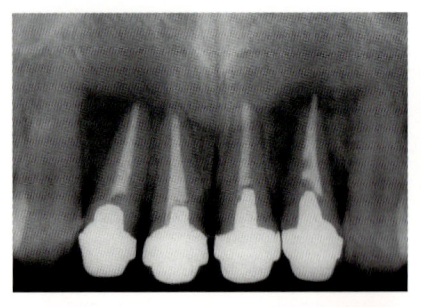

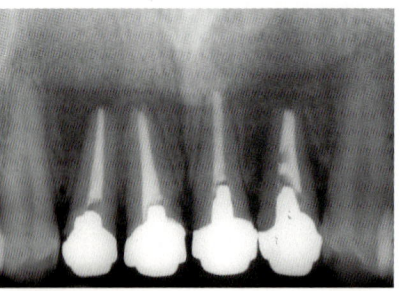

第3部 歯周外科治療編

図3-7-3m ①，② 術前と術後8ヵ月のパノラマX線写真．

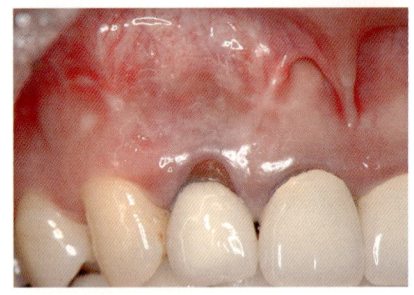

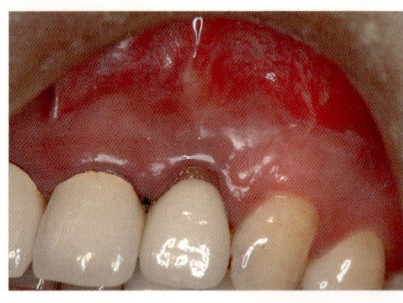

図3-7-3n ①，② 術後6ヵ月の口腔内所見．両歯とも瘻孔および炎症症状は消失した．歯肉退縮しているが，歯周ポケットは1〜2mm程度である．

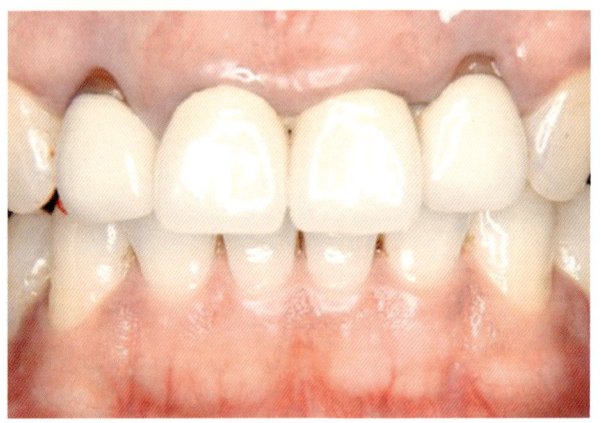

図3-7-3o 術後5年の正面観．

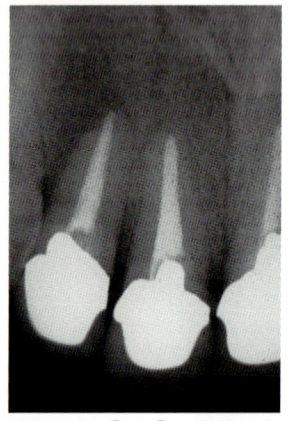

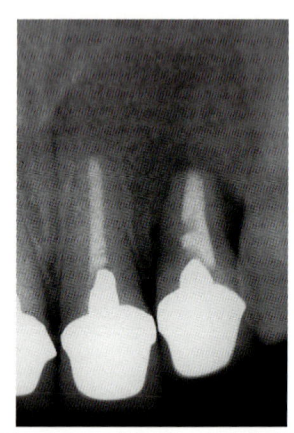

図3-7-3p ①，② 術後5年のデンタルX線写真．右側上顎側切歯は問題ないが，左側上顎側切歯は歯槽骨の再吸収が疑われる．

写真と口腔内所見を示します．右側上顎側切歯は問題ありませんが，左側上顎側切歯は歯槽骨の再吸収が疑われます．歯周ポケットは3mm程度でした．患者は嘔吐反射が強く，バイトプレートを使用することができないため咬合管理が適切にできていない可能性がありました．

V GTR法と自家骨ブロックを併用した症例

図3-7-4に示した患者は53歳の女性．右側上顎第二大臼歯部歯肉の腫脹を主訴に来院しました．既往歴として同部は以前から歯肉の腫脹を繰り返していました．

図3-7-4a〜cは初診時の口腔内所見，咬合面観，デンタルX線写真ですが，補綴物の摩耗と近心側の骨吸収が顕著であることがわかります．

図3-7-4d，eにプロビジョナルレストレーションを用いた初期治療終了後の患歯の所見を示します．近心側に7〜8mmの歯周ポケットが残存しています．

そのため歯周外科治療を選択し，近心骨欠損部に骨ブロックを添入するため，トレフィンバーで骨を採取，これを近心骨欠損部に添入してから遮蔽膜を設置後に縫合，その後二次手術

歯周組織再生療法のコンビネーション治療

● GTR法と自家骨ブロックを併用した症例

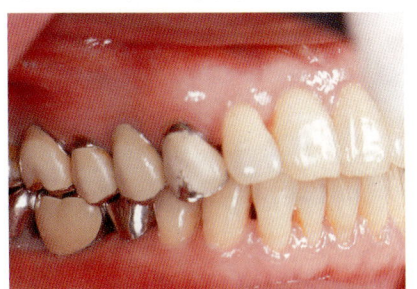

図3-7-4a 右側側面観.

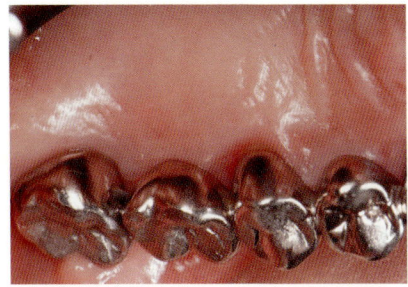

図3-7-4b 咬合面観. 補綴物の摩耗が顕著である.

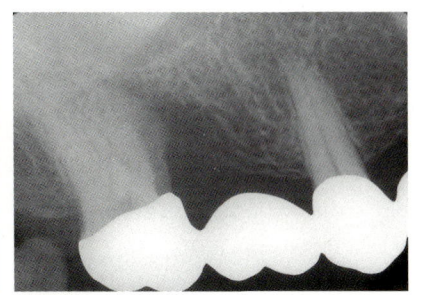

図3-7-4c 初診時のデンタルX線写真. 右側上顎第二大臼歯近心側の骨吸収が顕著である.

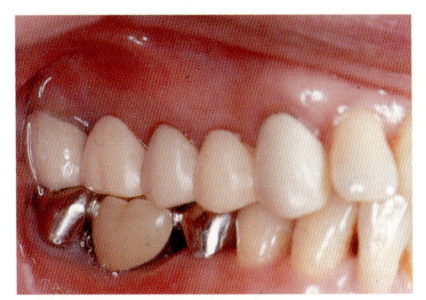

図3-7-4d プロビジョナルレストレーションを装着し, 側方運動時の咬合干渉を改善した.

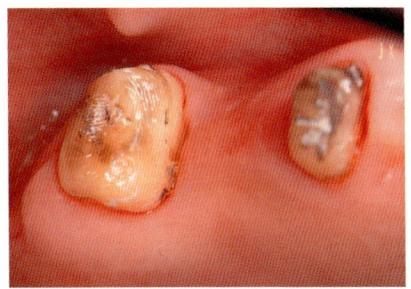

図3-7-4e 初期治療終了後の患歯. 近心側に7〜8mmの歯周ポケットが残存している.

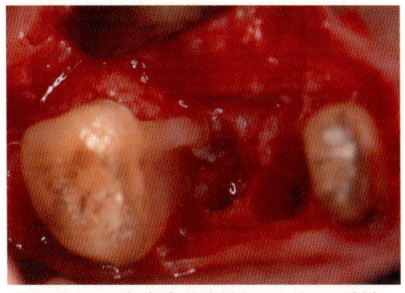

図3-7-4f 歯肉弁を剝離した際の所見. 近心側の骨欠損を認める.

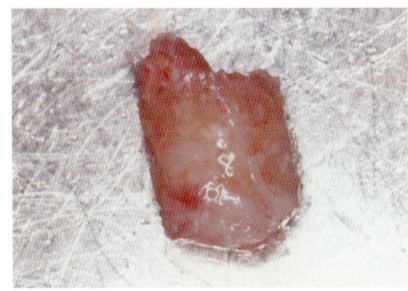

図3-7-4g 欠損部に骨ブロックを添入するため, トレフィンバーで骨を採取した.

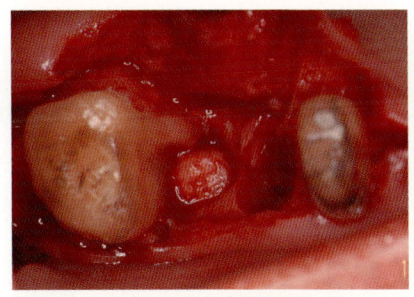

図3-7-4h 近心骨欠損部に骨ブロックを添入した際の所見.

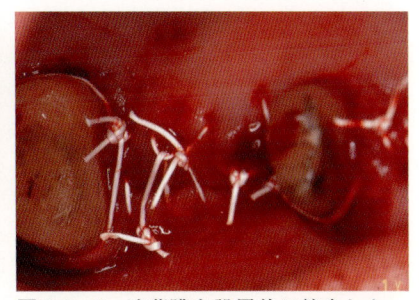

図3-7-4i 遮蔽膜を設置後に縫合した.

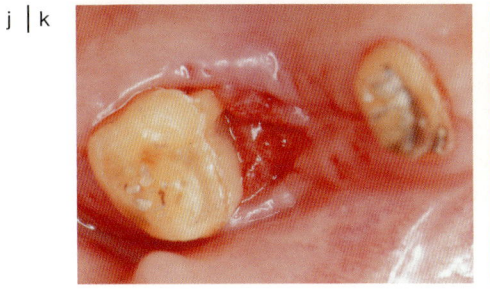

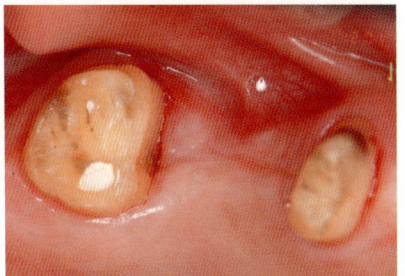

図3-7-4j 二次手術後の所見.
図3-7-4k 術後3ヵ月の所見.

を行いました(図3-7-4f〜j). 図3-7-4kは術後3ヵ月の所見です.

　最終補綴物は患歯への咬合干渉を防止するために, キーアンドキーウェイの設計にしました(図3-7-4l〜n).

　図3-7-4o, pは最終補綴物を装着したときのデンタルX線写真です. 患歯の近心部の骨再生が見られます. さらに図3-7-4qに示した

第3部 歯周外科治療編

163

第3部 歯周外科治療編

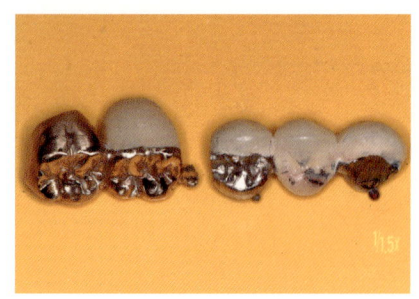

図 3-7-4l 最終補綴物．患歯への咬合干渉を防止するために，キーアンドキーウェイの設計にした．

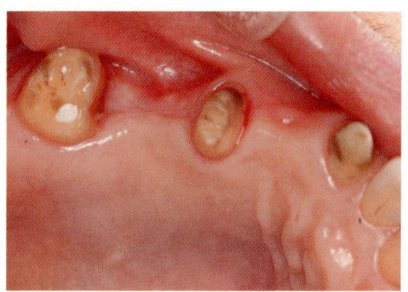

図 3-7-4m 支台歯．

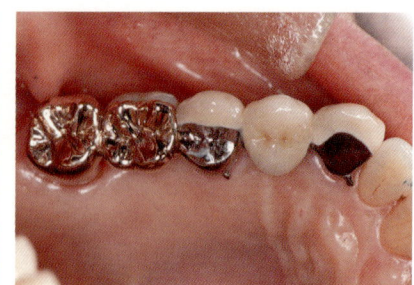

図 3-7-4n 最終補綴物を仮着した際の所見．

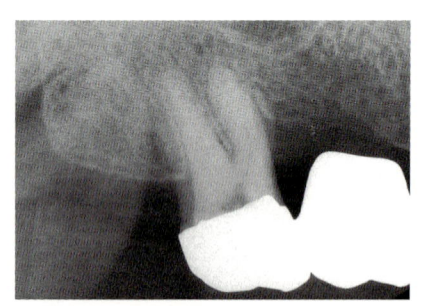

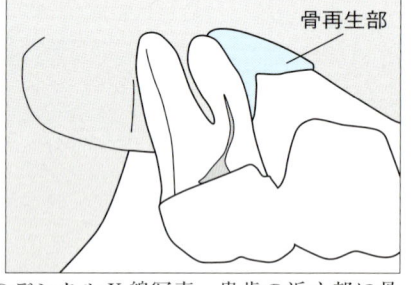

図 3-7-4o, p 最終補綴物を装着した際のデンタルX線写真．患歯の近心部に骨再生を認める．

o | p

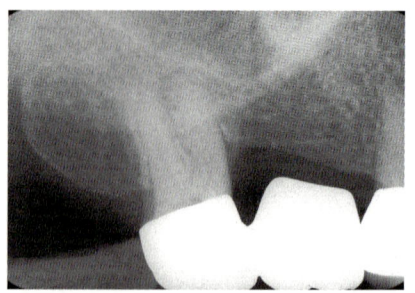

骨再生部

図 3-7-4q 4年後のデンタルX線写真．とくに変化はない．

● GTR法と自家骨移植を併用した症例

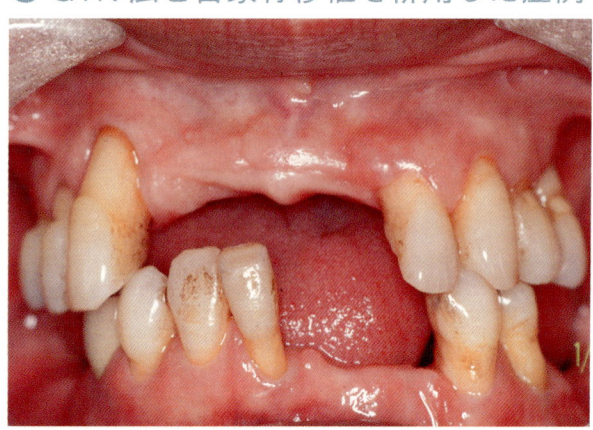

図 3-7-5a 初診時の口腔内所見．プラークコントロールは比較的良好であったが，患者は咬合力の制御の必要性を説明されていなかった．

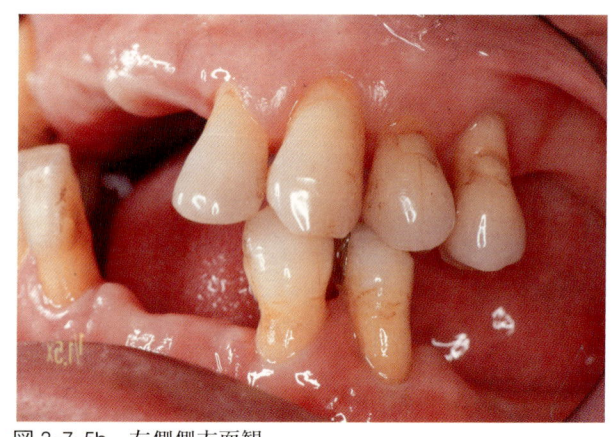

図 3-7-5b 左側側方面観．

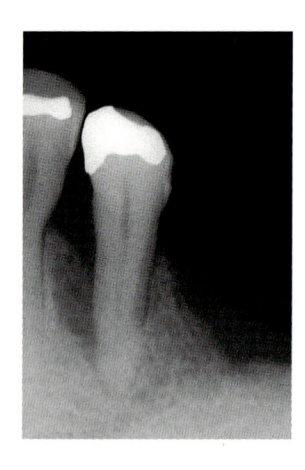

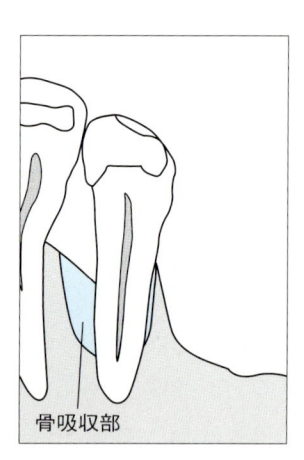

c | d

骨吸収部

図 3-7-5c, d 初診時のデンタルX線写真．左側下顎第二小臼歯の骨吸収が顕著である．

164

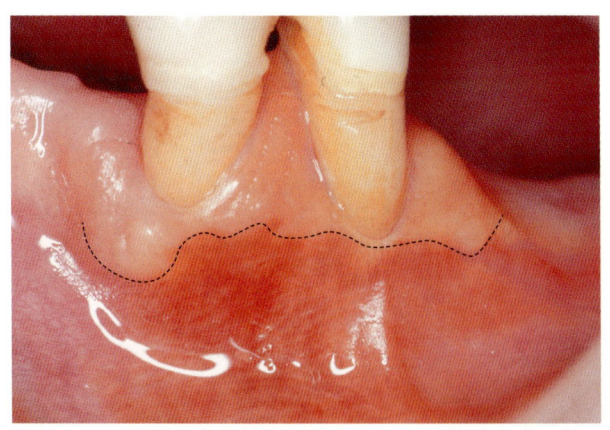

歯周組織再生療法のコンビネーション治療

図 3-7-5e 遊離歯肉移植術の前にヨードで粘膜を染めた．患歯には角化歯肉がないことがわかる．また，咬合性外傷の緩和を考慮して，患歯を隣接歯とプロビジョナルレストレーションで連結した．

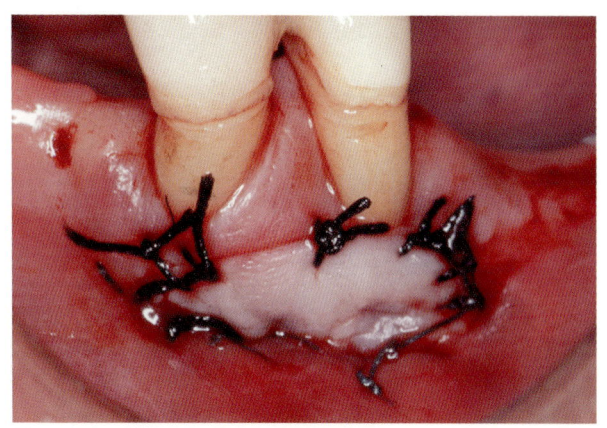

図 3-7-5f 移植片を縫合した際の所見．

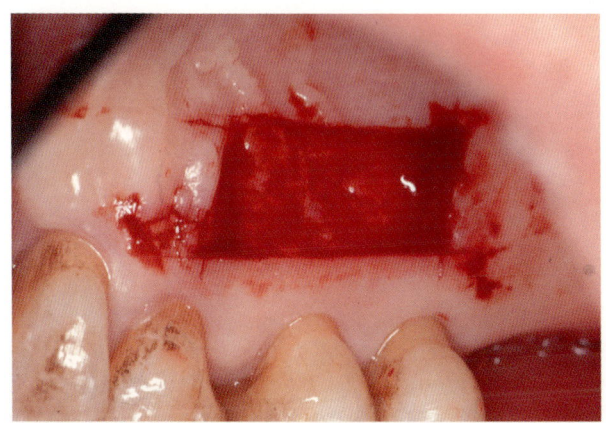

図 3-7-5g 移植片を採取した口蓋歯肉の所見．

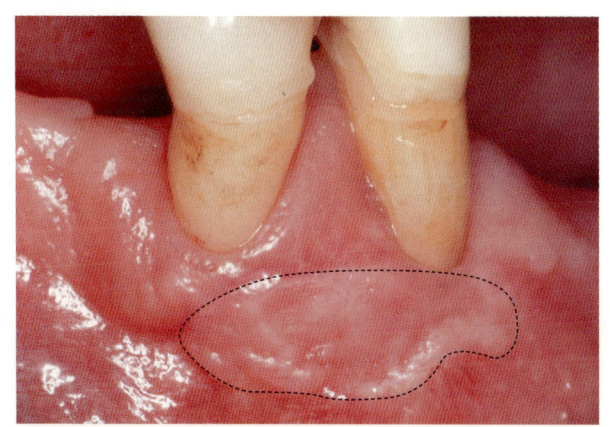

図 3-7-5h 術後 3ヵ月の所見．口腔前庭拡張および付着歯肉の獲得ができた．

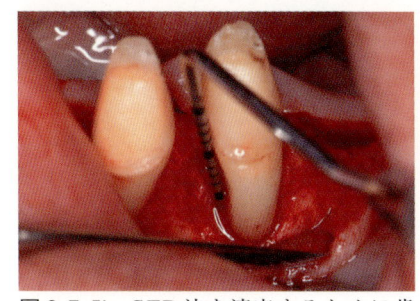

図 3-7-5i GTR 法を適応するために歯肉弁を剥離した際の所見．

図 3-7-5j 舌側の所見．カップ状の骨欠損を認めた．

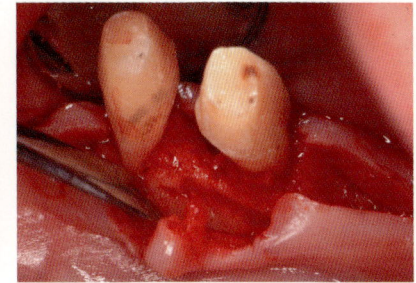

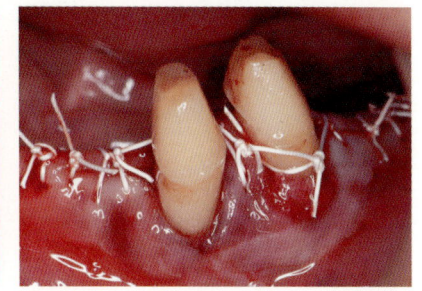

図 3-7-5k 自家骨を添入し，吸収性遮蔽膜を設置して縫合した際の所見．

4年後のデンタルX線写真からもとくに予後不良の兆候は認められません．

VI GTR法と自家骨を併用した症例

図 3-7-5 に示した患者は 59 歳の男性．左側下顎小臼歯の治療を希望して来院しました．患歯の動揺度は 2 で，アイヒナーの分類は B-2 でした．

図 3-7-5a〜d に初診時の口腔内所見とデンタルX線写真を示します．デンタルX線写真からは左側下顎第二小臼歯の骨吸収が顕著であることがわかります．

第3部 歯周外科治療編

165

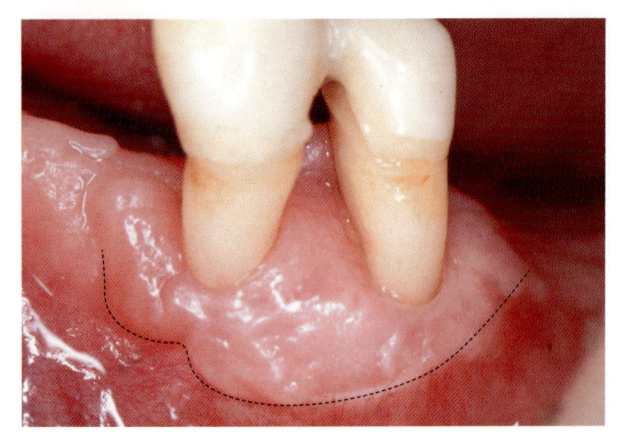

第3部　歯周外科治療編

図3-7-5l　術後3ヵ月の所見.

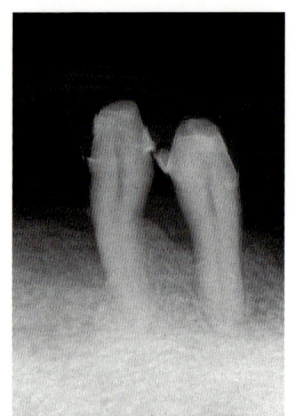

図3-7-5m, n　術後3ヵ月のデンタルX線写真.　m|n

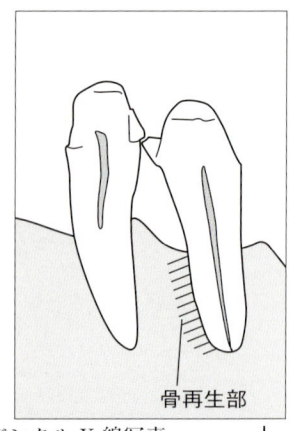

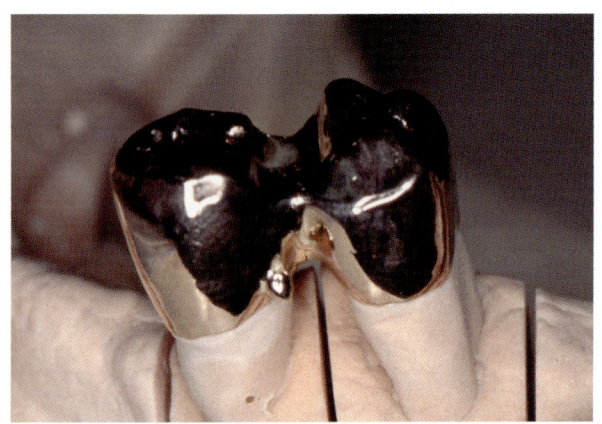

図3-7-5o　最終補綴物.

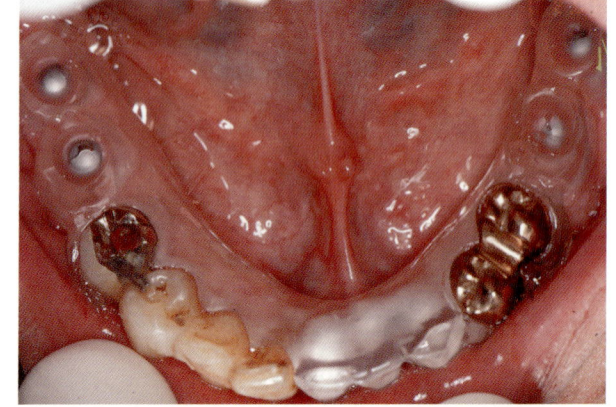

図3-7-5p　インプラント診査.

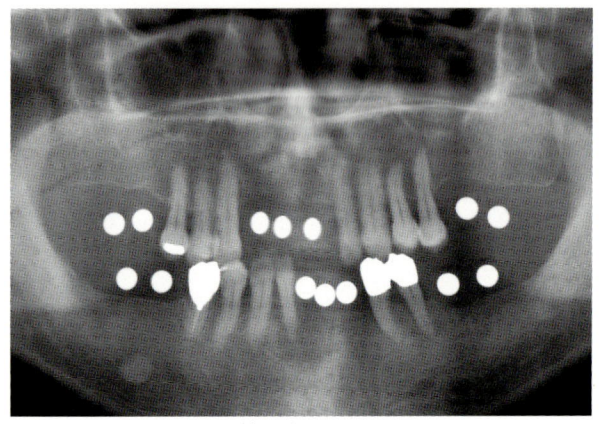

図3-7-5q　パノラマX線写真.

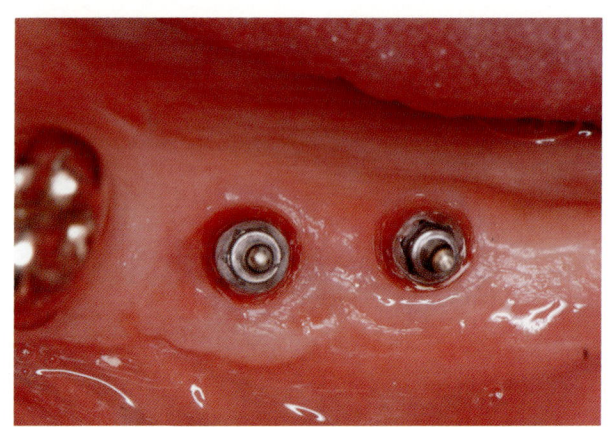

図3-7-5r　フィクスチャー周辺の状況. 角化粘膜が確保されている.

　ヨードで粘膜を染めると患歯には角化歯肉がないことが判明したため，GTR法を適応する前の処置として遊離歯肉移植術を選択しました．さらに，咬合性外傷の緩和を考慮して，患歯を隣接歯とプロビジョナルレストレーションで連結しました（図3-7-5e）．移植片を口蓋歯肉から採取し患部を縫合しました（図3-7-5f, g）.

　図3-7-5hに術後3ヵ月の所見を示します．口腔前庭拡張および角化歯肉の獲得ができました．
　つぎにGTR法を適応するために歯肉弁の剝離を行ったところ近心および舌側にカップ状の骨欠損を認めたため，自家骨を添入し吸収性遮蔽膜を設置して縫合を行いました（図3-7-5i～

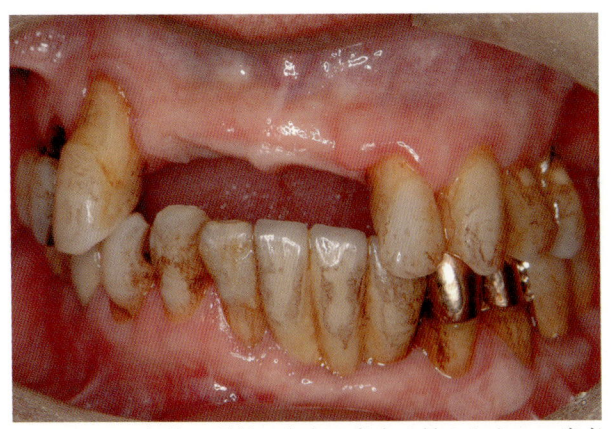

歯周組織再生療法のコンビネーション治療

図3-7-5s　5年後の所見．歯肉に炎症は見られない．患者は臨床的な問題はないという．

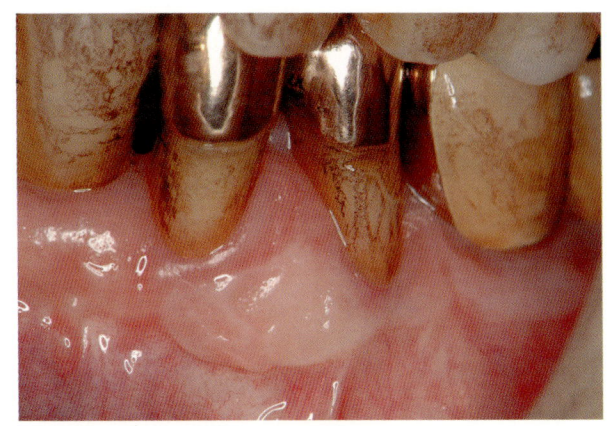

図3-7-5t　患歯の所見．とくに問題はない．

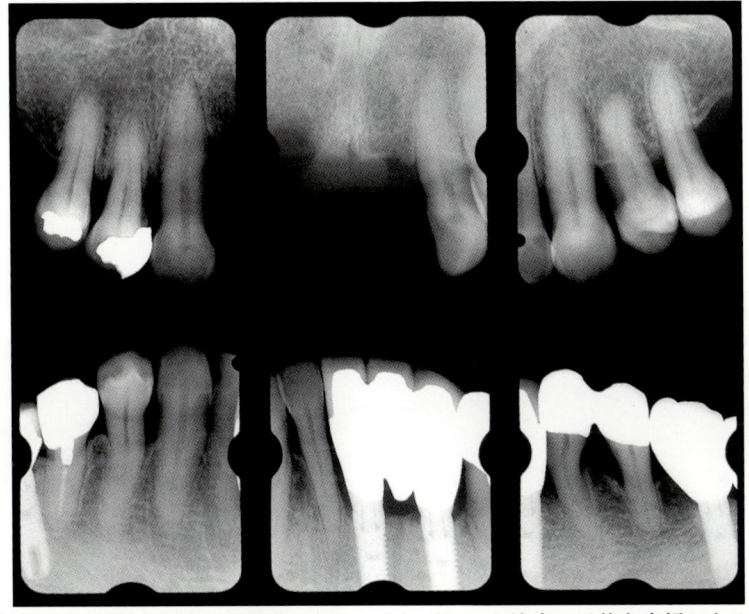

図3-7-5u　デンタルX線写真．患歯の骨再生は明瞭である．インプラント治療の予後も良好である．患者教育によりリスクの軽減に成功し，定期的なメンテナンスを継続している．

k)．図3-7-5l〜nは術後3ヵ月の所見とデンタルX線写真です．付着歯肉と骨の再生を確認後，最終補綴物を装着しました（図3-7-5o）．

下顎の多数歯欠損部に対しては，インプラント治療を行いました（図3-7-5p〜r）．一方，上顎は金属床義歯で咬合機能を回復しました．

図3-7-5s〜uに示した5年後の所見からは全顎的な歯肉の炎症はなく，また患歯にもとくに問題はありません．デンタルX線写真からも患歯の骨再生は明瞭で，インプラント治療の予後も良好なことがわかります．

参考文献

1. McClain PK, Schallhorn RG. : The use of combined periodontal regenerative techniques. J Periodontol. 1999 : 70(1) : 102-104.
2. Schallhorn RG, McClain PK. : Clinical and radiographic healing pattern observations with combined regenerative techniques. Int J Periodontics Restorative Dent. 1994 : 14(5) : 391-403.
3. Harris RJ, Harris LE, Harris CR, Harris AJ. : Clinical evaluation of a combined regenerative technique with enamel matrix derivative, bone grafts, and guided tissue regeneration. Int J Periodontics Restorative Dent. 2007 : 27(2) : 171-179.

第3部　歯周外科治療編

167

第3部　歯周外科治療編

Periodontal Surgery Edition 8

骨増大術

I インプラント治療の前処置

う蝕が原因で抜歯した場合に比較して，重度歯周炎に罹患したhopeless teethを抜歯した場合，歯槽骨が重度に破壊されているため，インプラント治療を行う前に，骨増大術を必要とする症例が多くあります．

骨増大術には，水平的な骨増大と垂直的な骨増大術とがあり，皮質骨穿孔[1]，スペースメイキング，歯肉弁による術野の封鎖のために減張切開や結合組織移植を行うこともあります．

大学病院では，BiossやDFDBA（demineralized freeze dried bone allograft）などの材料が使

●水平的骨増大術とインプラント埋入を行った症例

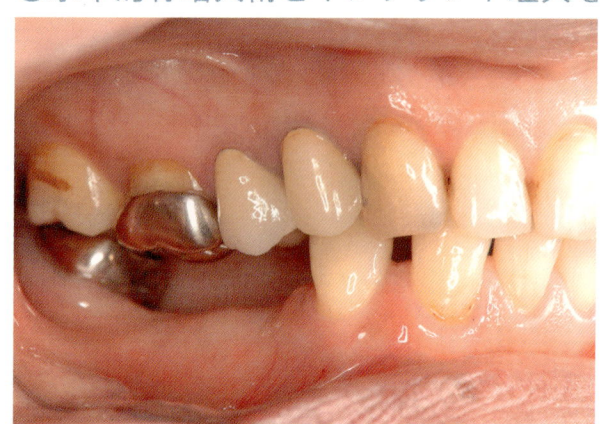

図3-8-1a　側方面観．

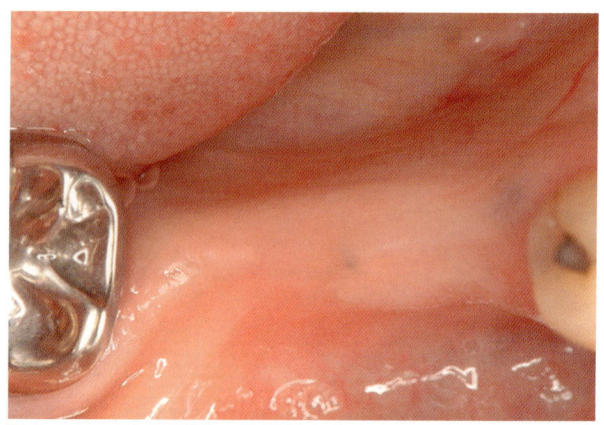

図3-8-1b　咬合面観．骨幅が十分でないことがわかる．水平的なGBRの後，インプラント治療を行うことにした．

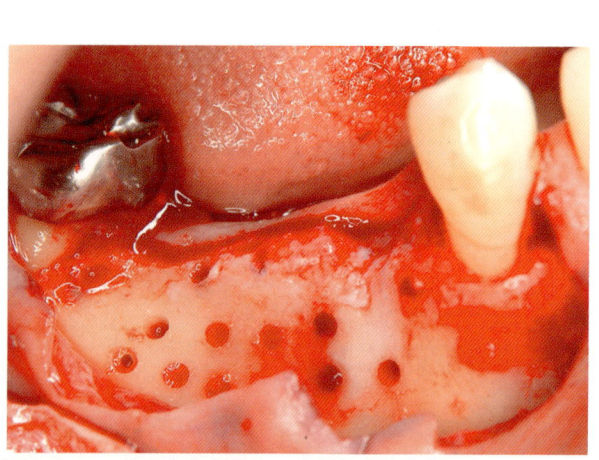

図3-8-1c　歯肉弁を剥離し，皮質骨穿孔を行った．

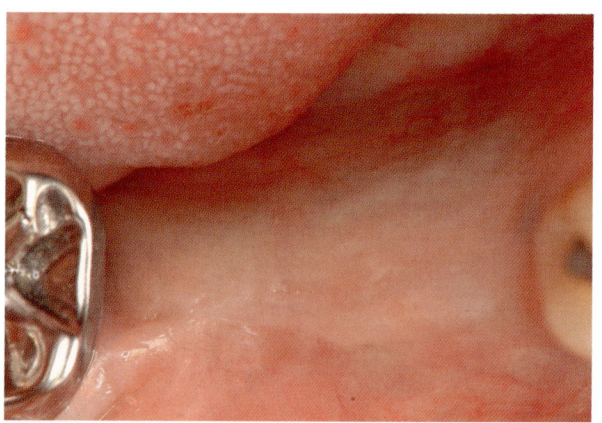

図3-8-1d　術後半年の咬合面観．歯肉幅が増大している．

168

骨増大術

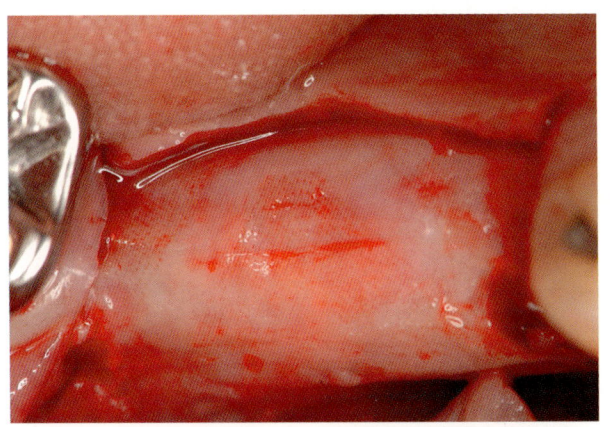

図 3-8-1e 歯肉弁を剥離してチタン製の遮蔽膜を除去．

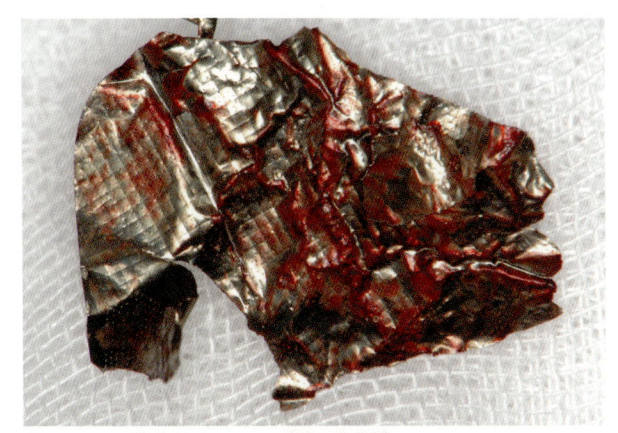

図 3-8-1f 除去したチタン製の遮蔽膜．

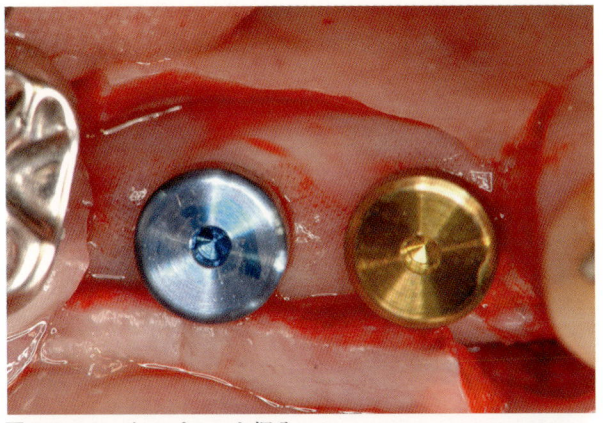

図 3-8-1g インプラント埋入．

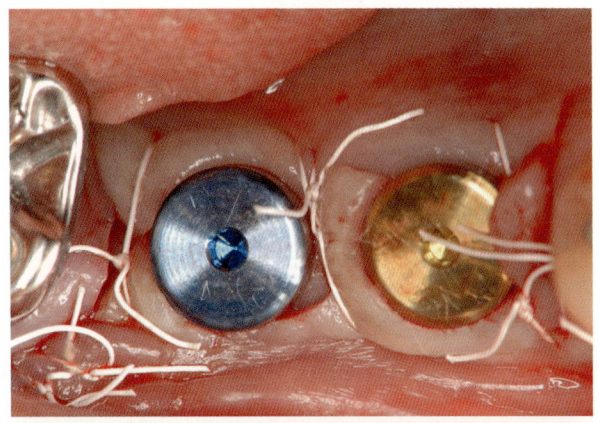

図 3-8-1h 縫合．

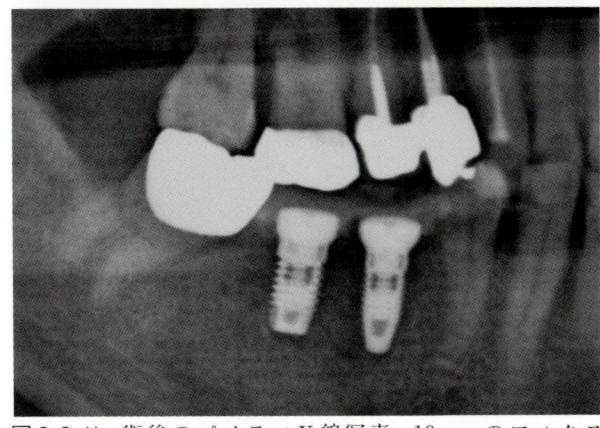

図 3-8-1i 術後のパノラマ X 線写真．10mm のフィクスチャーを埋入．

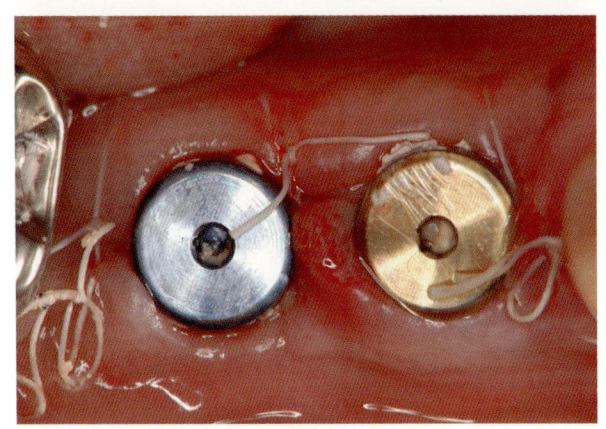

図 3-8-1j 術後 1 週間．治癒は良好である．

えないため，自家骨と人工骨，チタンメッシュ，あるいは吸収性遮蔽膜を併用して行っています．

II 水平的骨増大術を行ったのちにインプラント埋入した症例

図 3-8-1 の患者は 48 歳の女性．数年前に右側下顎臼歯を 2 本抜歯して放置したままでしたが，インプラント治療を希望して来院しました．プラークコントロールは比較的良好ですが（図 3-8-1a），咬合面観からは骨幅が十分でないことがわかります．水平的な GBR を行った後にインプラント治療を行うことにしました（図 3-8-1b）．そこで歯肉弁を剥離し，皮質骨穿孔

第 3 部 歯周外科治療編

169

第3部 歯周外科治療編

● 垂直的GBRとインプラント埋入を行った症例

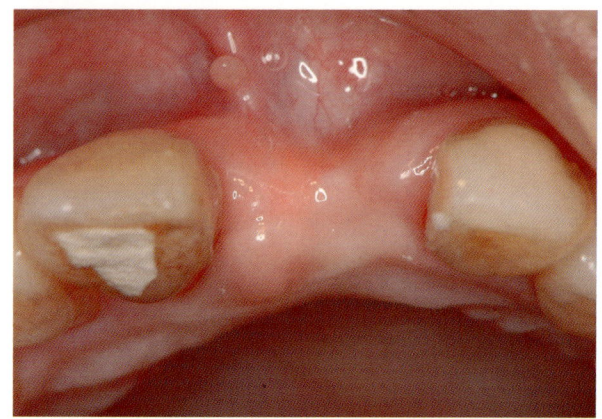

図3-8-2a 咬合面観．唇側の骨吸収が顕著．

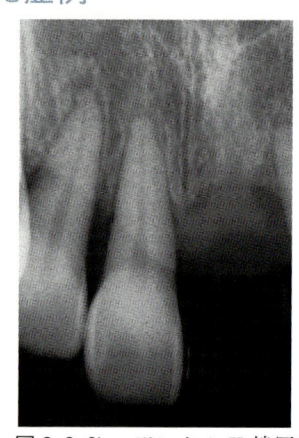

図3-8-2b デンタルX線写真．右側上顎中切歯の骨吸収が半分以上進んでおり，歯髄は失活していた．

c | d

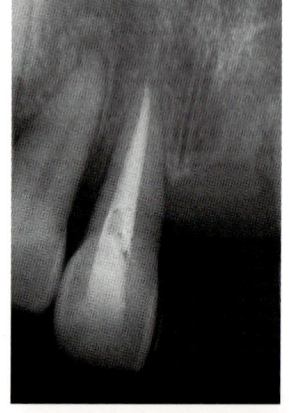

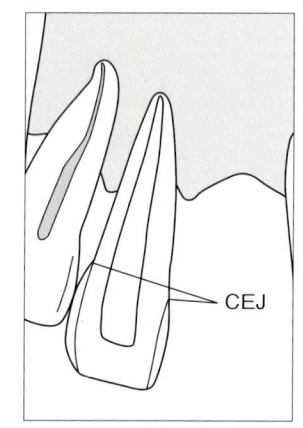

図3-8-2c, d 感染根管治療即日根管充填後のデンタルX線写真．

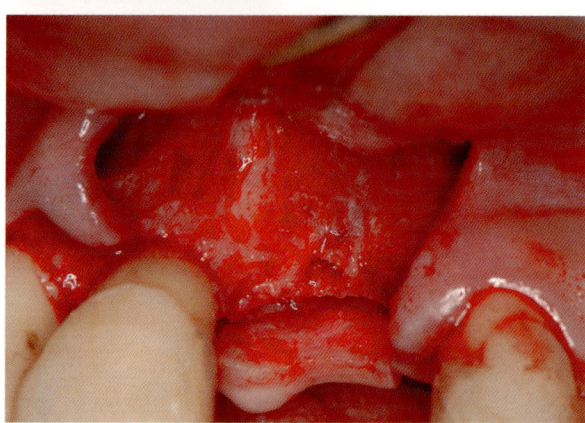

図3-8-2e, f 歯肉弁を剥離．歯槽骨は幅も高さも不十分であった．

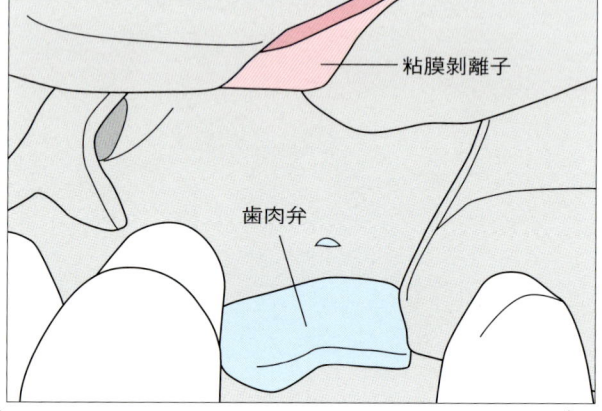

e | f

を行い，人工歯とチタン製の遮蔽膜を用いたGBRを行いました（図3-8-1c）．

術後半年の咬合面観（図3-8-1d）から歯肉幅が増大していることがわかります．つぎに歯肉弁を剥離してチタン製の遮蔽膜を除去し（図3-8-1e, f），インプラントを埋入して縫合しました（図3-8-1g, h）．図3-8-1iに術後のパノラマX線写真を，図3-8-1jに術後1週間の所見を示します．

170

骨増大術

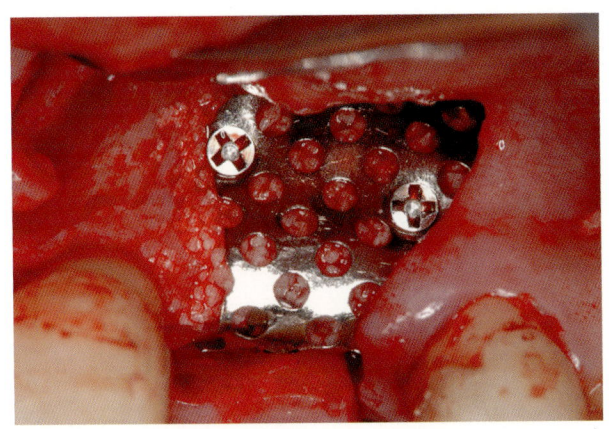

図3-8-2g テンティングスクリュー，チタンメッシュ，人工骨および自家骨を用いて垂直GBRを行った．

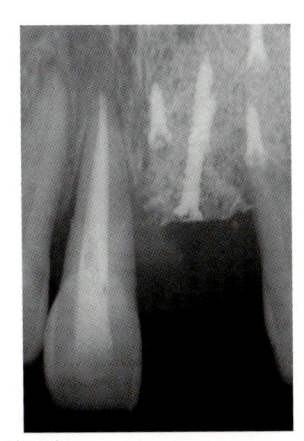

図3-8-2h 術後のデンタルX線写真．

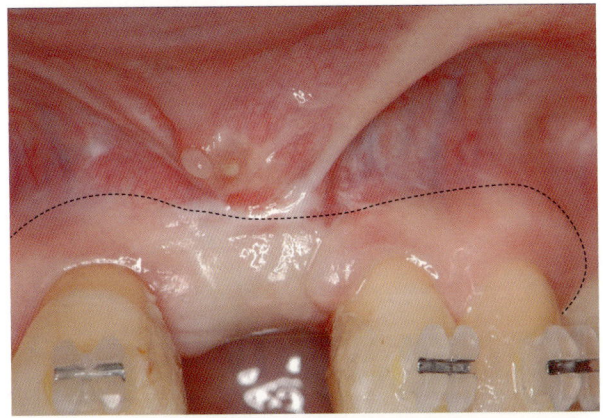

図3-8-2i 術後半年の所見．上唇小帯の切除も行ったため，口腔前庭拡張と付着歯肉が獲得できている．

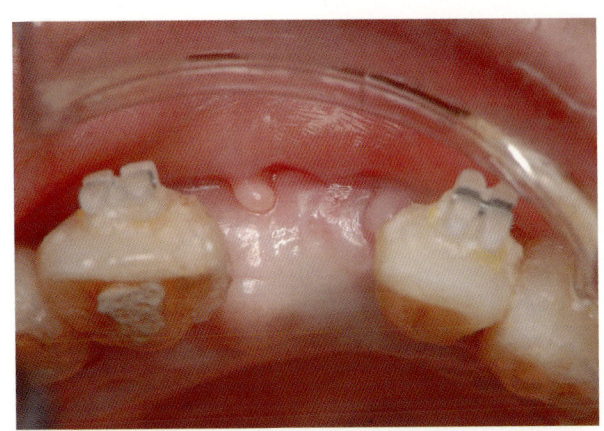

図3-8-2j 咬合面観．唇舌的な歯肉幅が増大している．

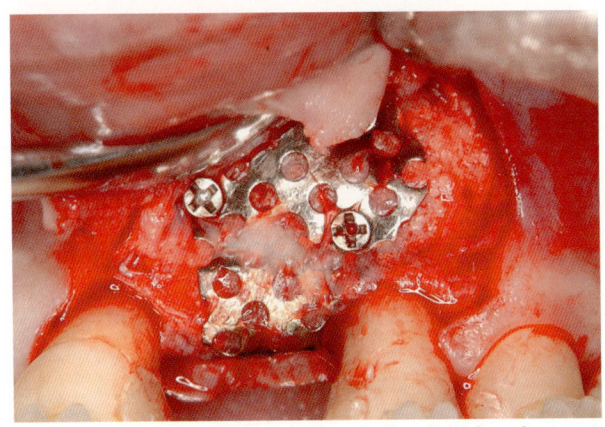

図3-8-2k 歯肉弁を剝離した際の所見．骨増大できているのがわかる．

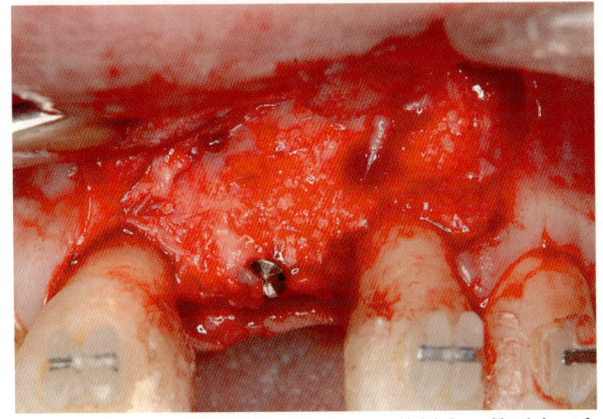

図3-8-2l テンティングスクリューの位置まで骨再生できている．

III 歯周病で抜歯した左側上顎中切歯に垂直的GBRを行いインプラント埋入した症例

図3-8-2の患者は53歳の女性．歯周病により別の歯科医院で左側上顎中切歯を抜歯していました．

初診時の咬合面観から唇側の骨吸収が顕著であることがわかります（図3-8-2a）．また右側上

第3部 歯周外科治療編

171

第3部 歯周外科治療編

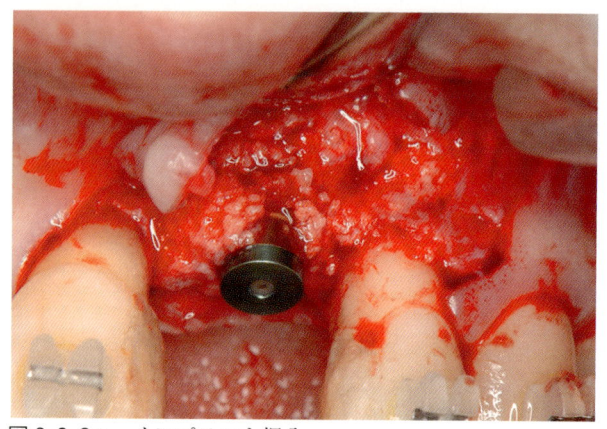

図3-8-2m インプラント埋入.

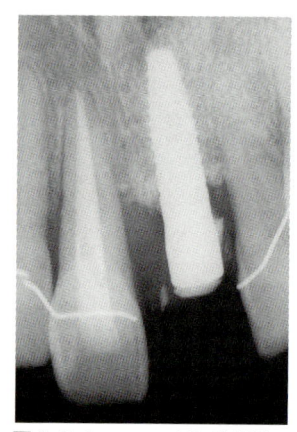

図3-8-2n, o 二次手術後のデンタルX線写真.

図3-8-2p プロビジョナルレストレーション.

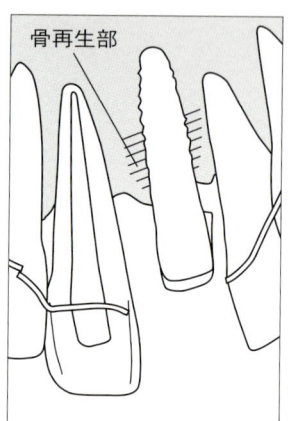

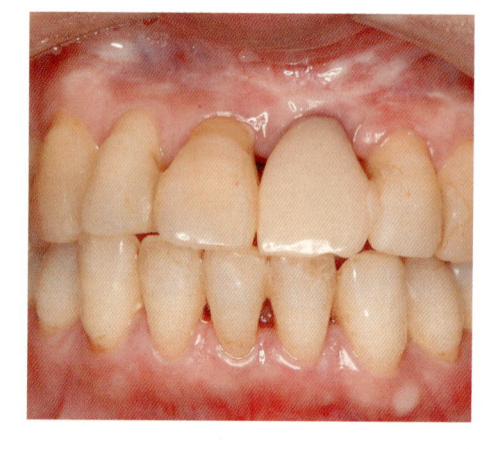

● GBR後インプラント埋入を行った症例

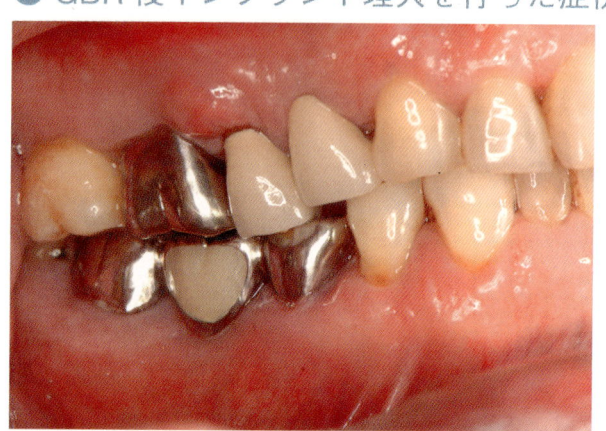

図3-8-3a 初診時の所見．頰側の第二小臼歯と第一大臼歯間の歯肉腫脹．第二小臼歯頰側に10mmの歯周ポケットを認めた．

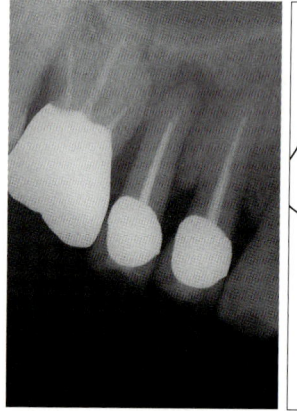

図3-8-3b, c デンタルX線写真．第二小臼歯根尖部の透過像および歯根膜腔と歯槽硬線の消失を認めた．

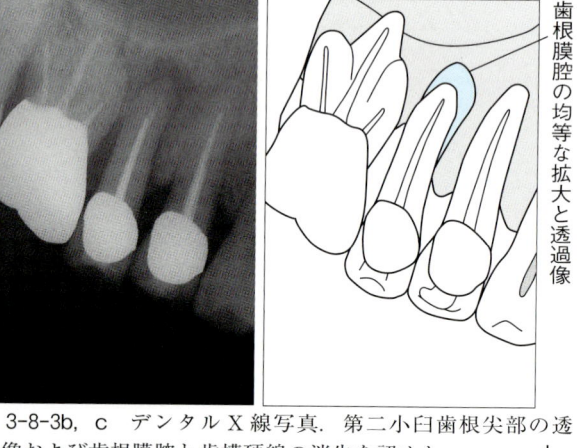

顎中切歯の骨吸収も半分以上進んでおり，歯髄は失活していたので感染根管治療および即日根管充填を行いました（図3-8-2b〜d）．
　インプラント埋入予定部位である左側上顎中切歯部の歯肉弁を剥離したところ，歯槽骨は幅も高さも不十分なので（図3-8-2e, f），テンティングスクリューとチタンメッシュ，人工骨および自家骨を用いて垂直GBRを行いました

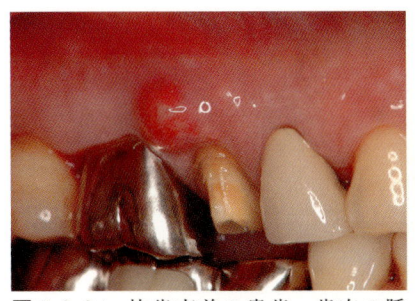

骨増大術

図 3-8-3d　抜歯直前の患歯．歯肉の腫脹は改善していない．

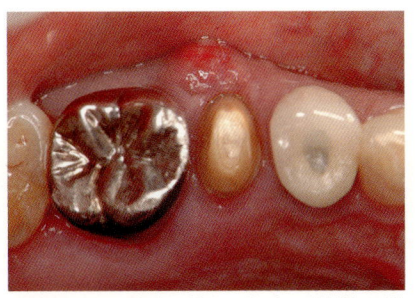

図 3-8-3e　咬合面観．歯肉の腫脹が明瞭．

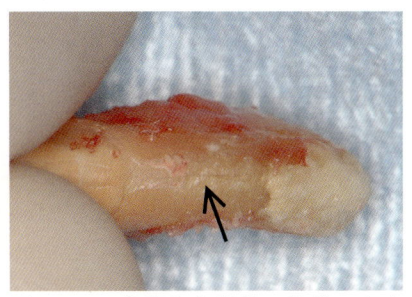

図 3-8-3f　抜歯した患歯．歯根の中央に破折ラインを認める（矢印）．

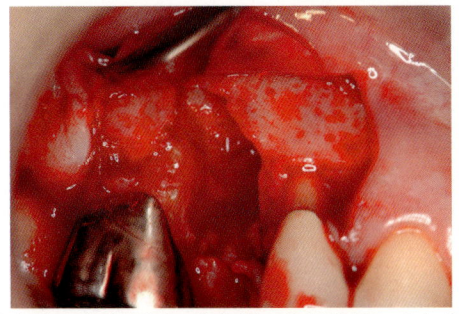

図 3-8-3g　抜歯後の患歯周辺の骨欠損．歯根破折により頬側の骨吸収が拡大した．

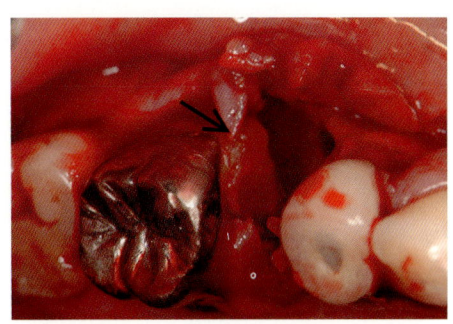

図 3-8-3h　咬合面観．第二小臼歯周囲の骨吸収が拡大し，近接する第一大臼歯の頬側近心根が見える（矢印）．

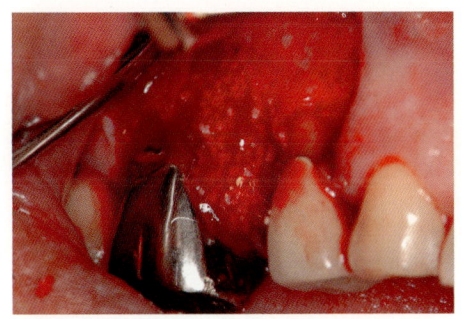

図 3-8-3i　人工骨を添入した所見．

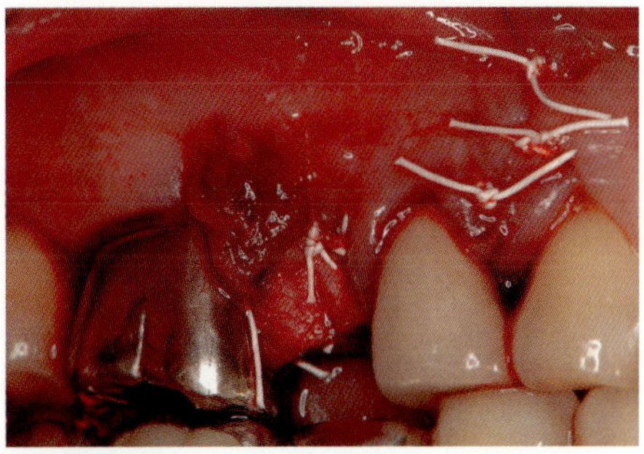

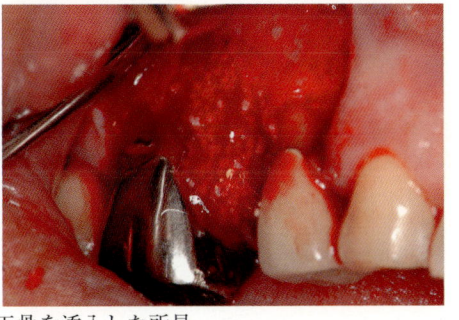

図 3-8-3j　吸収性遮蔽膜を設置後に縫合した．

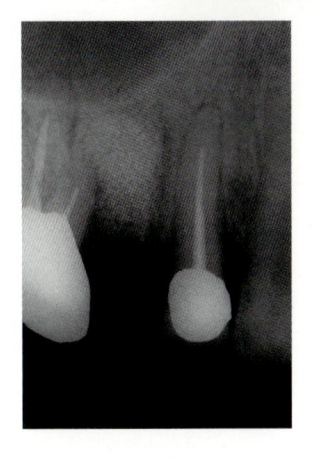

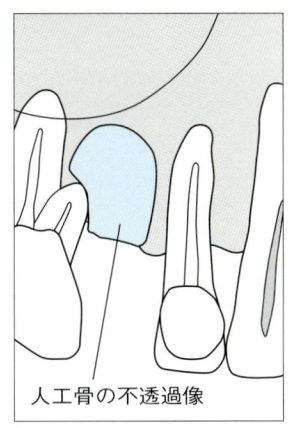

図 3-8-3k, l　術後のデンタルX線写真．添入した人工骨の不透過像が観察される．

人工骨の不透過像

（図 3-8-2g）．図 3-8-2h に術後のデンタル X 線写真を示します．

なお，垂直的 GBR を行う場合には，減張切開をしても歯肉弁にかかるテンションを十分に軽減することができなかったり，歯肉弁の縫合が困難なことがあり，技術的には難易度が高い

第 3 部　歯周外科治療編

173

第3部　歯周外科治療編

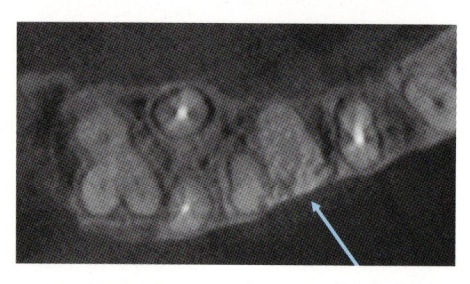

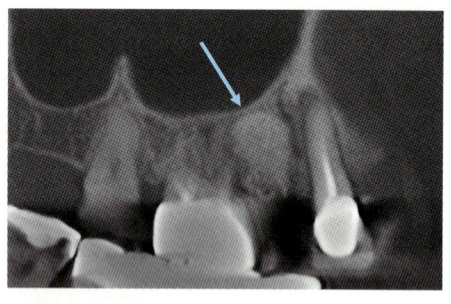

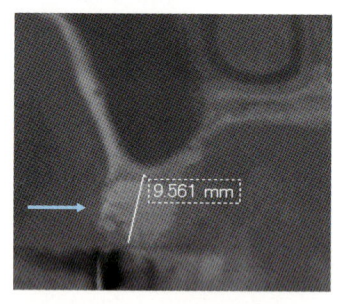

図3-8-3m　CT画像．上顎洞底の近くまで骨吸収が進行していたことがわかる．頰側の皮質骨は吸収している（矢印）．

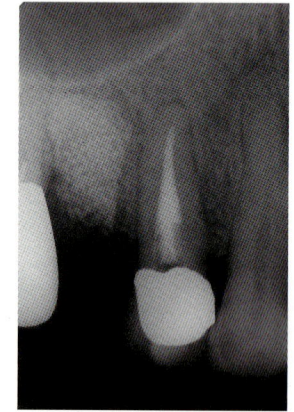

図3-8-3n　術後3ヵ月のデンタルX線写真．第一小臼歯の根管治療をやり直した．

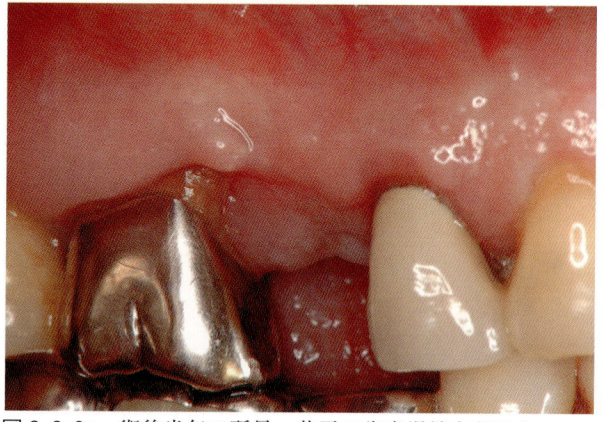

図3-8-3o　術後半年の所見．若干の歯肉退縮を認める．

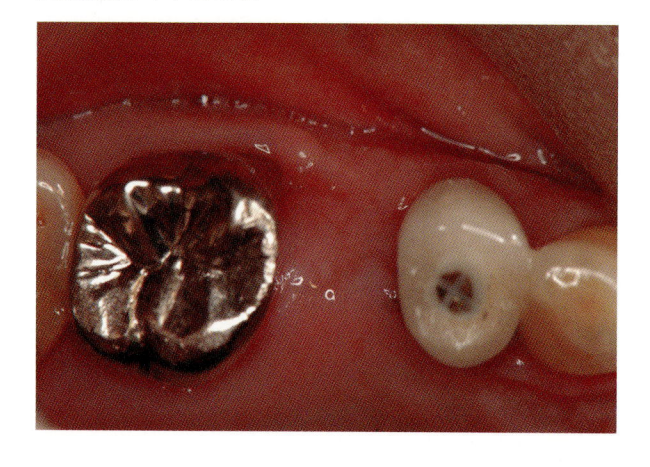

図3-8-3p　術後半年の咬合面観．

術式です[2,3]．

　図3-8-2i, jは術後半年の所見です．上唇小帯の切除も行ったため，口腔前庭拡張と角化歯肉の獲得および歯肉幅を増大できました．図3-8-2k, lは歯肉弁を剝離した際の所見です．テンティングスクリューの位置まで骨再生でき

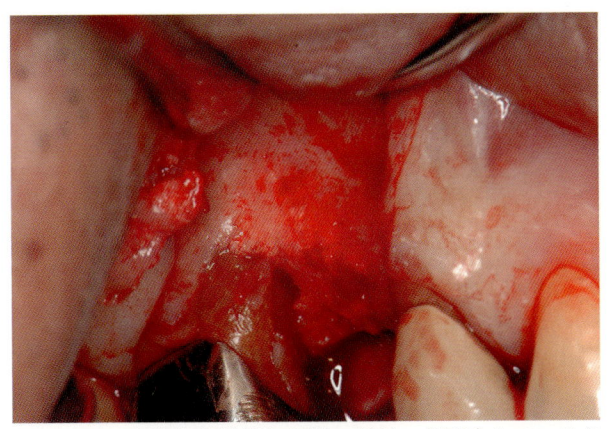

骨増大術

図3-8-3q 歯肉弁を剥離した際の所見．骨再生していることがわかる．

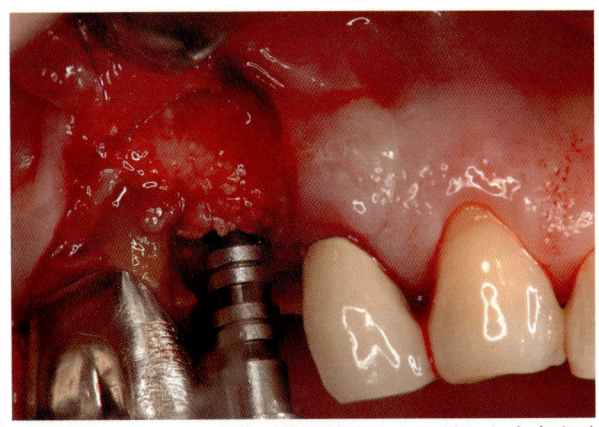

図3-8-3r ドリリング後に指示棒を入れ，長さと方向を確認する．

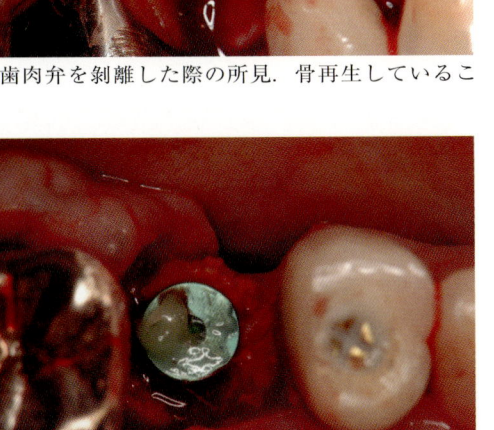

図3-8-3s インプラント埋入後の所見．

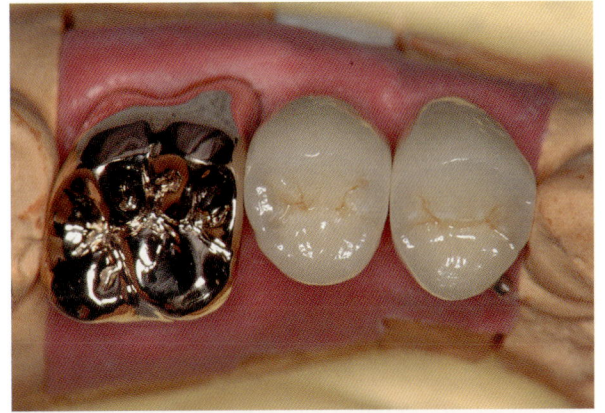

図3-8-3t 最終的な補綴物．第一大臼歯には金合金，第一および第二小臼歯には金属焼付ポーセレンを装着した．

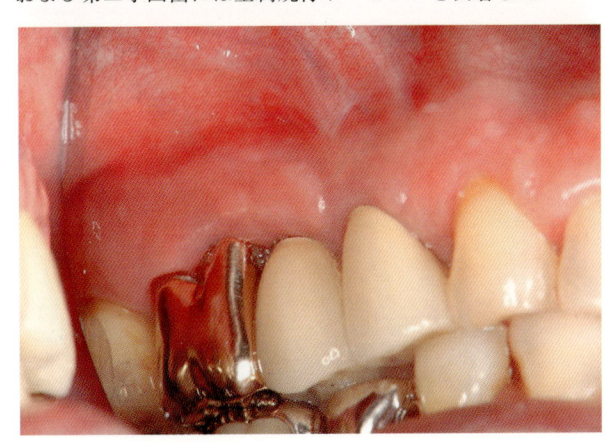

図3-8-3u 補綴物装着後1年の所見．

ているのがわかります．図3-8-2m～oはインプラント埋入した際の所見と二次手術後のデンタルX線写真です．また，図3-8-2pにはプロビジョナルレストレーションを装着した状態を示します．

IV 歯根破折した右側上顎第二小臼歯にGBR後インプラント埋入した症例

図3-8-3の患者は61歳の男性．右側上顎臼歯部の咬合痛および頰側歯肉の腫れを訴えて来

第3部 歯周外科治療編

175

第3部　歯周外科治療編

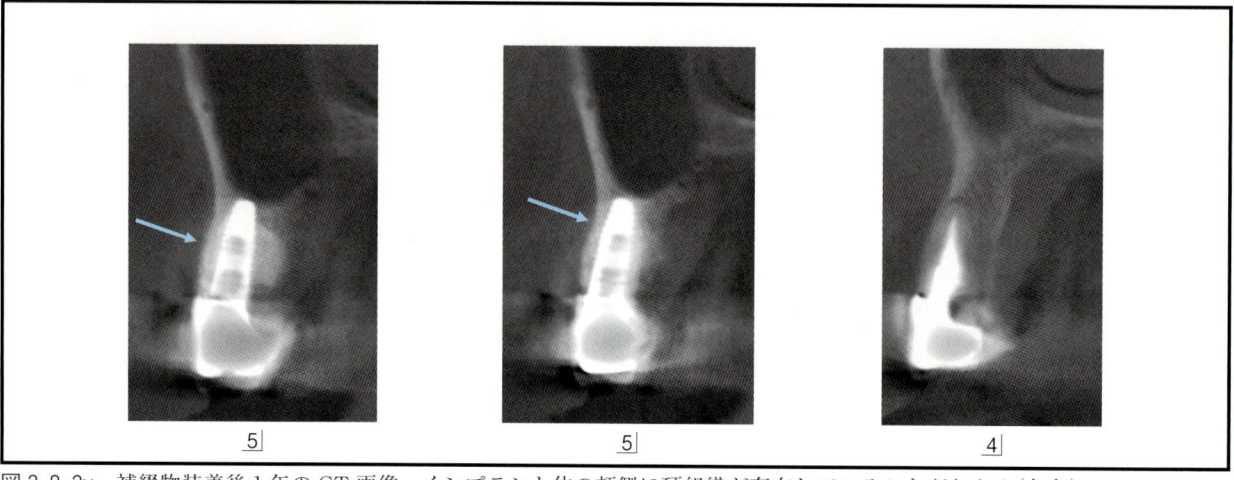

図3-8-3v　補綴物装着後1年のCT画像．インプラント体の頬側に硬組織が存在していることがわかる（矢印）．

●術後の皮下出血

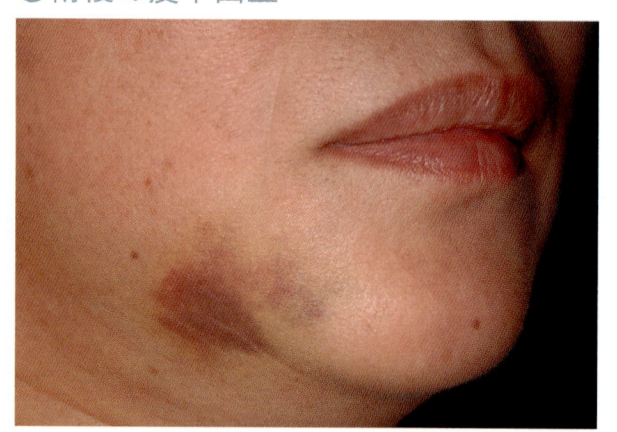

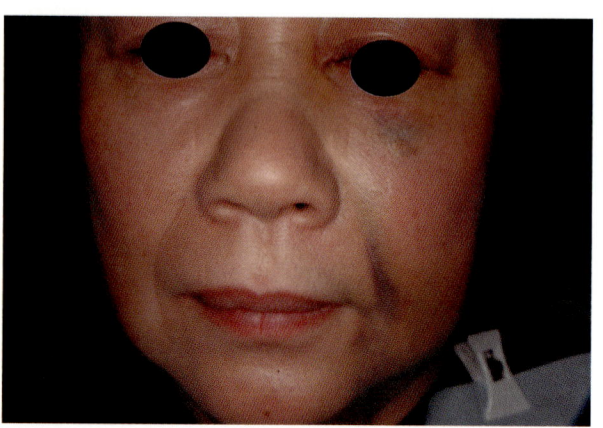

図3-8-4a, b　術後の皮下出血．　a：減張切開によって骨膜を切開するため，術後に皮下出血を生じることがある．b：2型糖尿病と脳梗塞の既往があり抗凝固療法（ワルファリン服用中）を行っている患者にGBRを行った5日後の所見．眼下部および口角部周囲に皮下出血が拡大している．術後の微小な出血が数日間持続したが，外科治療に際しては抗凝固薬の投薬を中止しないで行った．患者説明が重要になる．

a｜b

院しました．前医は第二小臼歯の根尖性歯周炎が原因と考え，感染根管治療を繰り返していましたが，歯肉の腫脹および痛みは消失しなかったため精査・加療を依頼された症例です．

初診時の診査から右側上顎第二小臼歯と第一大臼歯間の頬側歯肉の腫脹と第二小臼歯頬側に10 mmの歯周ポケットを認めました（図3-8-3a）．

デンタルX線写真からは第二小臼歯根尖部の透過像，歯根膜腔および歯槽硬線の消失を認め，歯根破折が強く疑われたので，状況を患者に説明し抜歯後（図3-8-3b〜f），GBRを行い（図3-8-3g〜p），インプラント治療を行うこととしました（図3-8-3q〜t）．

このような場合，半年経っても骨の成熟は不十分なこともあるのですが，インプラント埋入後さらに数ヵ月間インテグレーションを待つので，臨床上問題はありません．

図3-8-3uに補綴物装着後1年の口腔内所見を，また図3-8-3vに同時期のCT画像を示します．この画像からは硬組織がインプラント体の頬側に存在していることがわかります．

176

V 術後に皮下出血が起こる場合の対応

浸潤麻酔下で行う場合，手術の侵襲によって術後の皮下出血が起こることもあります（図3-8-4）．静脈内鎮静法により血管経由で抗炎症剤を投与していない場合には，ステロイド（プレドニン®）を投与しています．最近では低侵襲性のGBR法が報告されています[4].

参考文献

1. Greenstein G, Greenstein B, Cavallaro J, Tarnow D. : The role of bone decortication in enhancing the results of guided bone regeneration : a literature review. J Periodontol 2009 : . 80(2) : 175-189.
2. Greenstein G, Greenstein B, Cavallaro J, Elian N, Tarnow D. : Flap advancement : practical techniques to attain tension-free primary closure. J Periodontol. 2009 : 80(1) : 4-15.
3. Urban IA, Jovanovic SA, Lozada JL. : Vertical ridge augmentation using guided bone regeneration (GBR) in three clinical scenarios prior to implant placement : a retrospective study of 35 patients 12 to 72 months after loading. Int J Oral Maxillofac Implants. 2009 ; 24(3) : 502-510.
4. Kfir E, Kfir V, Eliav E, Kaluski E. Minimally invasive guided bone regeneration. J Oral Implantol. 2007 : 33(4) : 205-210.

第3部　歯周外科治療編

Periodontal Surgery Edition 9

歯周—歯内複合病変

I ハイリスク歯の認識が必要

　歯周—歯内複合病変に罹患した患歯は,「ハイリスク歯」と捉える必要があり,良好な予後を得るには,複数のリスク因子の軽減と確実な外科治療が要求されます.治療の難易度は歯周病変によるアタッチメント・ロスの割合によって大きく異なります.歯周—歯内複合病変の場合には,まず根管治療を先行し,経過観察して歯周炎の関与の程度を把握し,必要に応じた歯周治療を選択するのが原則です.

　歯内疾患由来の病変は根管治療によって解決しやすい反面,歯周炎によるアタッチメント・ロスの再生は困難です.治療の成否は確実な感染源の除去に加えてアタッチメントを獲得する歯周組織再生療法の結果に依存します.歯周病変が進行した症例に対しては破壊されたセメント質と歯根膜の再生を行う必要があり,歯根表面の汚染を取り除き歯周組織再生療法が必要になるケースがほとんどです.とりわけGTR法などの組織再生療法はテクニックセンシティブなため,治療経験のない場合には歯周病の専門医に相談することが望ましいでしょう.

II 右側上顎中切歯の歯周—歯内複合病変

　図3-9-1の患者は60歳の男性.主訴は右側上顎中切歯の動揺,歯肉の腫脹および歯の挺出です.既往歴として同部は以前から歯肉が腫れていたとのことですが放置していました.1ヵ月前頃から咬合時に軽い痛みを覚えるようになったため来院しました.歯髄が失活していた

●感染根管治療＋GTR法＋エムドゲイン＋矯正の併用療法

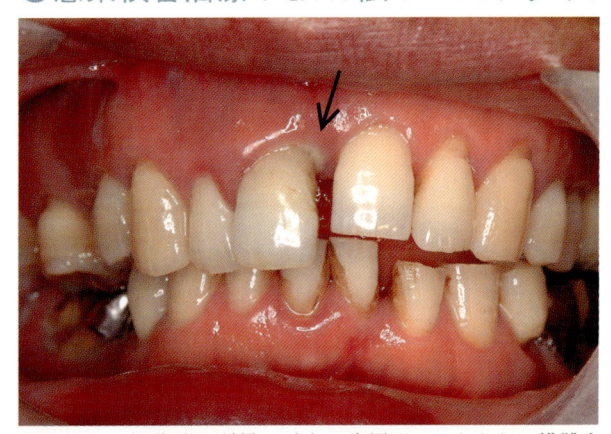

図3-9-1a　初診時の所見.近心の歯周ポケットからの排膿を認め（矢印）,歯周ポケットは7〜11mm,動揺度は2度程度であった.

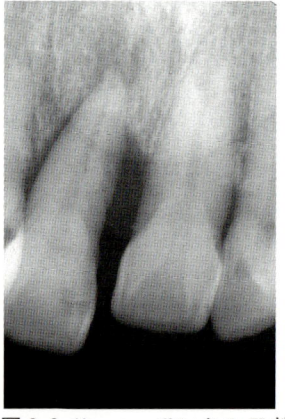

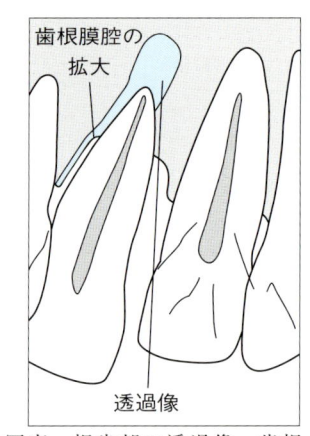

図3-9-1b, c　デンタルX線写真.根尖部の透過像,歯根膜腔の拡大および歯槽硬線の消失を認める.

b | c

歯周―歯内複合病変

図3-9-1d　ブラッシング指導後に歯周膿瘍を生じている（矢印）．

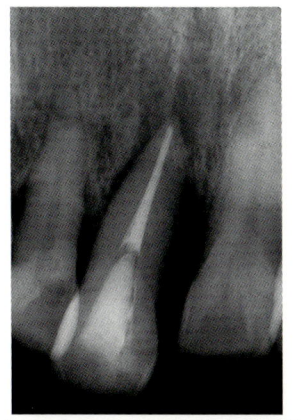

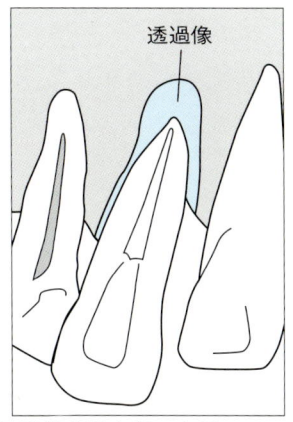

図3-9-1e, f　感染根管治療即日根管充填を行った際のデンタルX線写真．　　　　　　　　　　　　　　　　　e|f

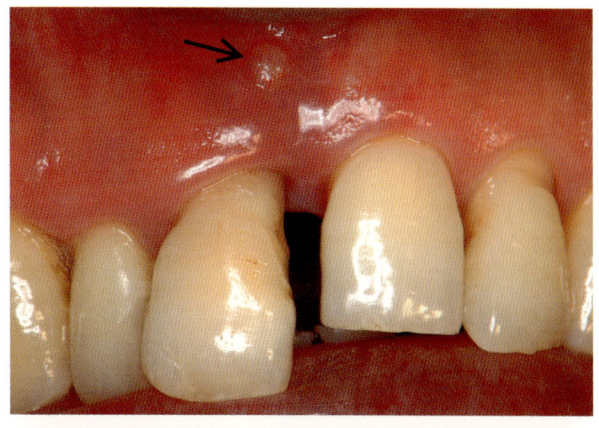

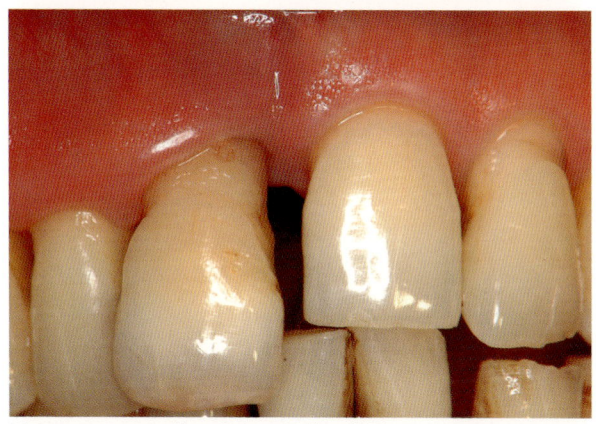

図3-9-1g　SRP後の歯肉の所見．歯周ポケットは10mm残存している．

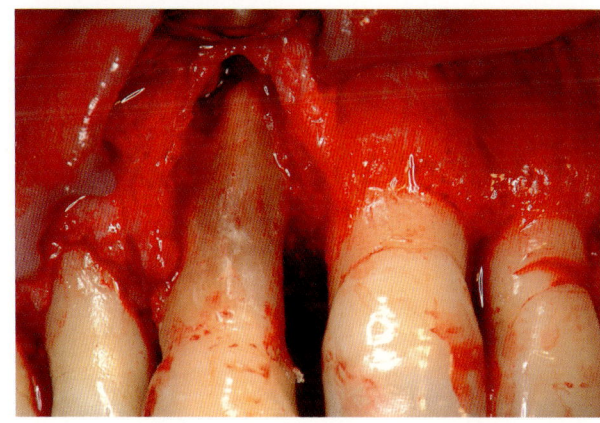

図3-9-1h　歯肉弁の剝離．根尖まで骨吸収が進行している．

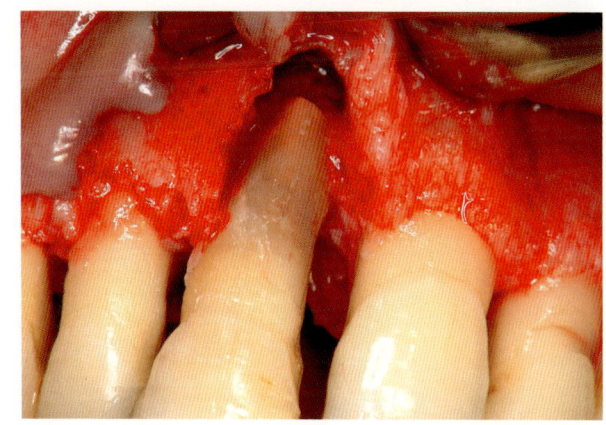

図3-9-1i　根面のデブライドメントおよび歯根端切除術を行った．

ため，上行性歯髄炎から歯髄壊死へ進行した状態と診断しました．

　図3-9-1aは初診時の所見です．近心の歯周ポケットから排膿を認め，歯周ポケット深さは7〜11mm，動揺度は2度程度でした．デンタルX線写真からは根尖部の透過像，歯根膜腔の拡大および歯槽硬線の消失を認めます（図3-9-1b, c）．図3-9-1dはブラッシング指導後の所見ですが歯周膿瘍を生じています．感染根管治療および即日根管充填（図3-9-1e, f）とSRP（図3-9-1g）を行いましたが歯周ポケットは10mm残存していました．

　歯肉弁を剝離すると根尖まで骨吸収が進行しています（図3-9-1h）．根面のデブライドメント

第3部　歯周外科治療編

第3部　歯周外科治療編

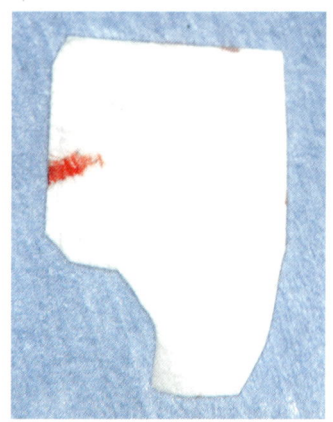

図 3-9-1j　吸収性遮蔽膜(バイオメンド®)のトリミングを行った．

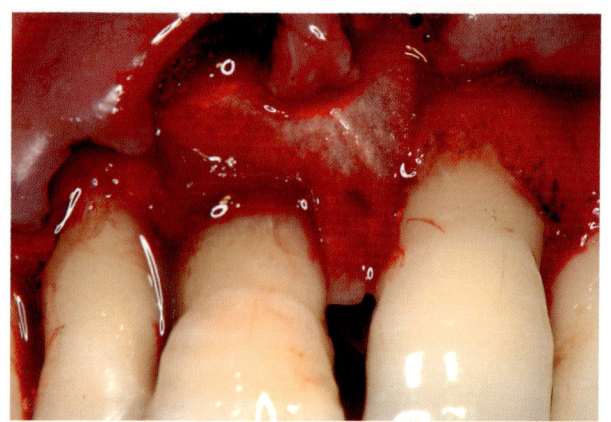

図 3-9-1k　エナメルマトリックスタンパク質を根面に塗布し，吸収性遮蔽膜を設置した．

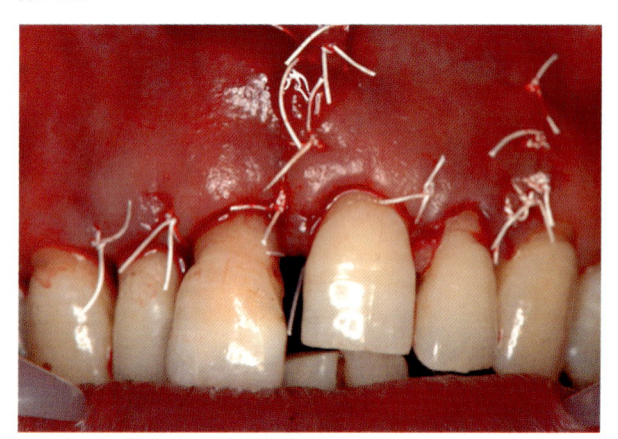

図 3-9-1l　縫合した際の所見．

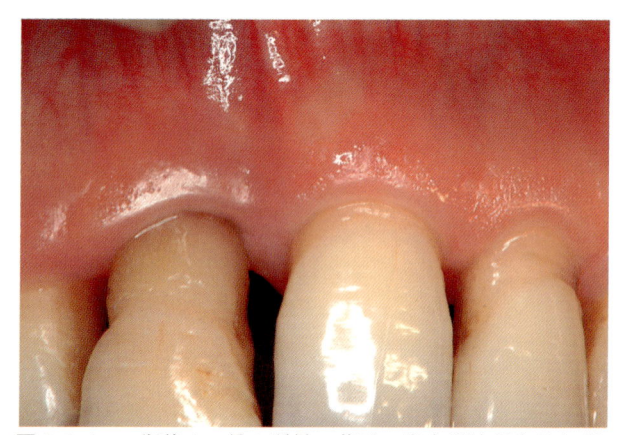

図 3-9-1m　術後4ヵ月の所見．若干の歯肉退縮が生じたが，歯周ポケットは2mmに改善した．

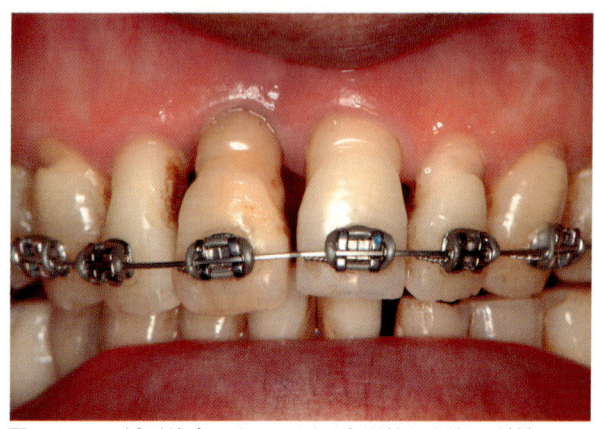

図 3-9-1n　矯正治療によって圧下を開始した際の所見．

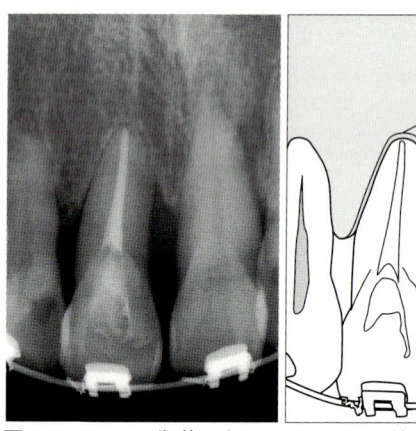

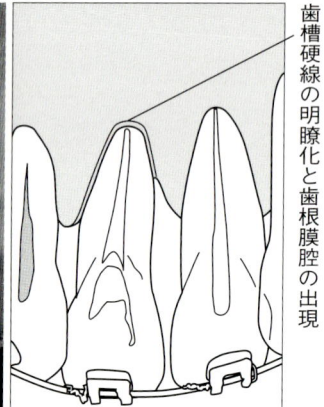

図 3-9-1o, p　術後1年のデンタルX線写真．根尖部の透過像は消失し，歯槽硬線は明瞭化し，歯根膜腔も正常に戻りつつある．

o | p

と歯根端切除術(図3-9-1i)を行いました．つぎにエナメルマトリックスタンパク質を根面に塗布し，あらかじめトリミングしておいた吸収性遮蔽膜(バイオメンド®・図3-9-1j)を設置し(図3-9-1k)，患部を縫合(図3-9-1l)しました．図3-9-1m, nに術後所見と矯正治療によって圧下を開始した際の所見を示します．

図3-9-1o, pは術後1年のデンタルX線写

●上行性歯髄炎に罹患した症例

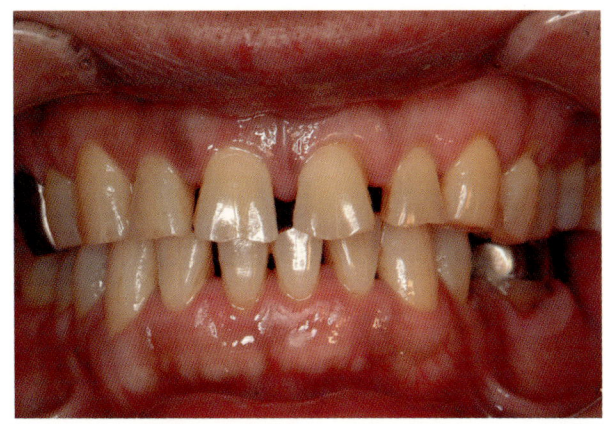

図 3-9-2a　正面観．外傷性咬合の関与が考えられる歯間離開．

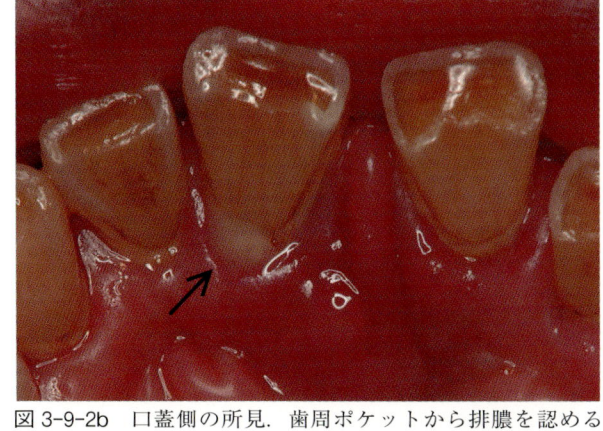

図 3-9-2b　口蓋側の所見．歯周ポケットから排膿を認める（矢印）．切端の咬耗が顕著である．

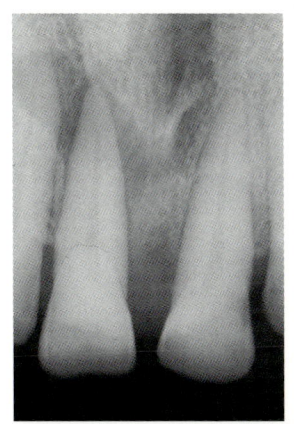

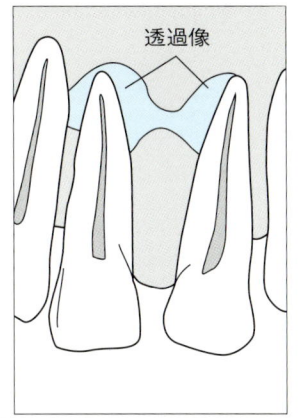

図 3-9-2c, d　デンタル X 線所見．根尖にいたる透過像．

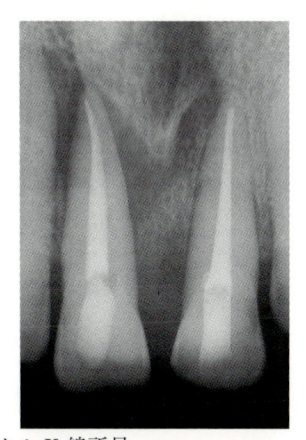

図 3-9-2e　根管充填後のデンタル X 線所見．

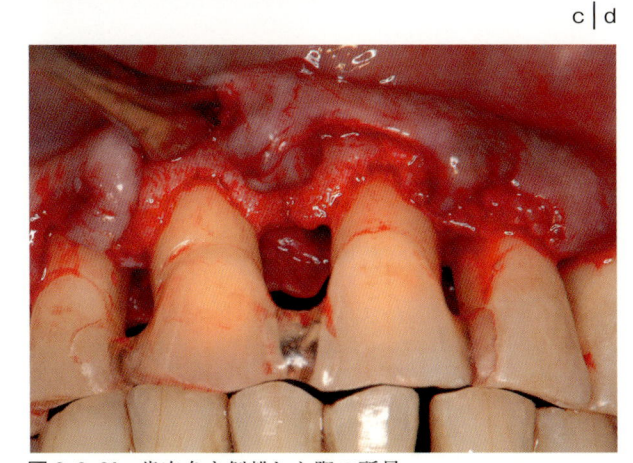

図 3-9-2f　歯肉弁を剝離した際の所見．

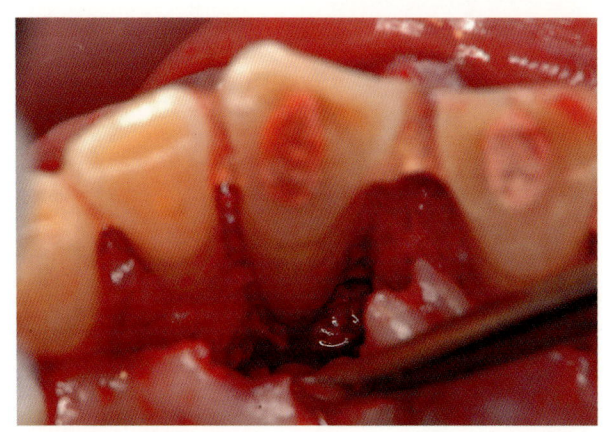

図 3-9-2g　口蓋側の所見．右側上顎中切歯は根尖付近まで骨吸収が進行している．エナメルマトリックスタンパク質を使用した再生療法を行った．

真です．根尖部周囲の透過像は消失し，歯槽硬線は明瞭化し，歯根膜腔も正常に戻りつつあることがわかります．

III 上行性歯髄炎に罹患した症例

図 3-9-2 の患者は 58 際の男性．主訴は上顎

第3部　歯周外科治療編

●遊離歯肉移植術＋感染根管治療＋GTR法＋人工骨移植術の併用療法

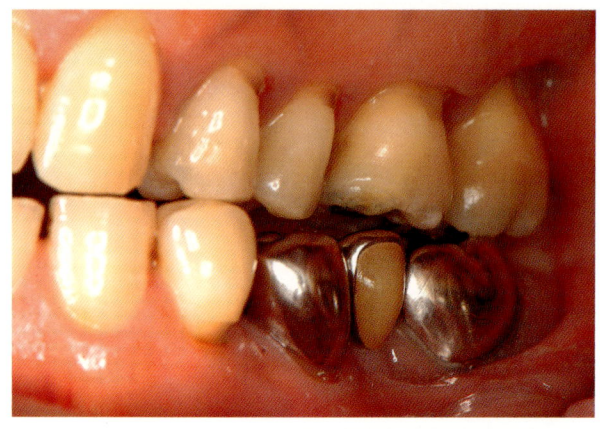

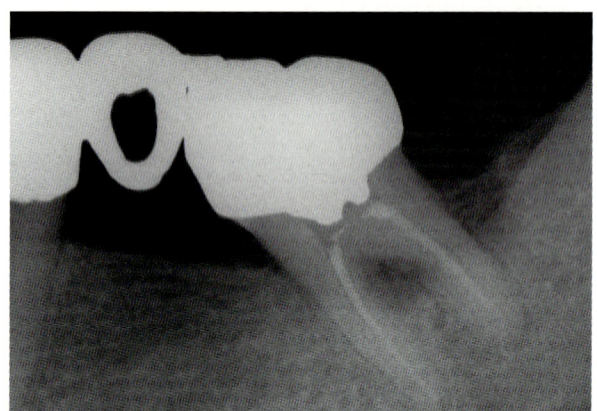

図3-9-3a　初診時の所見.

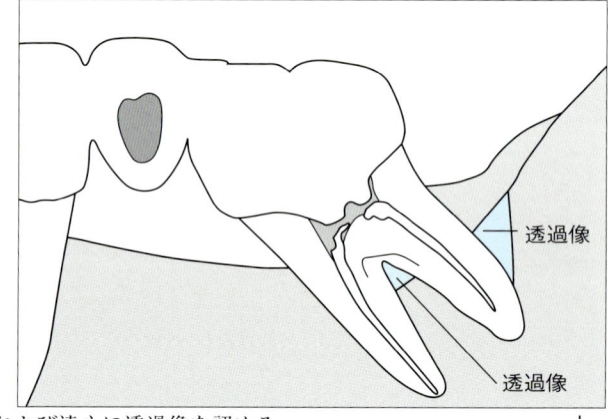

図3-9-3b, c　デンタルX線写真. 下顎第二大臼歯の根分岐部および遠心に透過像を認める. b|c

前歯部の冷水痛と歯肉の腫脹です. 既往歴として約1年前から同部に違和感と軽度の疼痛を覚えていたが放置したとのことです. 精査・加療を希望して来院しました.

図3-9-2aの正面観からは歯間離開しており, 外傷性咬合の関与が考えられます. また問診から, 患者の職業は大工で, 前歯で釘を嚙むことが多かったとのこと. 図3-9-2bの口蓋側の所見からは歯周ポケットから排膿を認めます.

デンタルX線所見からは根尖にいたる透過像があったので, 抜髄即日根管充填を行いました(図3-9-2c〜e).

歯肉弁を剝離すると, 右側上顎中切歯は根尖付近まで骨吸収が進行していたので, エナメルマトリックタンパク質を使用した再生療法を行いました(図3-9-2f, g).

IV 左側下顎第二大臼歯の歯周―歯内複合病変

図3-9-3の患者は60歳の男性. 主訴は左側下顎第二大臼歯歯肉の腫脹および咬合時痛. 既往歴として同部は以前から時々咬合時に痛みを覚えていたが放置したとのこと. 来院1ヵ月前頃から咬合時に軽い痛みを覚えるようになった

歯周—歯内複合病変

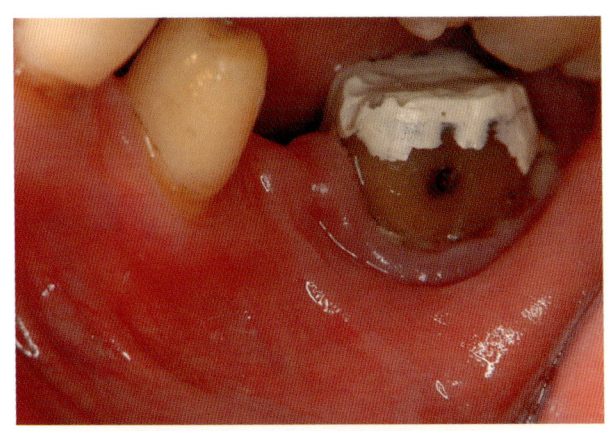

図 3-9-3d　術前の患歯．小帯の高位付着が明瞭．

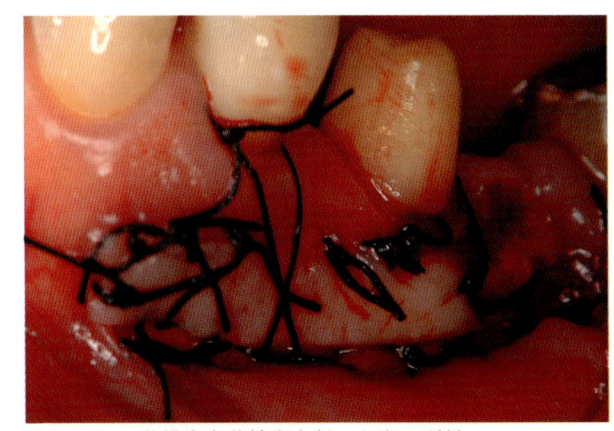

図 3-9-3e　遊離歯肉移植術を行った際の所見．

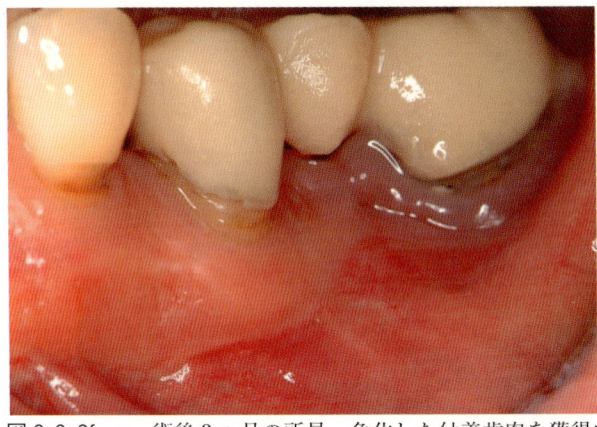

図 3-9-3f, g　術後 3 ヵ月の所見．角化した付着歯肉を獲得できている．　　　　　　　　　　　　　　　f | g

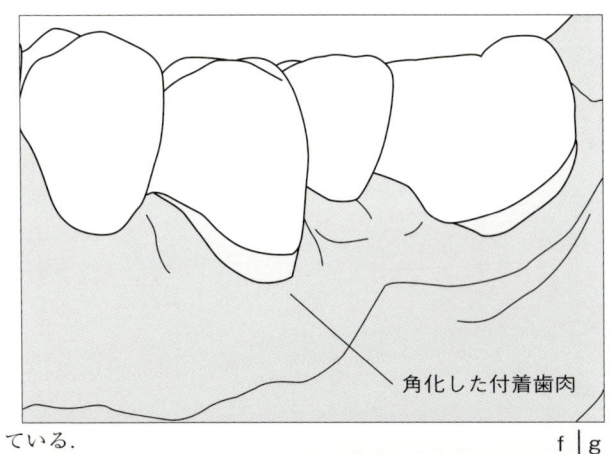

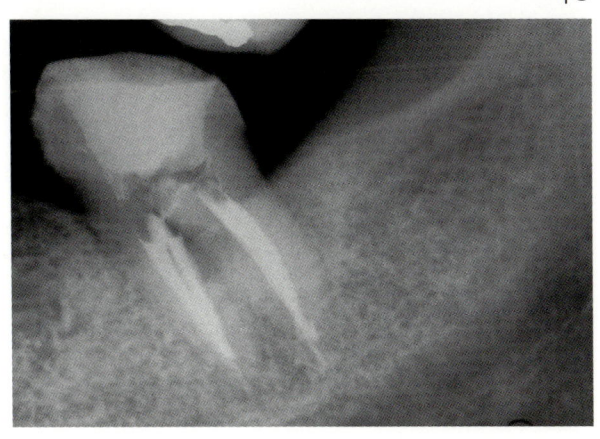

図 3-9-3h　根管充填時のデンタル X 線写真．

第 3 部　歯周外科治療編

ため本院を来院しました．

　図 3-9-3a の初診時の所見からは左側下顎頬側の小帯が高位に付着しており，口腔前庭は浅く，下顎第二大臼歯遠心側の歯周ポケット深さは 8～11 mm ありました．なお，欠損した第一大臼歯にはインプラント治療を行うことになりました．

　図 3-9-3b, c のデンタル X 線写真からは下顎第二大臼歯の根分岐部および遠心に透過像を認めます．図 3-9-3d は術前の患歯の所見です

183

第3部 歯周外科治療編

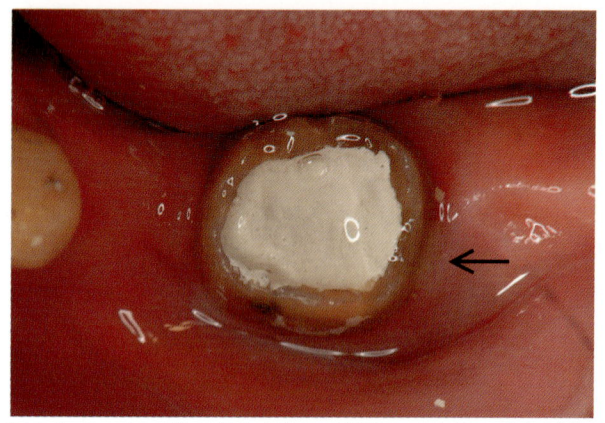

図3-9-3i GTR法を行う直前の下顎第二大臼歯の咬合面観．遠心面の歯周ポケットから排膿を認める（矢印）．

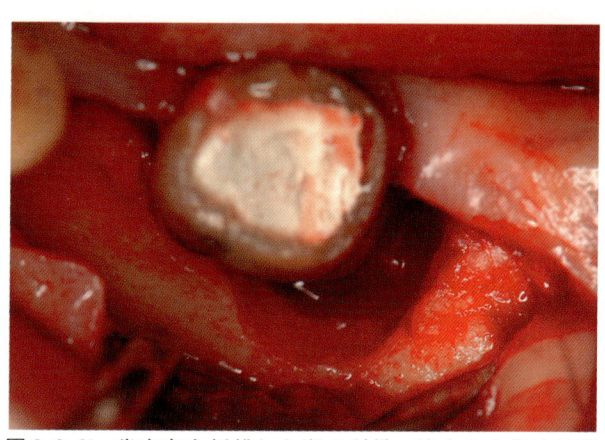

図3-9-3j 歯肉弁を剝離した際の所見．遠心から根分岐部にかけて広範囲の骨欠損を認める．

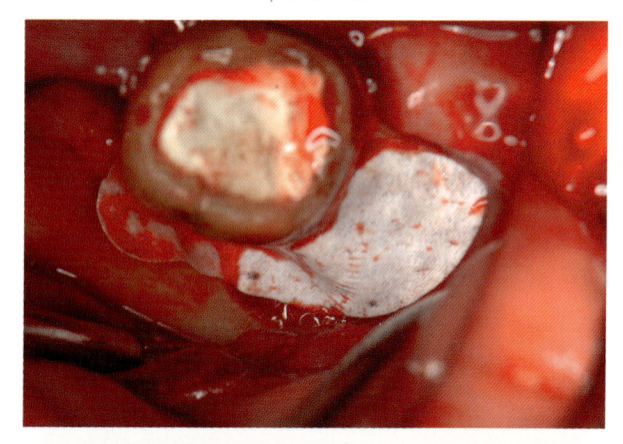

図3-9-3k 人工骨を欠損部に添入し，非吸収性の遮蔽膜を設置した際の所見．

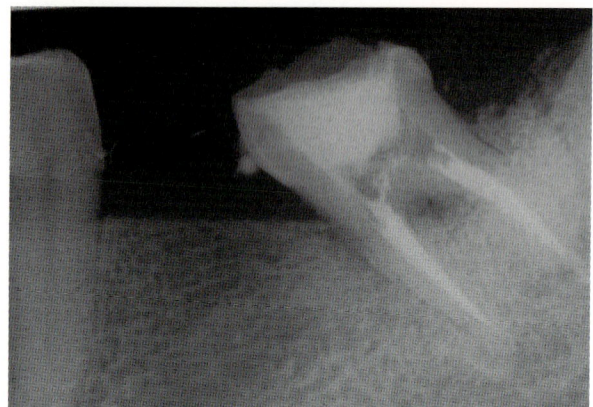

図3-9-3l, m 術後のデンタルX線写真．人工骨の不透過像が明瞭である．

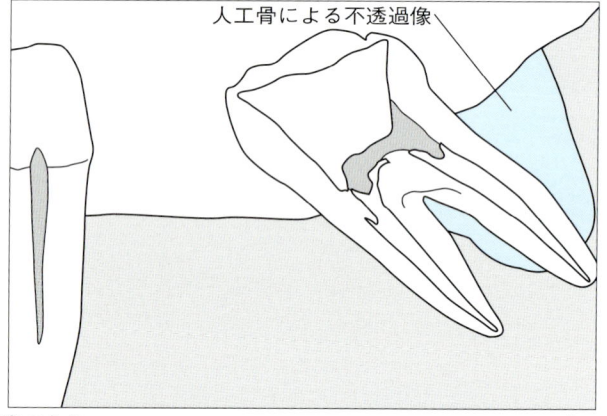

が，小帯の高位付着が明瞭です．

　遊離歯肉移植術を行い，術後3ヵ月で角化した付着歯肉を獲得後，根管充填を行いました（図3-9-3e〜h）．

　つぎにGTR法ですが，下顎第二大臼歯遠心面の歯周ポケットから排膿を認めます．歯肉弁を剝離したところ遠心から根分岐部にかけて広範囲の骨欠損があったので，人工骨を欠損部に添入し，非吸収性の遮蔽膜（ゴアテックス® GTRメンブレンGTA2）を設置しました（図3-9-

歯周—歯内複合病変

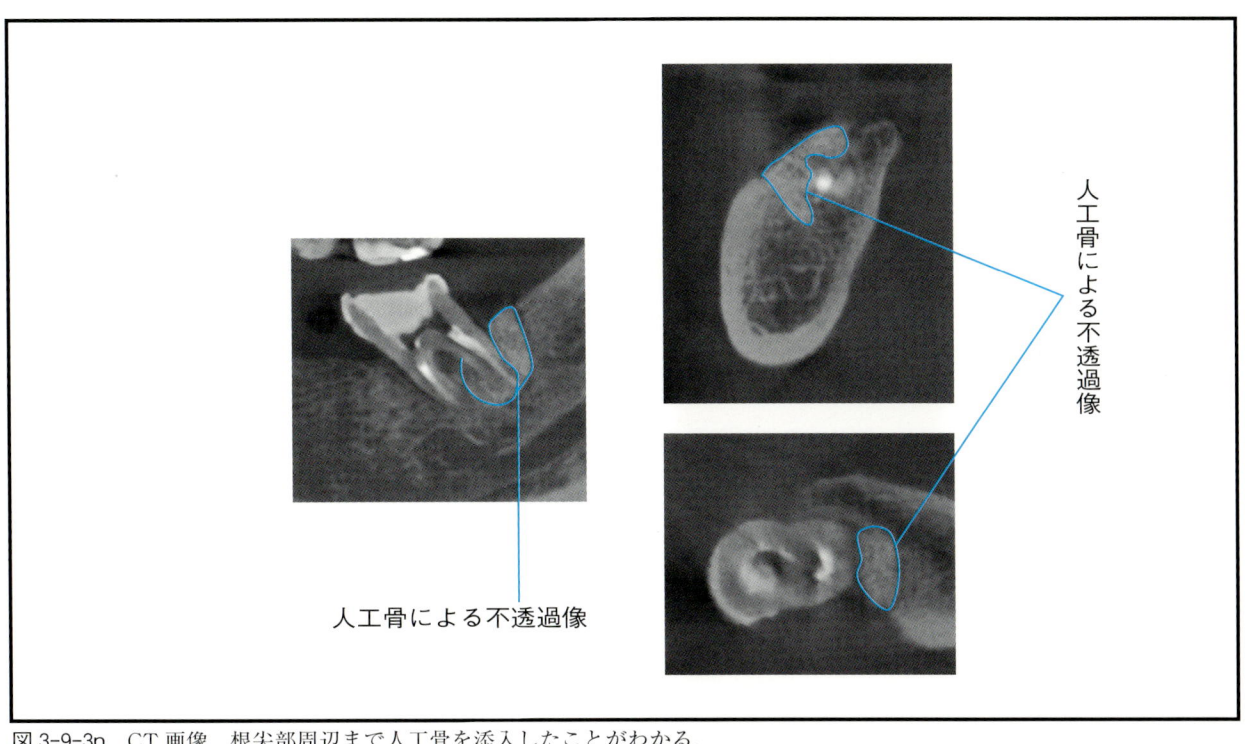

人工骨による不透過像

人工骨による不透過像

図3-9-3n　CT画像．根尖部周辺まで人工骨を添入したことがわかる．

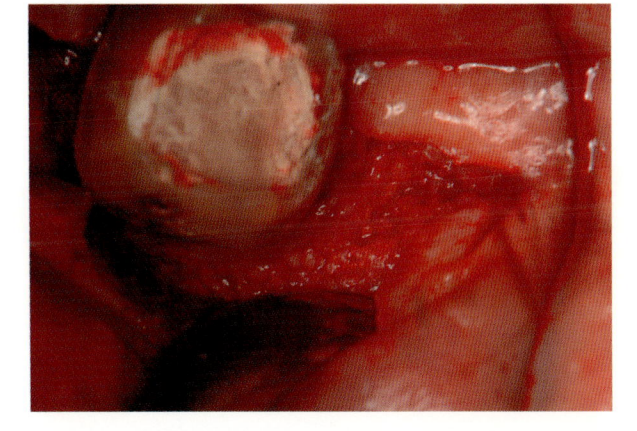

図3-9-3o　遮蔽膜を除去して約半年後に，第一大臼歯部にインプラントを埋入した際の所見．第二大臼歯の根分岐部から遠心部にかけて骨再生が明瞭である．

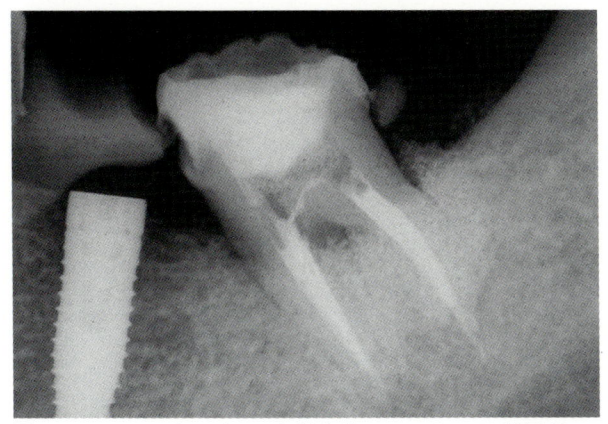

パックの影　　骨再生部

図3-9-3p, q　インプラント埋入後のデンタルX線写真.

p | q

3i～k）．術後のデンタルX線写真とCT画像より根尖部周辺まで人工骨が添入されているのがわかります（図3-9-3l～n）．

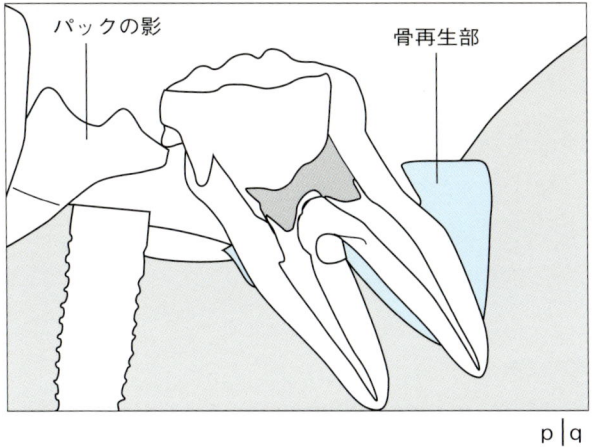

遮蔽膜を除去して約半年後に，第一大臼歯に

第3部　歯周外科治療編

185

第 3 部　歯周外科治療編

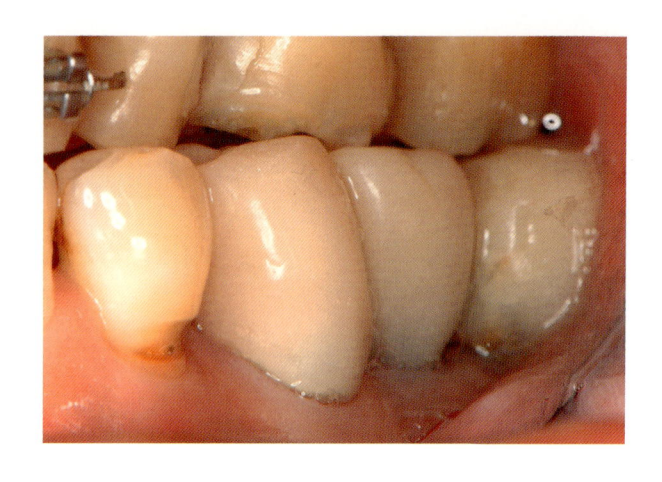

図 3-9-3r　プロビジョナルレストレーションを装着した際の所見.

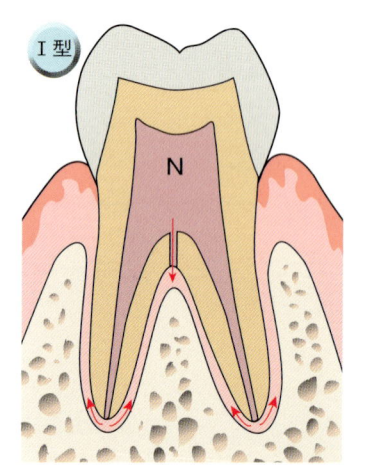

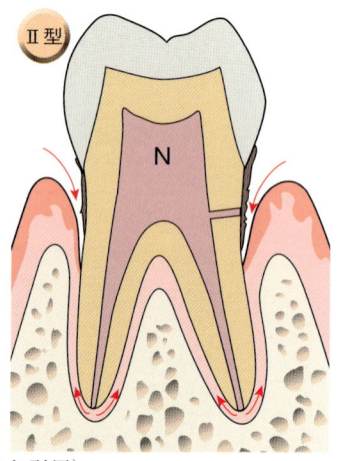

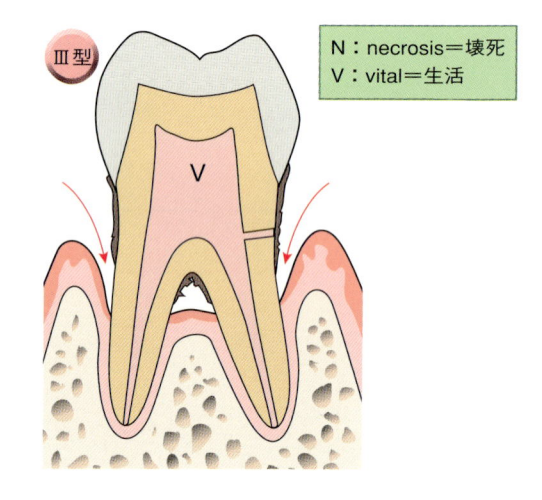

N：necrosis＝壊死
V：vital＝生活

図 3-9-4　Simon の分類（参考文献 1 より引用）.

インプラントを埋入した際，第二大臼歯の根分岐部から遠心部にかけての骨再生が明瞭に確認できました（図 3-9-3o～q）.

プロビジョナルレストレーションを装着して経過観察しています（図 3-9-3r）.

なお，図 3-9-4 に Simon の分類を示します[1]．またその分類の内容ですが，I 型は歯髄が失活して根尖周囲や根分岐部に X 線写真上で透過像が見えます．II 型は歯髄は失活して根尖性歯周炎に進行し，辺縁性歯周炎も併発し，両病変が交通することもあります．III 型は辺縁性歯周炎が根尖付近まで進行し，根尖孔から歯髄内へ感染する上行性歯髄炎で，歯根膜とセメント質が損傷しているため歯周組織再生療法を行うケースが多く，通常，歯髄は生活していますが，歯髄壊死に至るケースもあります．

参考文献
1. 髙橋慶壮：歯内療法失敗回避のためのポイント 47. 東京，クインテッセンス出版．2008：79.

Tea time ⑤　EBM 再考

　医療の現場で Evidence-based medicine (EBM) の重要性が唱えられています．医療従事者の「勘や経験による医療」ではなく「科学的根拠に基づく医療」を普及させることを目的とする考え方でしたが，患者個々に対して治療法が提案できるわけではありません．

　2009 年の東京大学総長の年頭の挨拶では，21 世紀の世界は「有限の地球」「知識の爆発」「社会の高齢化」に突入したことを述べています．地球に優しいエコを考えた医療，ecology-based medicine (energy-based medicine かもしれません) や elderly (高齢者)-based medcine が今後のキーワードになり，医療においても新たなパラダイムシフトが起こるかもしれません．

　歯科疾患の病名が少ないためか，歯科医療における検査がまだ不十分です．科学的根拠のある検査に基づく医療を examination-based medicine と定義できるかもしれません．そして，検査結果に基づいた説明を行い，インフォームド・コンセントを得て行う医療は explanation-based medicine と言えるでしょう．

　EBM の evidence (根拠) を economics (経済)，efficiency (効率)，experience (経験)，ecology (エコロジー，生態学)，ethics (倫理)，education (教育) に変えて考えてみましょう．倫理的に正しい医療が理想ですから，優先順位は ethics＞evidence＞efficiency＞economics でしょうか．Economics や efficiency を優先して，economics＞efficiency＞evidence＞ethics では困りますが，economics を考えないと医院経営は成り立ちません．

　「道徳なき経済は罪悪であり，経済なき道徳は寝言である」とは二宮尊徳の言葉です．医療にも同じ側面があります．患者中心の医療 (倫理あるいは道徳のある医療) が望まれますが，採算度外視の医療 (経済なき医療) も現実的ではありません．大学で教育をしている立場の先生方では，ethics あるいは education を重視する傾向が強いでしょう．

　一方，experience-based medicine を改善するために生まれた evidence-based medicine ですが歯科医療では外科的治療が多いため，個々の歯科医師の experience なしには適切な治療は実行できません．ある程度は evidence に基づいていても，治療の詳細は個々の歯科医師ごとに異なると思います．著者の場合であれば，Takahashi-based medicine (TBM) と呼ばれるかもしれません．

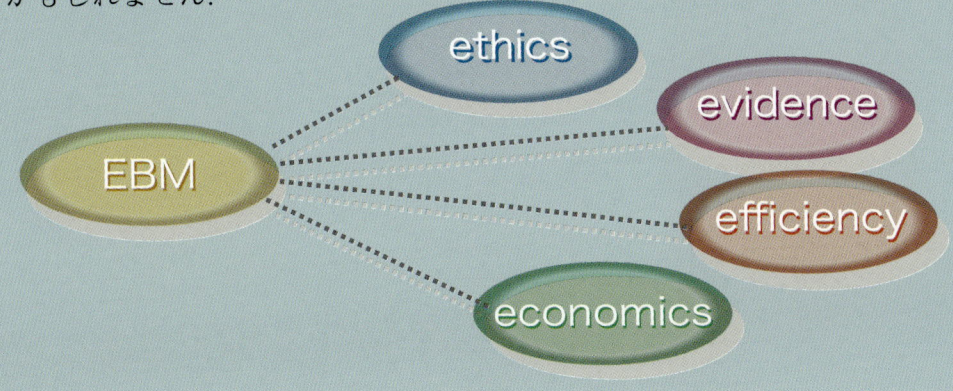

第3部 歯周外科治療編

Periodontal Surgery Edition 10

歯肉退縮とは何か

I なぜ起きるのか

1. 考えられる発生原因

歯肉退縮とは歯周病によって歯肉辺縁の位置がCEJより根尖側へ移動することで，同時に歯根露出も生じます．歯ブラシの使用法を誤った時に外傷を受ける犬歯や小臼歯に起こりやすく，歯槽骨吸収や咬合性外傷によっても起こります．唇側と頬側の歯槽骨は比較的薄いのですが，元々欠損している場合には歯肉退縮を起こしやすいと言えます．

歯肉退縮は年齢とともに増加する生理的変化でもありますが，歯周病における炎症性骨吸収や矯正治療による歯槽骨の吸収，また咬合性外傷や歯ぎしり，さらに誤った歯ブラシの使用，歯や小帯の位置異常によって急速に悪化します．

加齢の影響は，生理的な過程という考えもありますが，複数の因子が複雑にかかわる慢性疾患である歯周疾患では，加齢そのものあるいは各種リスク因子（誤った過度のブラッシング，外傷性咬合，歯の位置異常）が継時的に関与した累積的な結果なのかの区別は困難です．

2. 歯肉退縮に対する治療とMillerの分類

歯肉退縮に対する治療は，専門医であれば「根面被覆」を選択することが多いでしょう．そのためには部分層弁の作製や結合組織移植の採取および縫合の術式に習熟しなければなりません．

根面被覆の術式には，「歯肉弁側方移動術」「遊離結合組織移植術」「GTR法」あるいは「エナメルマトリックスタンパク質の応用」と「遊離結合組織移植術」のコンビネーション治療が行われています．

●歯根中央の歯肉退縮

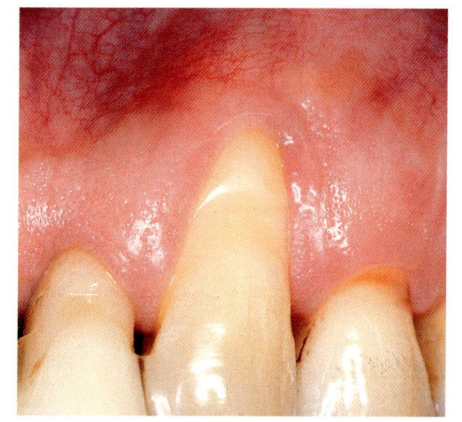

図3-10-1a，b　Millerの分類のI．

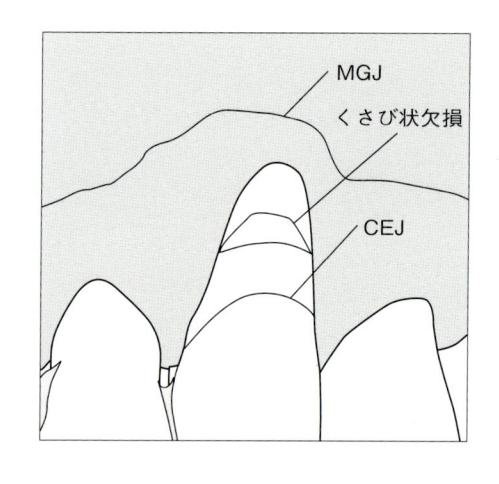

a | b

歯肉退縮とは何か

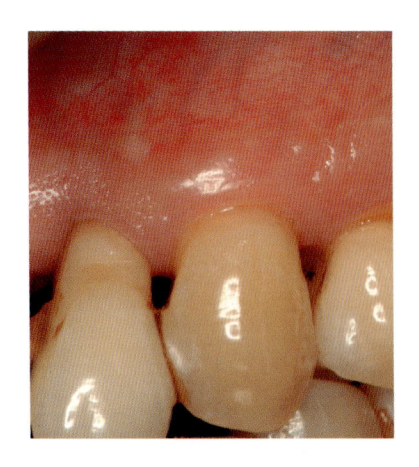

図 3-10-1c　根面被覆後の所見.

● 歯周炎が根尖側まで進行

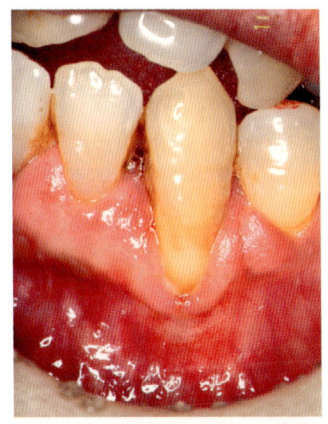

図 3-10-2a, b　Miller の分類の 2 に類似した症例. 上行性歯髄炎に罹患していた.

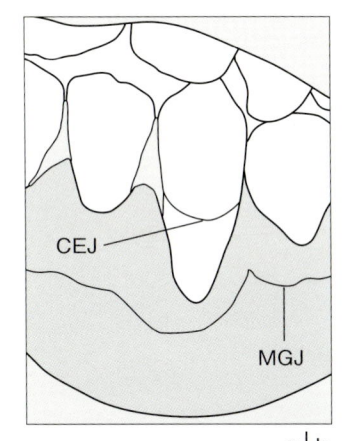

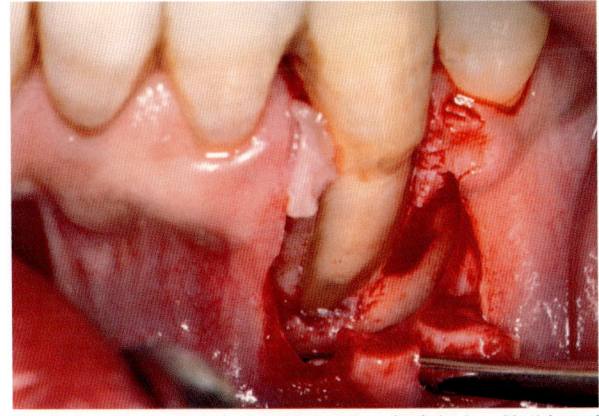

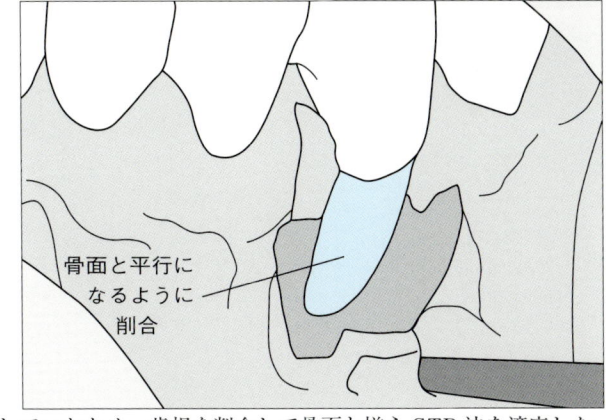

図 3-10-2c, d　歯肉弁を剝離すると, 根尖部まで骨吸収が進行していたため, 歯根を削合して骨面と揃え GTR 法を適応した.

　歯根の唇側転位による dehiscence が生じている場合には, 歯周基本治療時に暫間固定および咬合調整を行い, リスクの軽減を図ったうえで根面被覆を行います. 歯周病に罹患して隣接面の骨吸収が進行していたり, 喫煙者では, 経過が不良になりがちです.

　Miller の分類の 1 と 2 が手術の適応症です. Miller の分類の 3 では部分的は被覆が可能ですが, Miller の分類 4 は手術適応ではありません.

第3部　歯周外科治療編

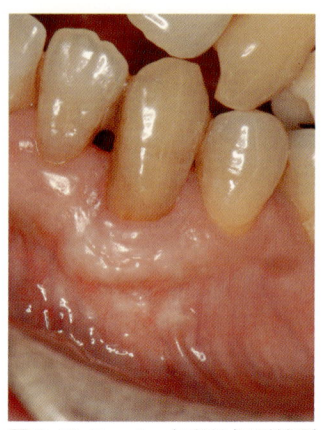

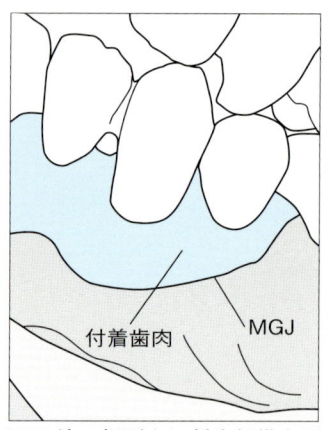

図3-10-2e, f　本来は根面被覆の適応ではないため，まず初めにGTR法で根面上に新生組織を再生した後に上皮下結合組織移植術による根面被覆を行った．

e | f

● 上行性歯髄炎

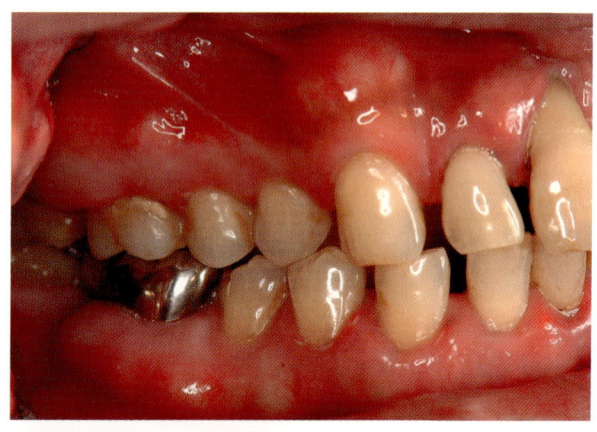

図3-10-3a　歯肉の発赤および腫脹と10mm以上の歯周ポケットを認める．

b | c

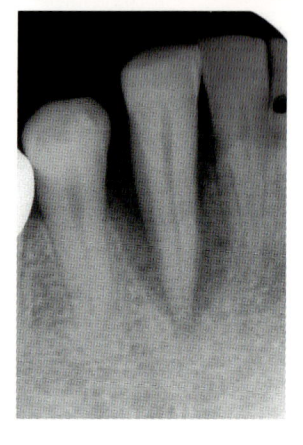

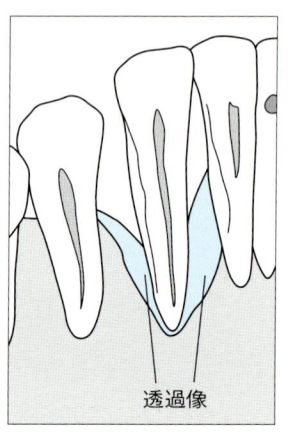

図3-10-3b, c　初診時のデンタルX線写真．根尖まで透過像を認める．

II　Millerの分類の1

　図3-10-1は歯間部の歯槽骨吸収がなく，歯間乳頭もほぼ正常で，歯根中央の歯肉が退縮しているMillerの分類の1の症例です（図3-10-1a, b）．

この場合には歯根の完全な被覆が可能です（図3-10-1c）．

III　Millerの分類の2に類似した上行性歯髄炎の症例

　図3-10-2はMillerの分類の2に類似した症

歯肉退縮とは何か

図3-10-3d, e SRP後の所見. 歯肉の炎症は消退したが, 唇側中央の歯肉退縮と歯根露出, 頬小帯の高位付着, 8mmの歯周ポケットおよび排膿を認めた.

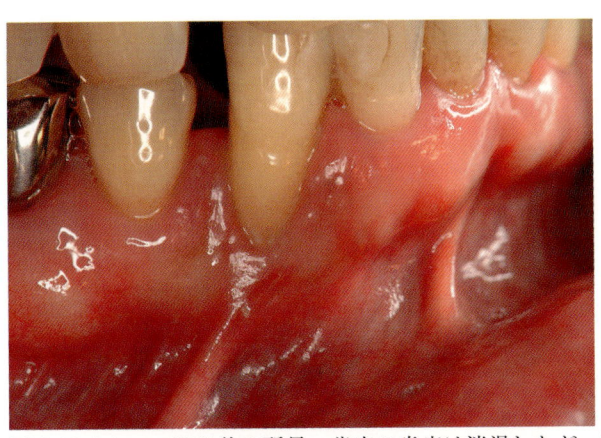

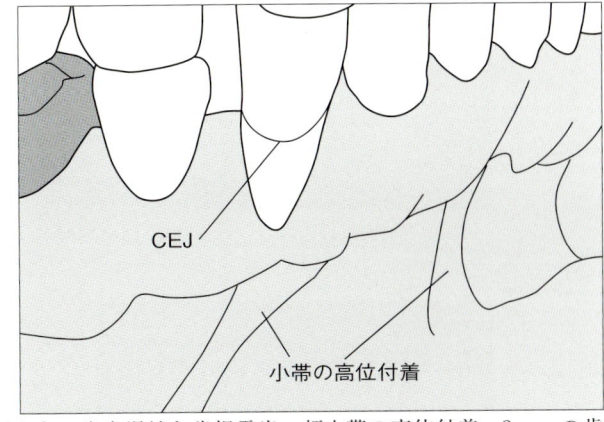

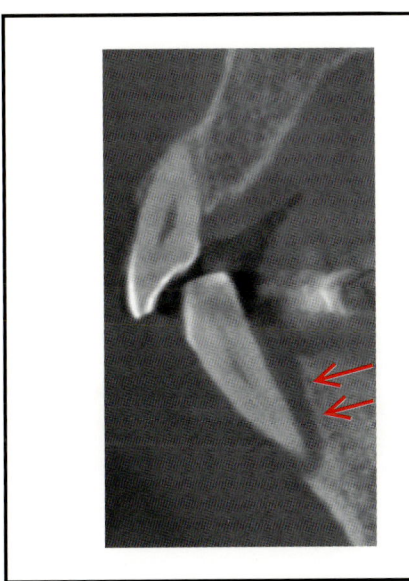

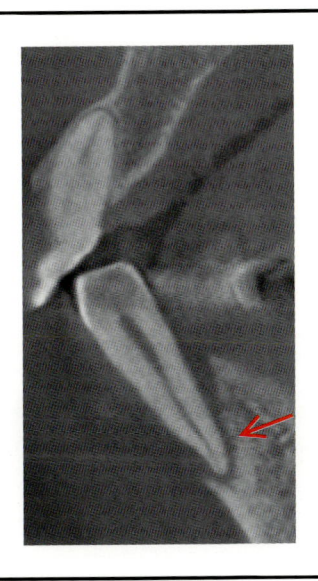

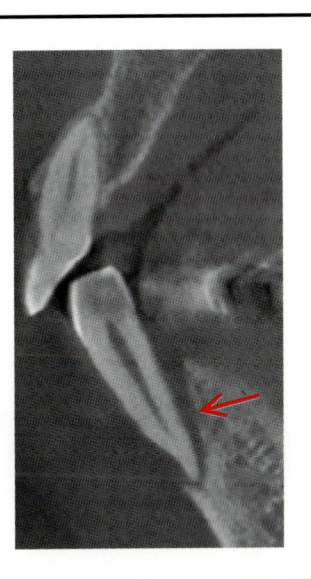

3-10-3f CT検査. 正常な歯根膜腔はほとんどなかった(矢印).

例ですが唇側の歯周炎が根尖側まで進行している難症例でした(図3-10-2a, b). 上行性歯髄炎に罹患した下顎犬歯に対して再生療法を応用して根面被覆を行いました. 根尖まで歯槽骨が吸収していたため(図3-10-2c, d), まずGTR法で組織再生を図り, その後に上皮下結合組織移植術を適応しました(図3-10-2e, f)[1].

IV Millerの分類の4型―上行性歯髄炎の症例―

図3-10-3はMillerの分類の4の症例です. 患者は56歳の男性. 右側下顎犬歯の自発痛と歯肉の腫脹を主訴に来院しました. プラークコントロールが不良で外傷性咬合により歯周炎が進行し, 上行性歯髄炎に罹患したと考えられ, また問診および口腔内検査から, クレンチャーでスモーカー(1日20本)であることがわかりました. 手術の適応ではなくhopeless teethと判断しましたが, 患者は可及的な保存治療を強く希望しました.

初診時の所見から歯肉の発赤および腫脹と10mm以上の歯周ポケットを認めました. またデンタルX線写真からは根尖付近まで広範

第3部 歯周外科治療編

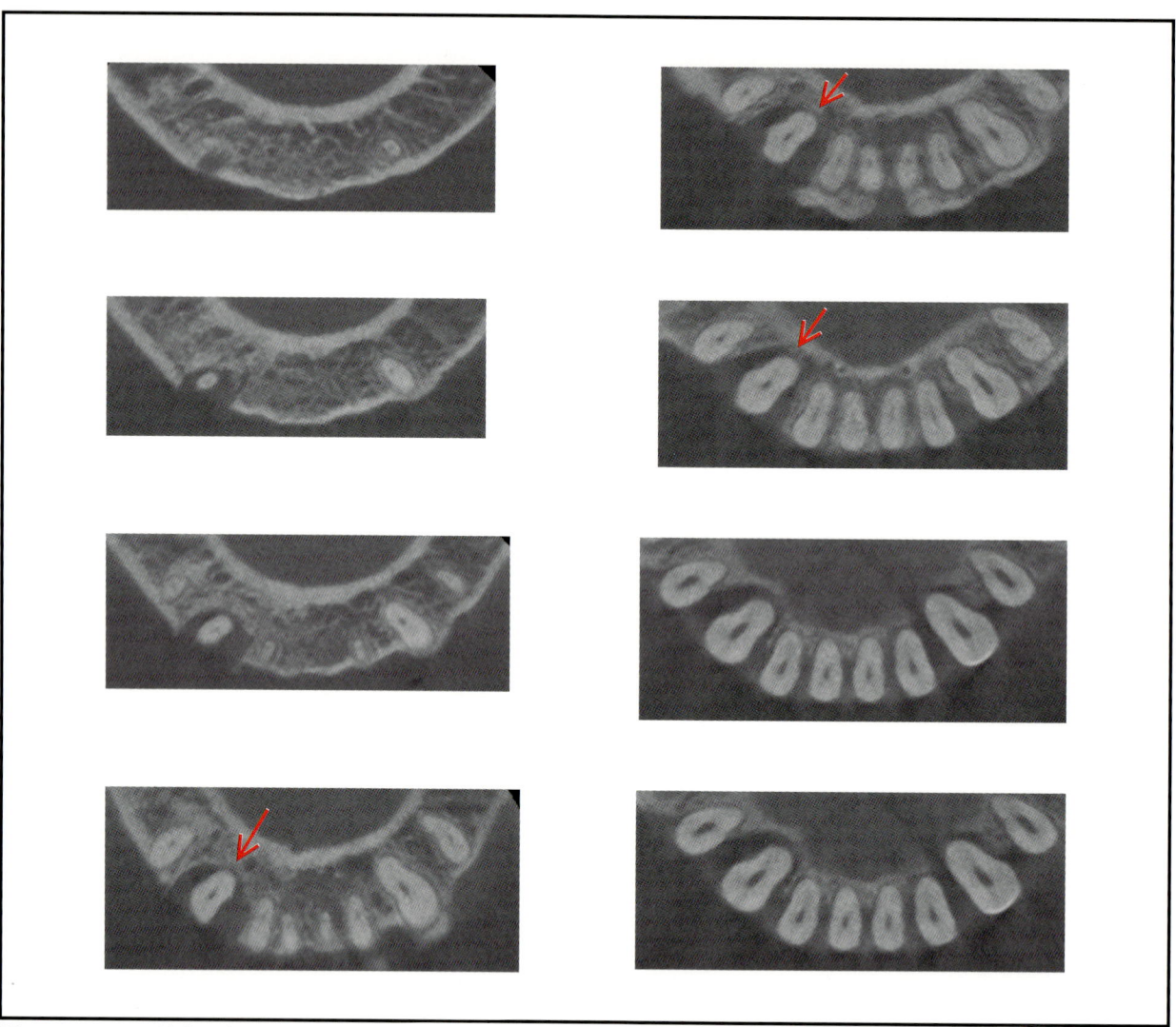

図3-10-3g　CT検査．水平面の所見では，歯根の舌側中央部のわずかな歯根膜腔(矢印)のみが正常に近いと思われた．通常は抜歯を適応することが多いと思われる．

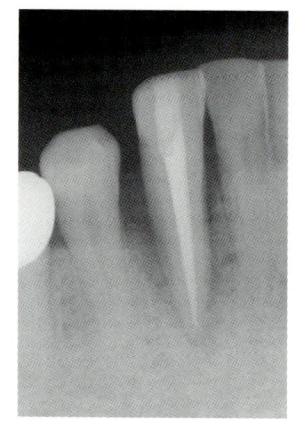

図3-10-3h　麻酔抜髄即日根管充填後のデンタルX線写真．

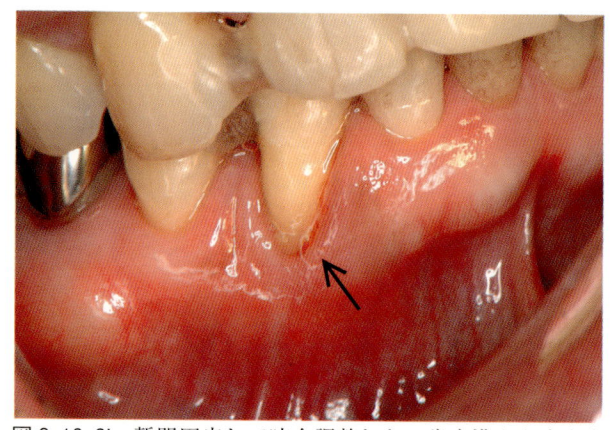

図3-10-3i　暫間固定して咬合調整した．歯肉溝から出血を認める(矢印)．

囲に骨吸収が進行しているのがわかります(図3-10-3a〜c)．

SRPを行い歯肉の炎症は消退しましたが，唇側中央の歯肉退縮と排膿，歯根露出，小帯の

192

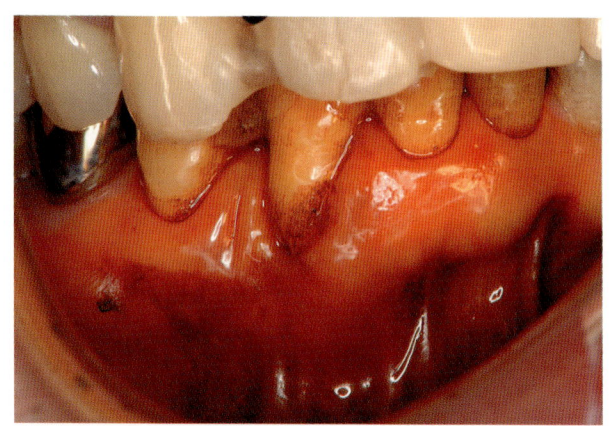

図3-10-3j　ヨードで粘膜を染めた．歯根中央にはほとんど付着歯肉がない．また8mm程度の歯周ポケットが残存していた．

図3-10-3k　口腔前庭拡張を行った所見．

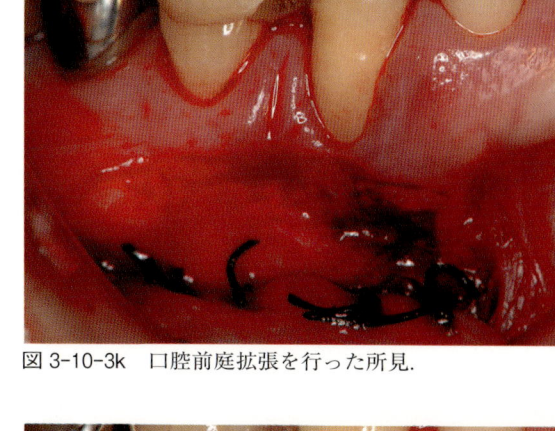

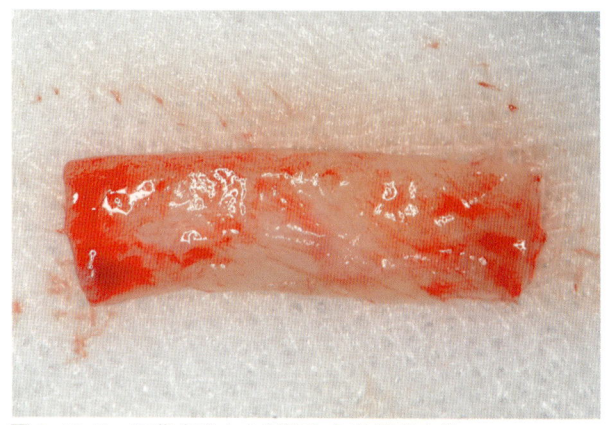

図3-10-3l　口蓋歯肉から採取した遊離歯肉片．

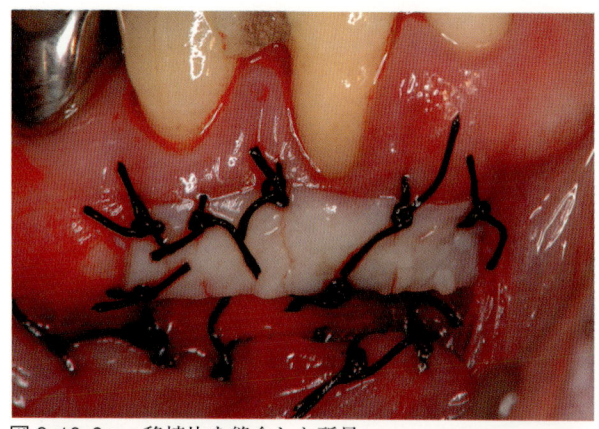

図3-10-3m　移植片を縫合した所見．

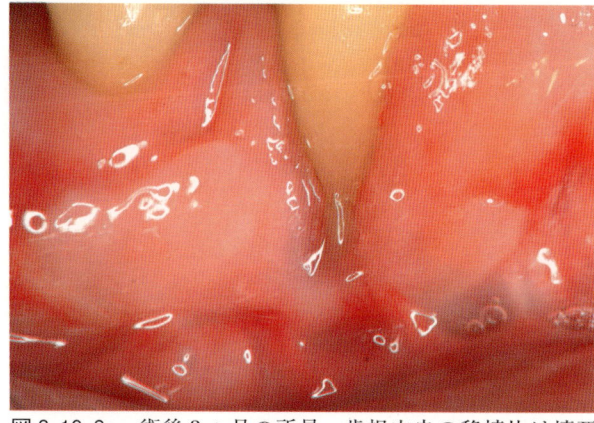

図3-10-3n　術後3ヵ月の所見．歯根中央の移植片は壊死し定着していない．

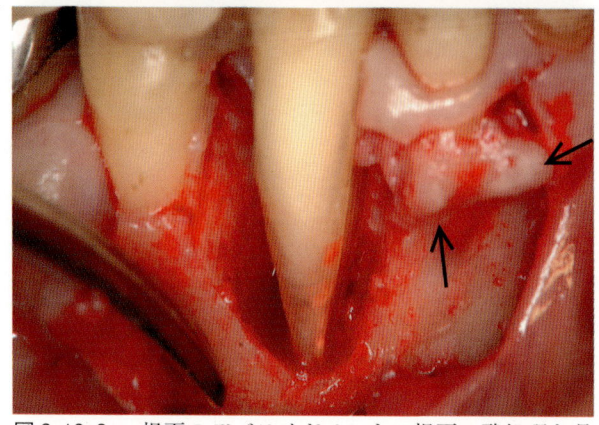

図3-10-3o　根面のデブライドメント，根面の酸処理と骨隆起部の骨（矢印）を利用した歯周組織再生療法を行う．予想どおり，根尖付近まで骨吸収が進行していた．

高位付着と8mmの歯周ポケットが残存していました．患者は禁煙できずにいましたが，口腔清掃は改善し，コンプライアンスも得られてきました（図3-10-3d, e）．

CT検査から正常な歯根膜腔はほとんどなく，水平面の所見からは，歯根の舌側中央部のわずかな歯根膜腔が正常に近いと思われました（図3-10-3f, g・矢印参照）．麻酔抜髄即日根管充填と暫間固定して咬合調整した際には歯肉溝から出血を認めました（図3-10-3h, i）．

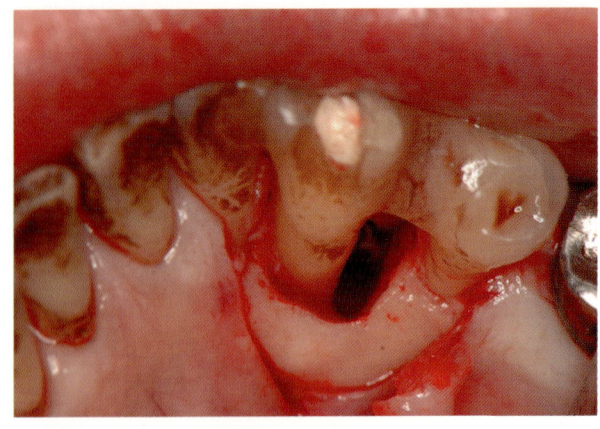

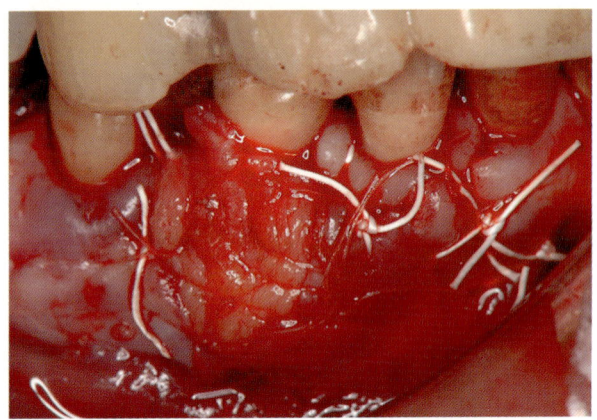

図 3-10-3q 骨を欠損部に添入し，歯肉退縮部には上皮下結合組織移植を行った．

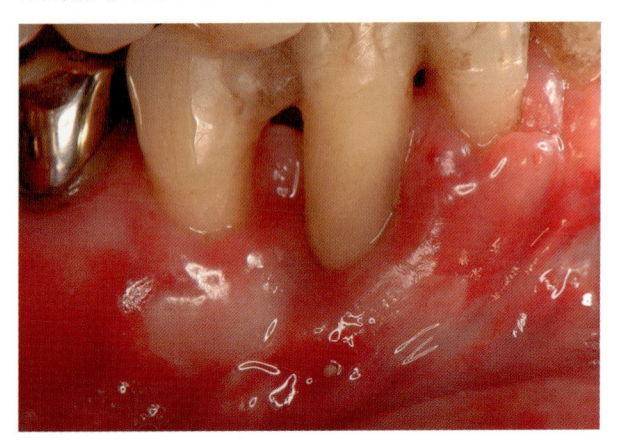

図 3-10-3p 舌側の所見．中央から遠心側にかけて骨吸収が顕著．

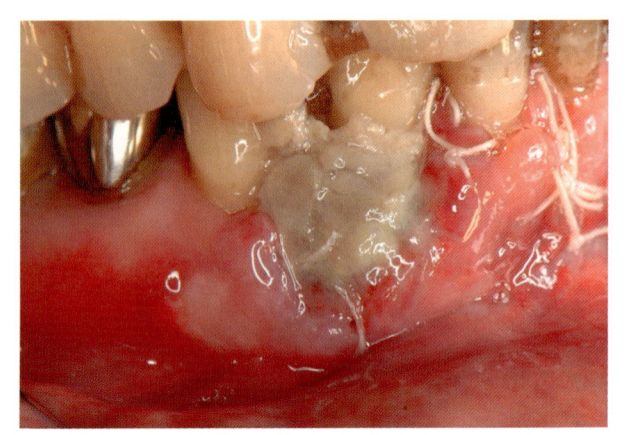

図 3-10-3r 術後 2 週間の所見．移植片は壊死していた．患者はストレスのため喫煙を続けていた．

図 3-10-3s 術後半年の所見．根面被覆は十分にできていないが，歯周ポケットは 2 mm に改善した．

　ヨードで粘膜を染めると歯根中央にはほとんど付着歯肉がなく，8 mm 程度の歯周ポケットが残存していました(図 3-10-3j)．そこでまず初めに口腔前庭拡張を行うこととし，口蓋歯肉から採取した遊離歯肉片を移植片としましたが，術後 3 ヵ月の段階で歯根中央の移植片は壊死して定着しませんでした(図 3-10-3k～n)．
　その後に根面のデブライドメントと根面の酸処理，そして骨隆起部の骨(図 3-10-3o・矢印参照)を利用した歯周組織再生療法を計画しまし

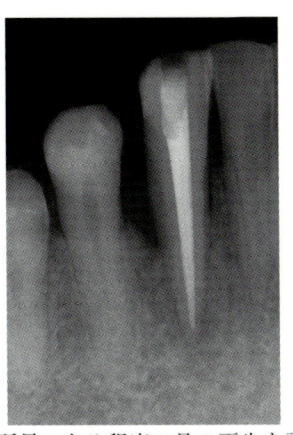

図3-10-3t, u　デンタルX線所見．ある程度の骨の再生を認める．

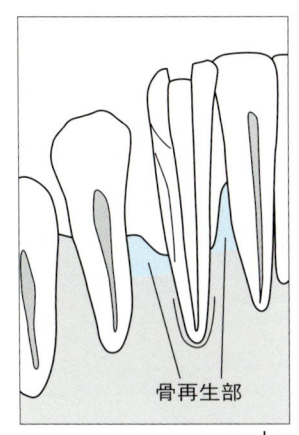

t｜u

たが，歯肉弁を剥離すると，デンタルX線写真やCT画像から予測したように，根尖まで骨吸収が進行していました．採取した骨を欠損部に添入し，歯肉退縮部には上皮下結合組織移植を行いました（図3-10-3p, q）．

図3-10-3rは術後2週間の所見ですが，患者はストレスのため，喫煙を続けており，その悪影響か移植片が壊死しています．図3-10-3sは術後半年の所見です．根面被覆は十分にできていませんが，歯周ポケットは2mmに改善しました．デンタルX線からもある程度の骨の再生を認めます（図3-10-3t, u）．

患者は現在も喫煙を継続していますが，本数は10本に減少し，治療結果には納得しています．SPTを継続して再度FCTGを行う予定です．

参考文献

1. 中村有良ほか：上行性歯髄炎に罹患した下顎犬歯に対する歯内療法および組織再生療法．日本歯内療法学会雑誌．2005；26（2）135-142．

Periodontal Surgery Edition 11

包括的歯周治療の症例1
~歯周病のリスクの低い患者~

I 歯周病のリスクの低い患者

　歯周炎進行のリスクが低い場合，まずは患者教育を確実に行います．コンプライアンスが得られた患者では，患者の同意と術者の治療オプションによって治療のゴールが決まります．

　患者の分類のタイプⅠでは自費中心の包括的歯周治療を行うことが多くなります．歯の欠損部に対しては口腔インプラント治療が第1選択になります．

II 低リスク患者の症例

　図3-11-1の患者は56歳の男性．転勤が重なり，これまで歯科治療がたびたび中断し，救急処置を受けるのみで放置していました（図3-11-1a，b）が，全顎的な精査および治療を希望して来院しました．

　う蝕は多いものの，根分岐部病変，垂直性骨吸収はほとんどなく，全身疾患もなく，喫煙習慣もないことから，歯周病のリスクは低いと判断しました．

　欠損部には口腔インプラント治療，歯周病の進行した部位にはエムドゲインを応用した歯周組織再生療法を適用しました（図3-11-1c~r）．

III リスクに応じた歯周治療

　包括的歯周治療は「建築」と同じで，土台（歯周組織），柱（歯，インプラント）および屋根（補綴物，上部構造）のすべてを計画し，無駄のない治療計画を立てて実行します．リスク度に応じた歯周治療を展開することが肝要です．

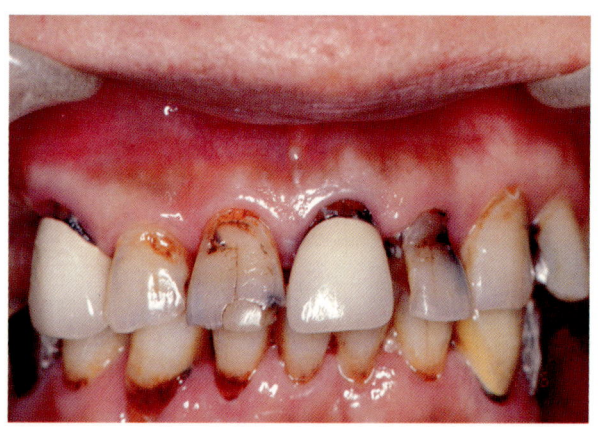

図3-11-1a　初診の正面観．多数のう蝕と喪失歯がある．

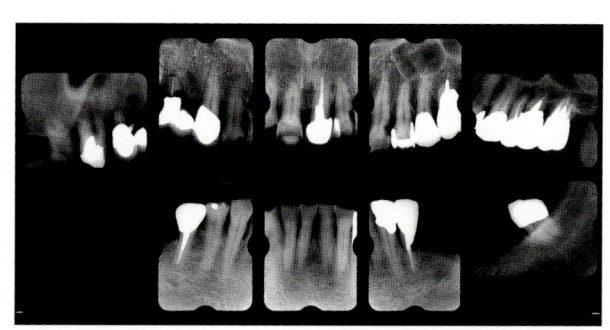

図3-11-1b　初診時のデンタルX線写真．

包括的歯周治療の症例1 〜歯周病のリスクの低い患者〜

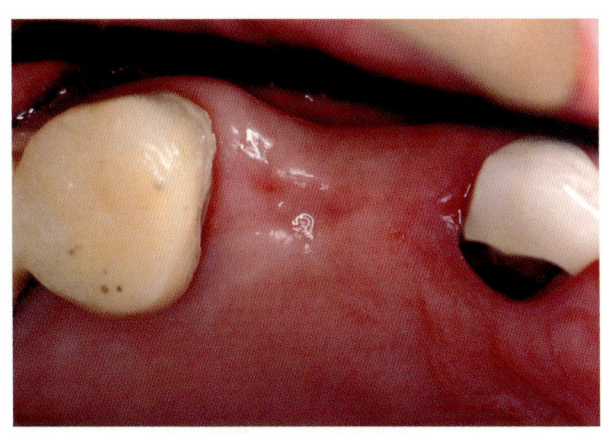

図3-11-1c 右側上顎第二小臼歯を抜歯してインプラント治療を行う.

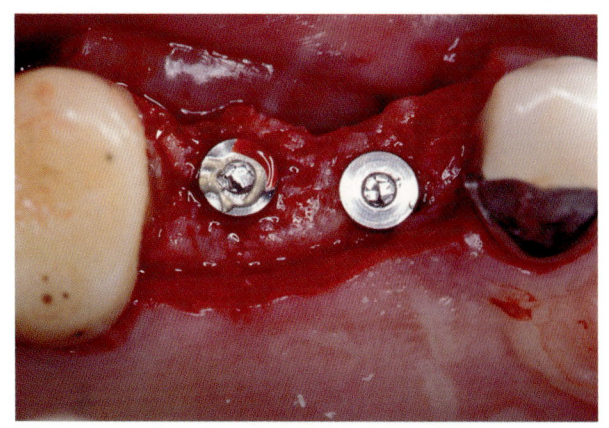

図3-11-1d インプラントを埋入した際の所見.

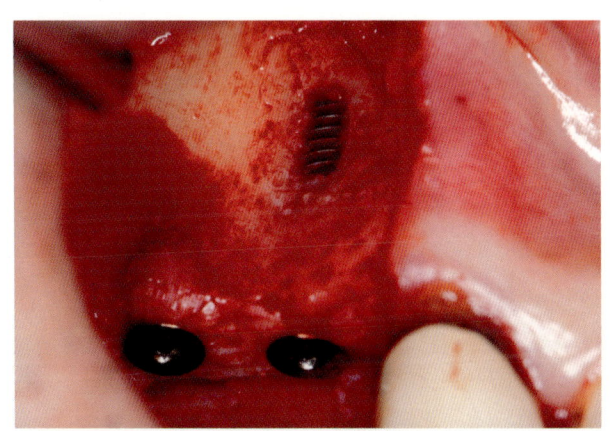

図3-11-1e フィクスチャーの一部が骨から露出した.

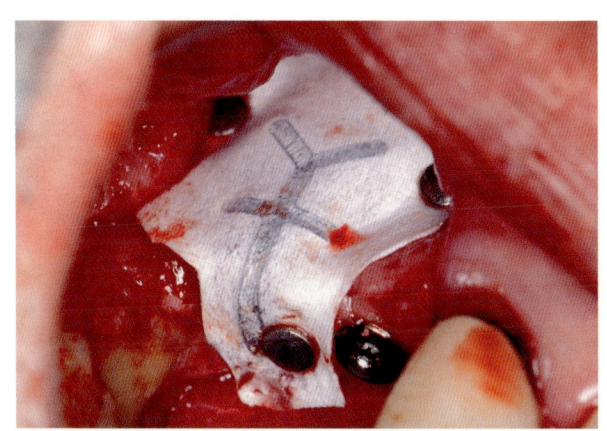

図3-11-1f GBRを併用した.

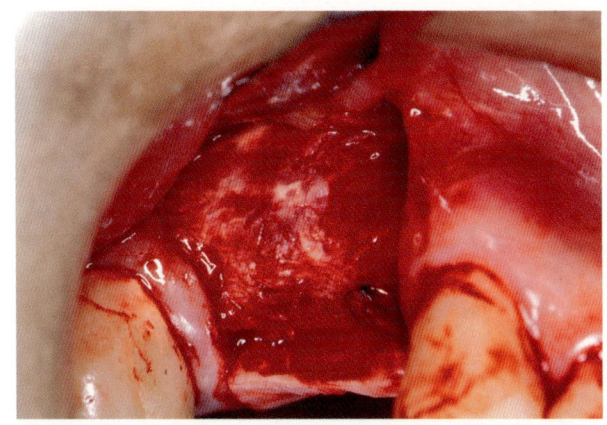

図3-11-1g 半年後の二次手術の際の所見. 露出した部分は骨で覆われている.

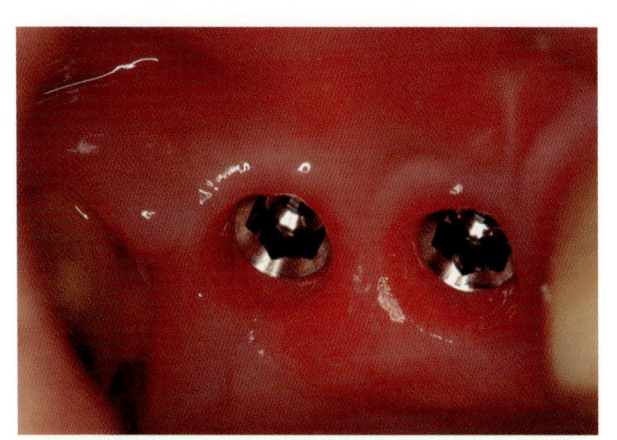

図3-11-1h フィクスチャー周辺歯肉の状態. 角化粘膜は存在し顕著な炎症は認めない.

第3部 歯周外科治療編

197

第3部　歯周外科治療編

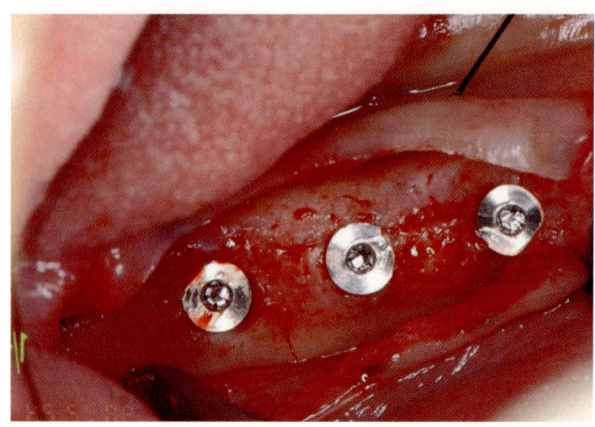

図3-11-1i　右側下顎大臼歯部にインプラントを埋入した際の所見.

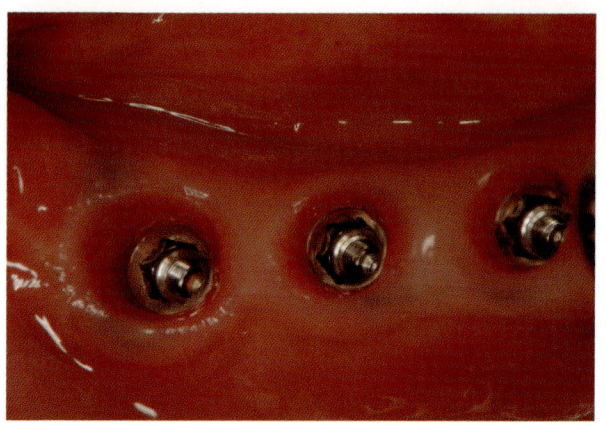

図3-11-1j　フィクスチャー周辺組織の状態. 角化粘膜が存在し顕著な炎症は認めない.

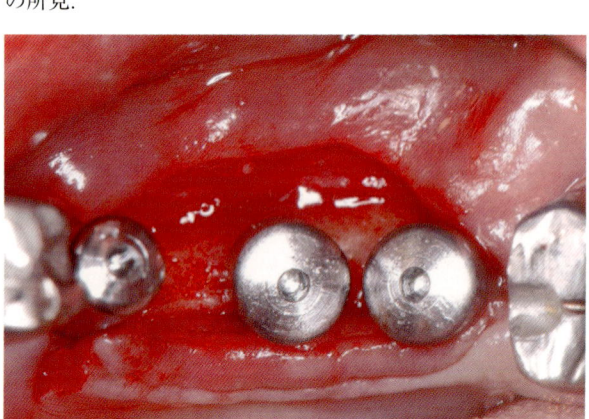

図3-11-1k　左側下顎大臼歯部に二次手術を行った際の所見.

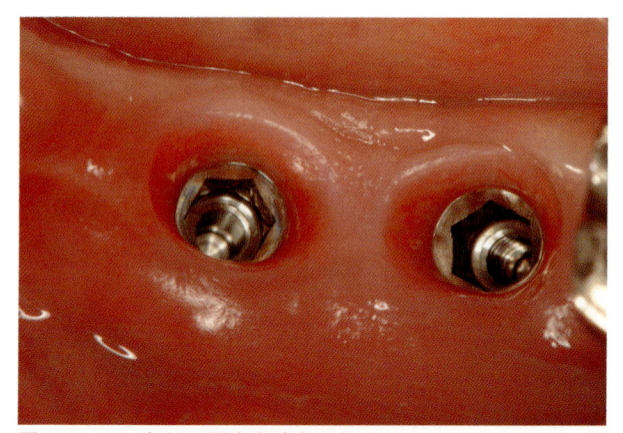

図3-11-1l　右側下顎大臼歯部に埋入したフィクスチャー周辺組織の状態. 角化粘膜が存在し, 顕著な炎症は認めない.

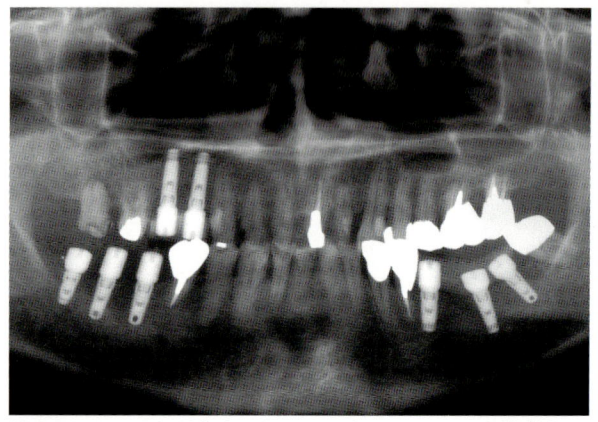

図3-11-1m　プロビジョナルレストレーションを装着し, 臼歯部咬合の安定を図っている時期のパノラマX線写真.

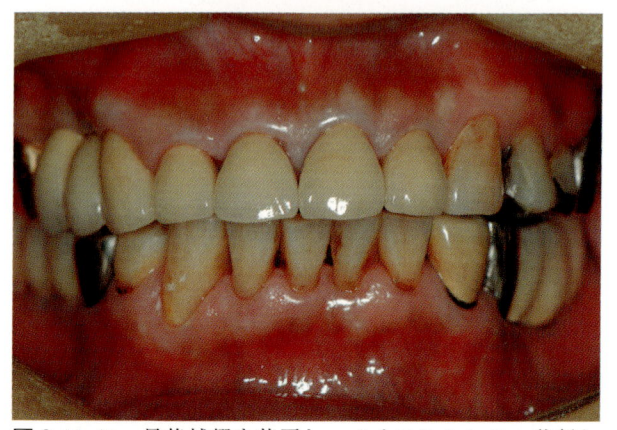

図3-11-1n　最終補綴を終了し, メインテナンスへ移行した際の正面観.

Ⅳ　まとめ

患者教育に成功し, コンプライアンスが得られた患者の場合, 包括的歯周治療のゴールは, 患者が支払える治療費の範囲で, 確実な感染源の除去, 可及的な歯周組織の再生と審美性の確保, 前歯部のガイドと臼歯部の咬合確保を図

包括的歯周治療の症例1〜歯周病のリスクの低い患者〜

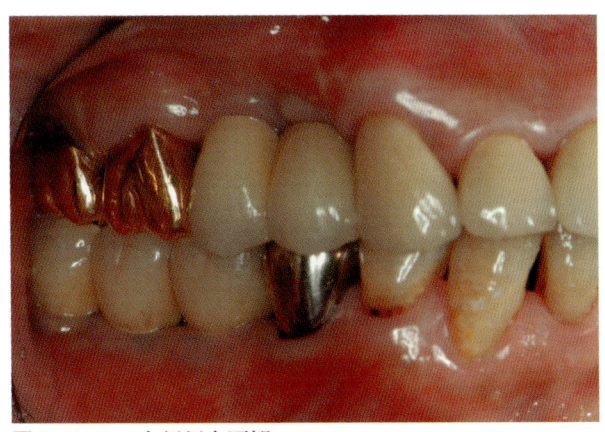

図3-11-1o　右側側方面観.

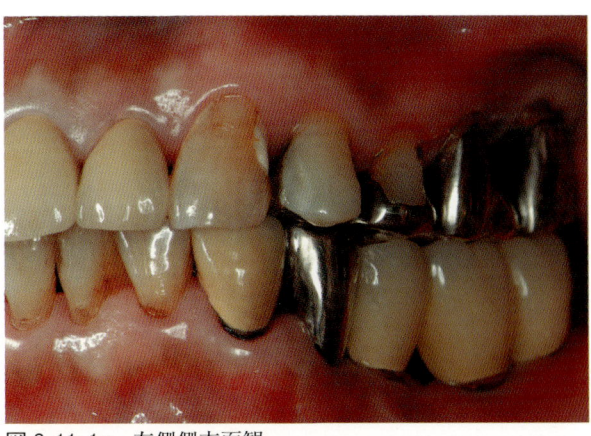

図3-11-1p　左側側方面観.

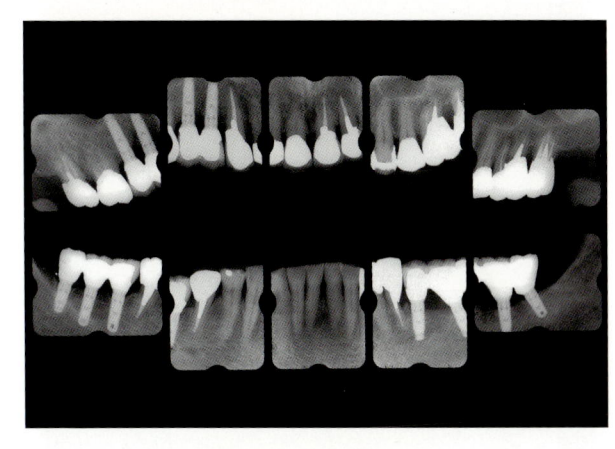

図3-11-1q　メインテナンス開始6年後のデンタルX線写真．特に変化を認めない．良好な経過を維持している．

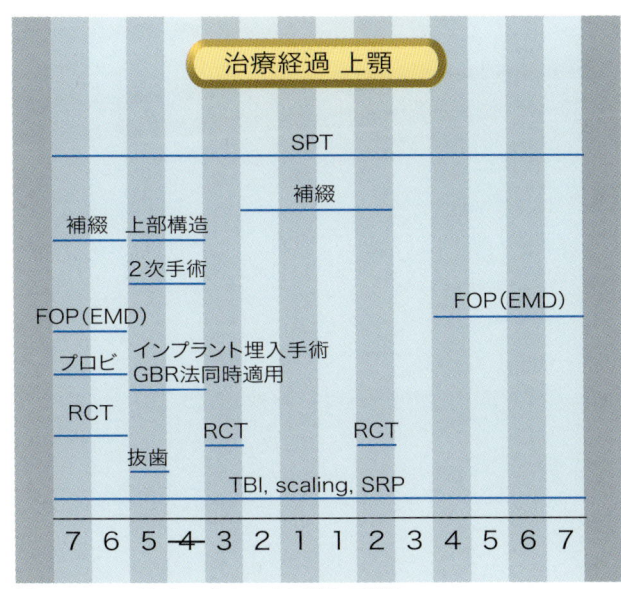

図3-11-1r　治療のまとめ（上顎と下顎）．

り，患者自身のプラークコントロールが容易な状態に仕上げます．

　将来問題が起こりそうな患歯については，あらかじめ説明し，メインテナンスを継続しながら経過観察し，疾患の進行を認めれば適切な治療を行います．オーバートリートメントにならないように配慮します．

第3部　歯周外科治療編

199

Periodontal Surgery Edition 12

包括的歯周治療の症例 2
~歯周病のリスクの高い患者~

I 歯周病のリスクの高い患者

　歯周炎進行のリスクが高い場合，治療中に歯周炎が進行することが懸念されます．

　患者教育と同時に抗菌剤の経口投与および局所投与，full mouth disinfection および広範囲の歯周外科治療などを実施して，早期の感染源除去を目指します．

　リスク因子の軽減も重要で，患者教育，禁煙指導，ブラキシズムの緩和に加えて医科との連携を図るケースもあります．

II 高リスク患者の症例

　図 3-12-1 の患者は 36 歳の男性．主訴は全体的に歯がぐらつくとのこと．現病歴からは約 7 年前に下顎歯肉の腫脹を覚えたが放置していたとのことです．1 年前に左側上顎第二大臼歯に拍動痛を覚え，某歯科医院にて根管治療を受けたものの，その後全顎的に歯肉の腫脹を繰り返し，歯の動揺が気になるため，全顎的な精査および加療を希望して来院しました．

　う蝕はほとんどありませんでしたが，プラークコントロールは不良で，年齢の割に骨吸収量が高く，全顎的に垂直性骨吸収を認めました．

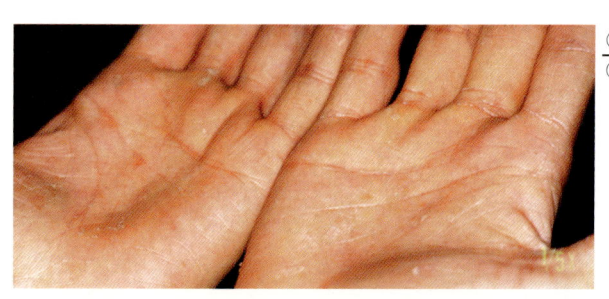

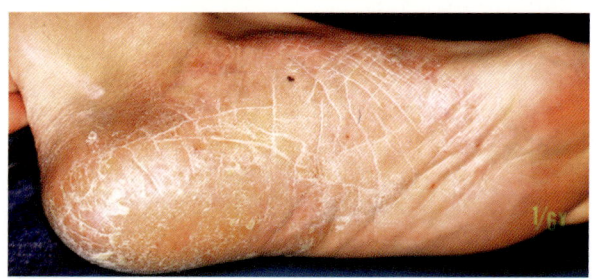

図 3-12-1a①，②　手の平と足裏に小胞と皮膚の角化を認める．

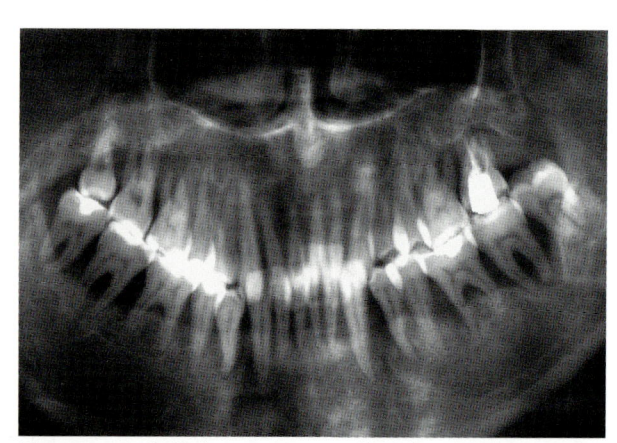

図 3-12-1b　初診時のパノラマ X 線写真．全顎的に重度歯周炎に罹患していた．

包括的歯周治療の症例2～歯周病のリスクの高い患者～

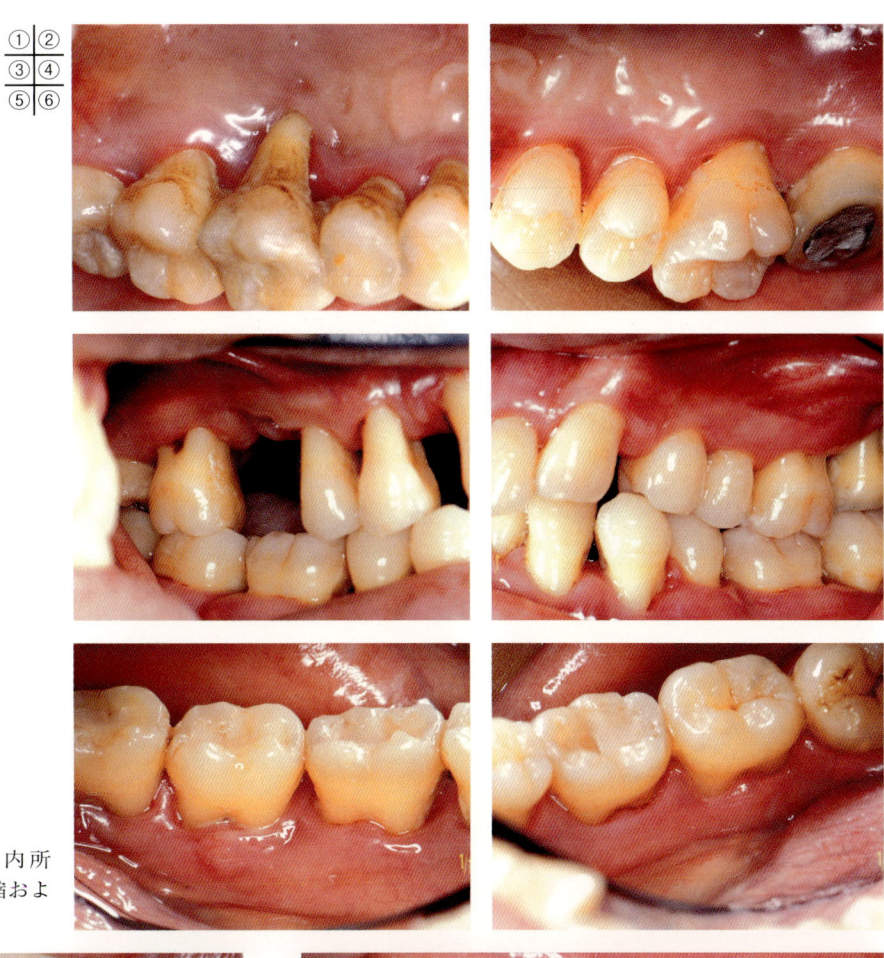

図 3-12-1c①～⑥　初診時の口腔内所見．全顎的に歯肉の炎症，歯肉退縮および歯根露出を認めた．

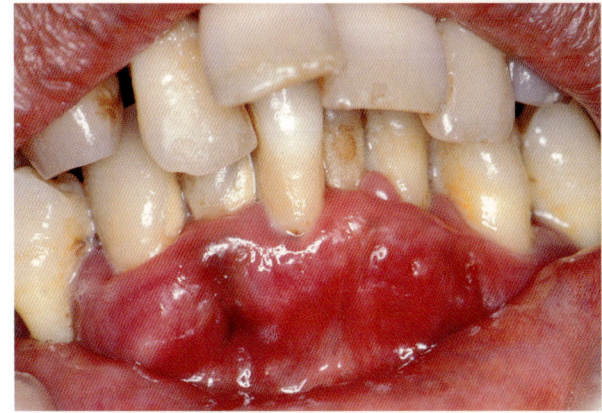

図 3-12-1d　下顎前歯部歯肉の所見．

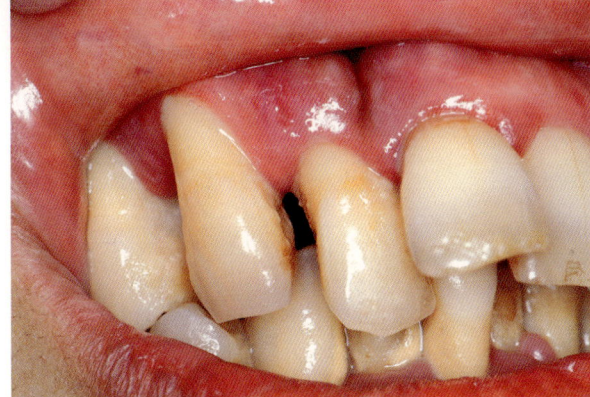

図 3-12-1e　上顎前歯部歯肉の所見．

　全身疾患としては20年以上にわたって掌蹠膿疱症に罹患しており（図3-12-1a），長期にわたる喫煙習慣もあったことから，喫煙と掌蹠膿疱症がかかわる侵襲性歯周炎と診断しました．
　血液検査の結果，CRP，IgA，IgGが高値を示しました．細菌検査からはBfを多部位から検出しました．歯周病のリスクが非常に高い患者です（図3-12-1b～g）．矯正，暫間固定，歯周組織再生療法後にGBR併用のインプラント埋入を行い，残存歯はコーヌスbridgeで最終補綴を行いました（図3-12-1h～n）．
　歯周病患者の矯正治療は比較的短期間に終了します．矯正治療を開始するタイミングはSRP終了後か歯周外科終了後に行います．

第3部　歯周外科治療編

第3部 歯周外科治療編

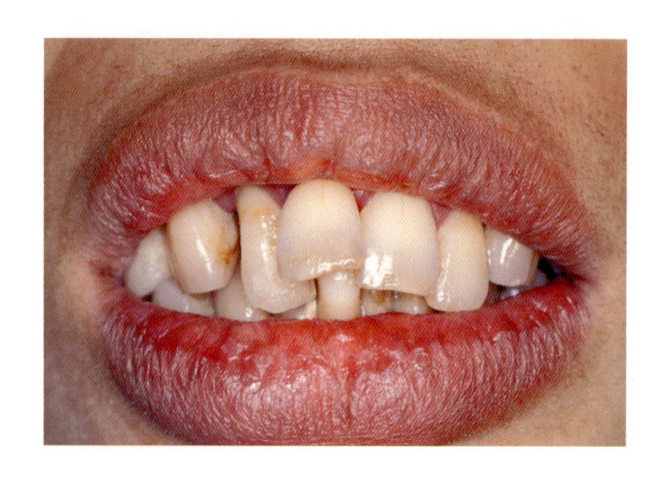

図3-12-1f 口唇周囲の所見.

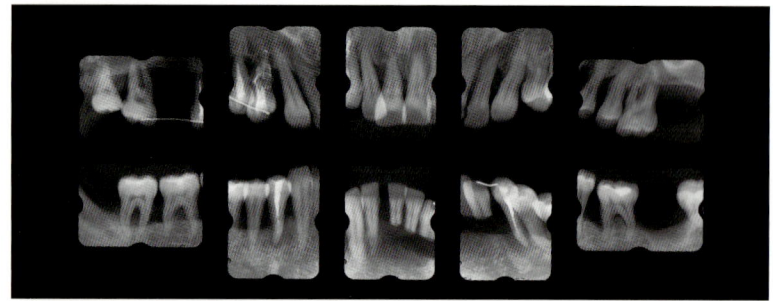

図3-12-1g 初期治療終了時のデンタルX線写真.

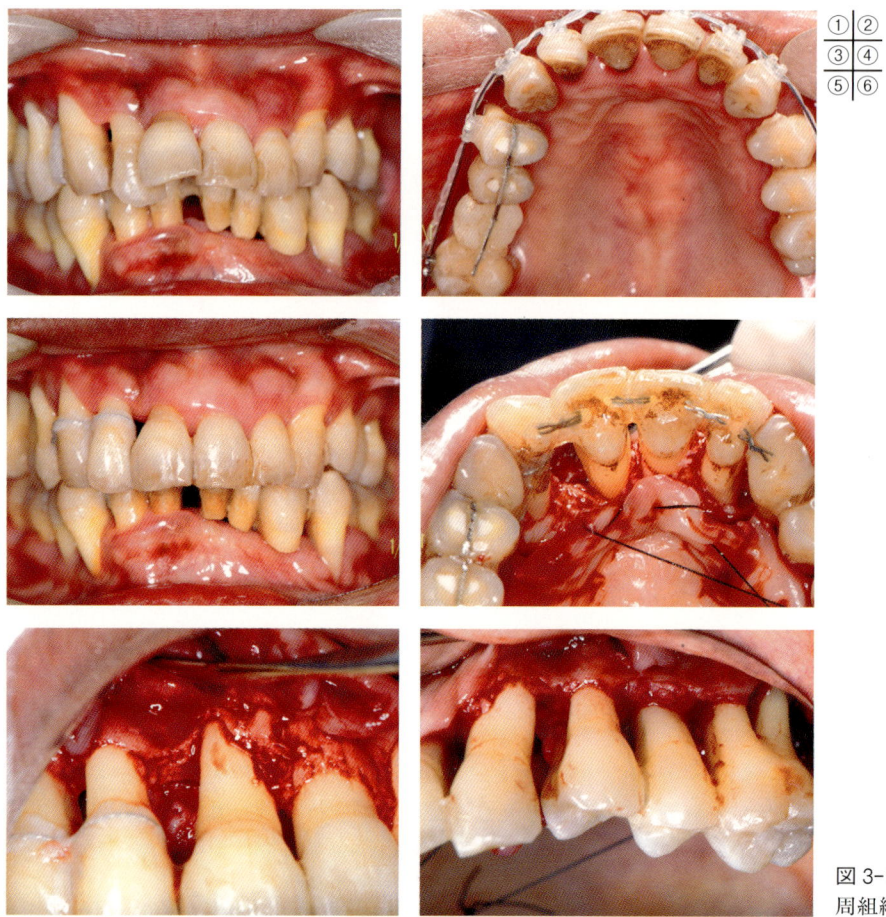

①	②
③	④
⑤	⑥

図3-12-1h①～⑥ 矯正，暫間固定，歯周組織再生療法を行った際の所見.

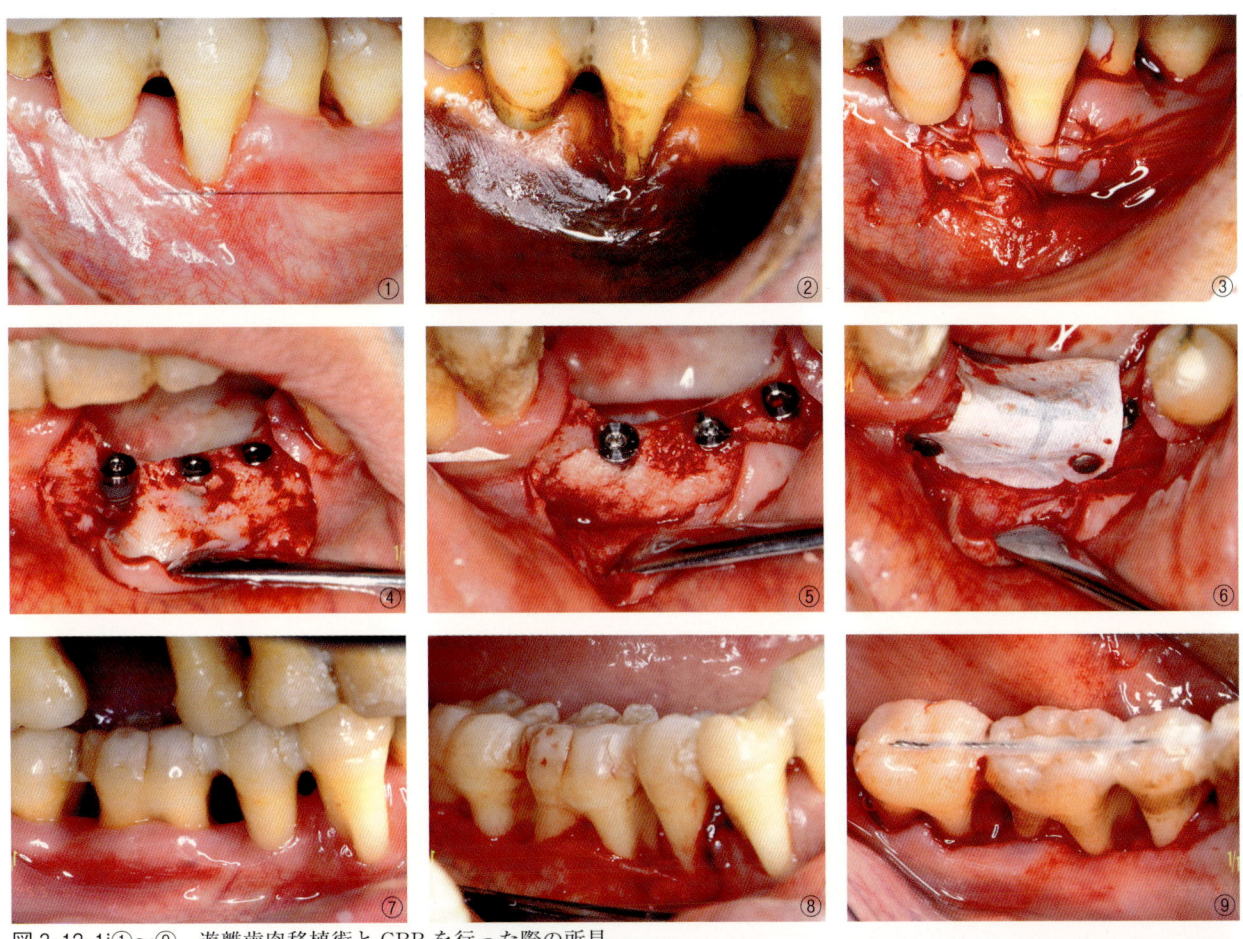

包括的歯周治療の症例2〜歯周病のリスクの高い患者〜

図3-12-1i①〜⑨　遊離歯肉移植術とGBRを行った際の所見．

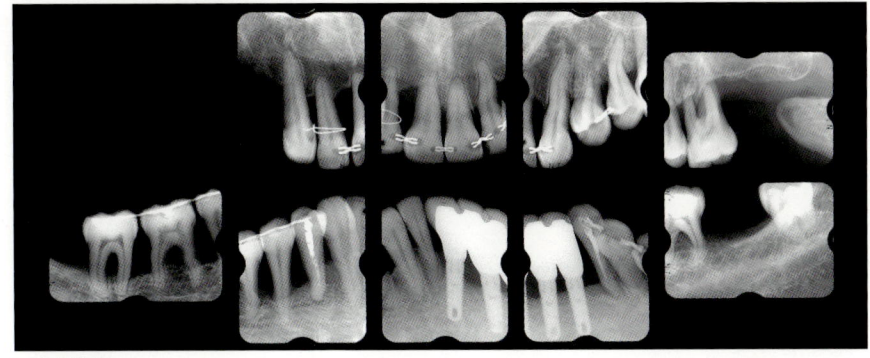

図3-12-1j　歯周外科終了時のデンタルX線写真．

III　まとめ

　歯周炎進行のリスクが高い患者では，長期予後の確保にリスク因子の軽減が不可欠です．
　本症例の患者に対しては禁煙指導，塩酸ドキシサイクリン系抗生物質の長期投与，内科医と連携して生薬を用いた掌蹠嚢胞症の治療を行いました．
　患者教育に成功し，コンプライアンスが得られたため，包括的歯周治療を進めました．上行性歯髄炎に罹患した両側下顎小臼歯はhopeless

第3部　歯周外科治療編

203

第 3 部　歯周外科治療編

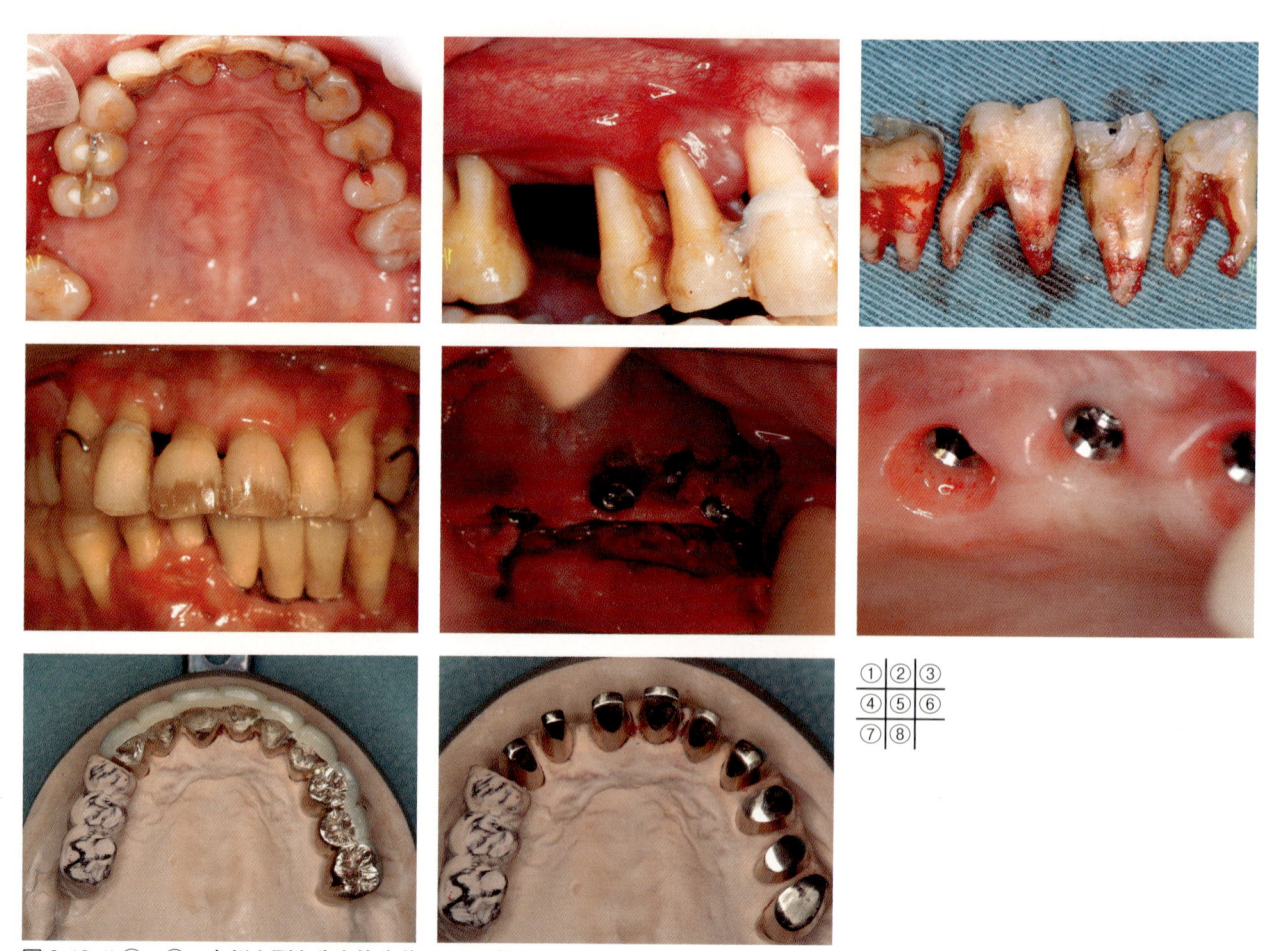

図 3-12-1k①〜⑧　右側上顎臼歯を抜歯後に GBR 併用のインプラント埋入を行い，残存歯はコーヌス bridge で最終補綴を行った．

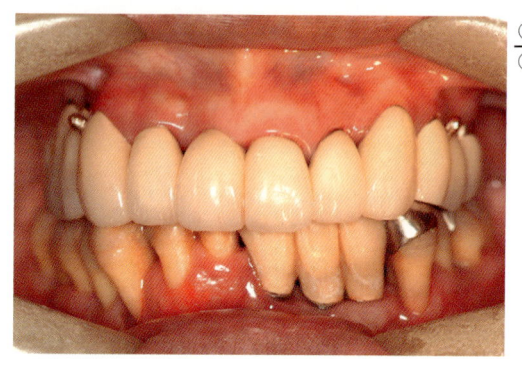

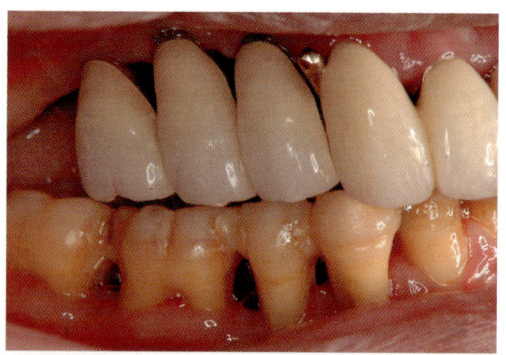

図 3-12-1l①〜③　メインテナンス時の口腔内所見．

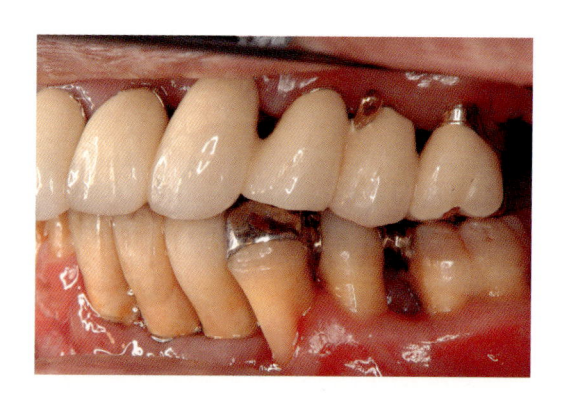

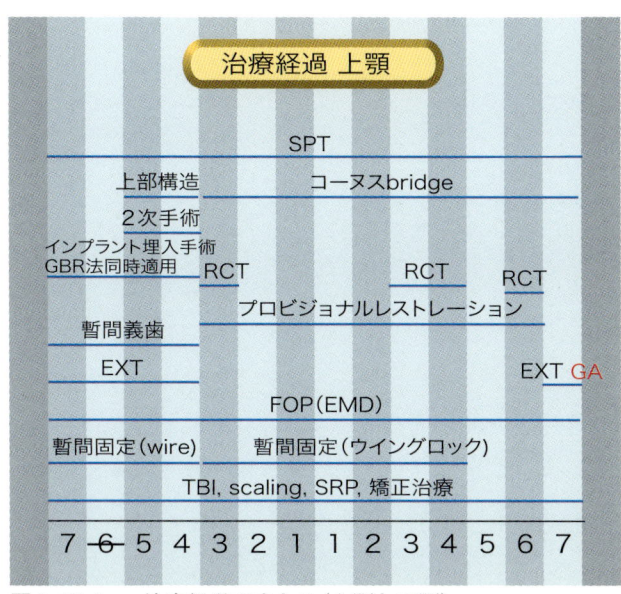

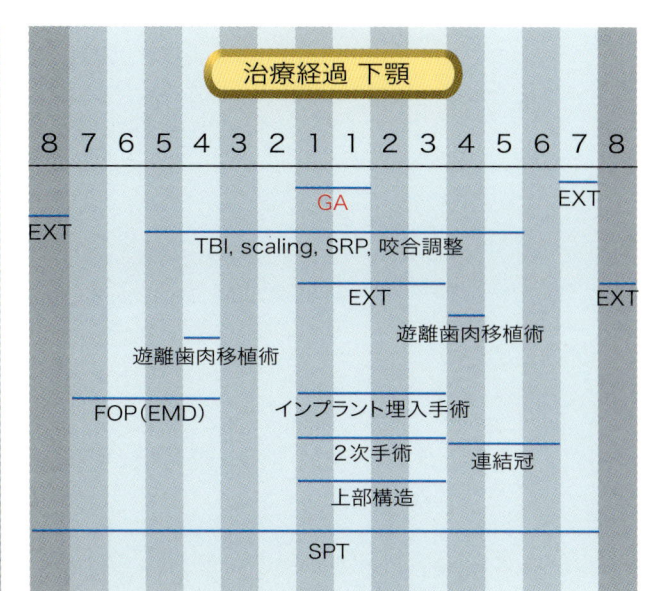

包括的歯周治療の症例2～歯周病のリスクの高い患者～

図3-12-1m 治療経過のまとめ（上顎と下顎）.

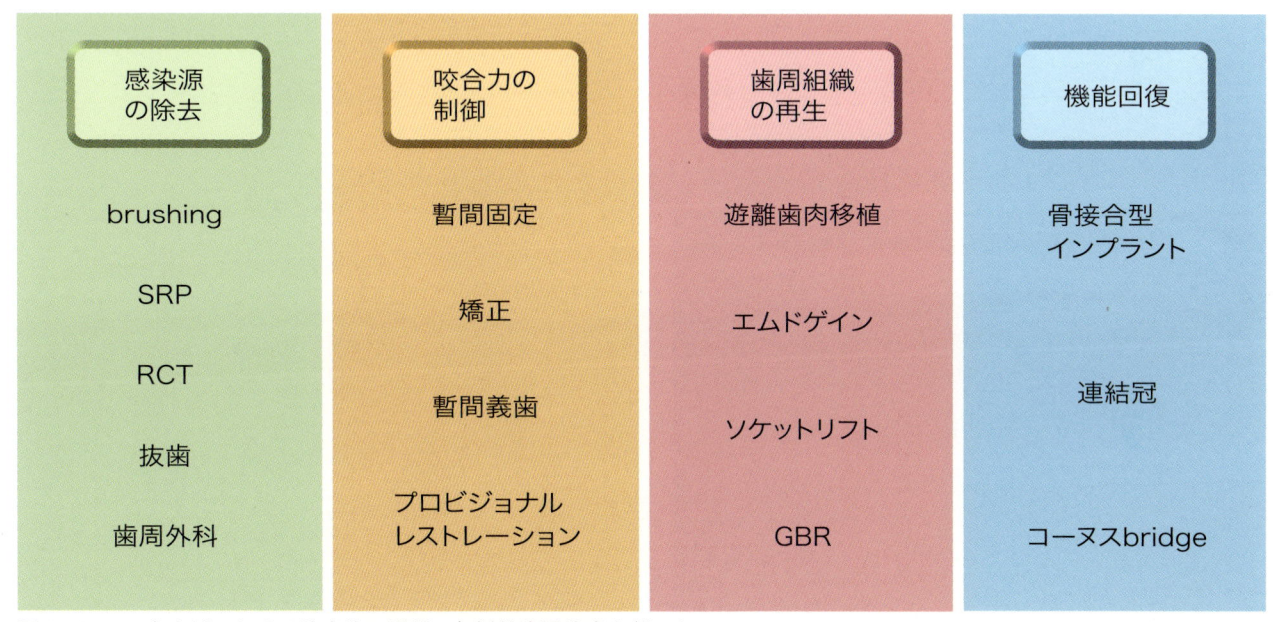

図3-12-1n 本症例における治療法の選択．包括的歯周治療を行った．

感染源の除去	咬合力の制御	歯周組織の再生	機能回復
brushing	暫間固定	遊離歯肉移植	骨接合型インプラント
SRP	矯正	エムドゲイン	
RCT	暫間義歯	ソケットリフト	連結冠
抜歯	プロビジョナルレストレーション	GBR	コーヌスbridge
歯周外科			

teethに近い状態でしたが，歯内療法と歯周外科療法を行い，ある程度歯槽骨の再生を得られました．

上顎の患歯を可及的に長期に機能させるためにコーヌス義歯を用いた口腔機能回復を図りました．再発するリスクが高い患者なので，1～2ヵ月ごとのSPTを継続しています．

第3部 歯周外科治療編

第3部　歯周外科治療編

Periodontal Surgery Edition 13

メインテナンス

I PMTCのもっとも効果的な時期と間隔

　歯周外科治療後のメインテナンスは3ヵ月に1回が目安ですが、治療開始時とメインテナンス時のリスク度によっても治療間隔が異なります。

　歯肉縁上のプラークコントロールでは、歯肉縁下の細菌叢を変えたりや、炎症を軽減することはできません。もしも、深い歯周ポケットが残存している場合には、毎月もしくは2ヵ月ごとに妥協的なSPTを継続します。

　浅い歯周ポケットの場合には、リスクは低いため、年に2回程度で大丈夫でしょう。長期的にメインテナンスを継続するには、患者のコンプライアンスを得て通院のモチベーションを維

●歯周外科後の経過が不良なため抜歯に至ったと考えられる症例

図3-13-1a, b　初診のデンタルX線写真. 遠心根周辺の骨吸収が進行している.　a|b

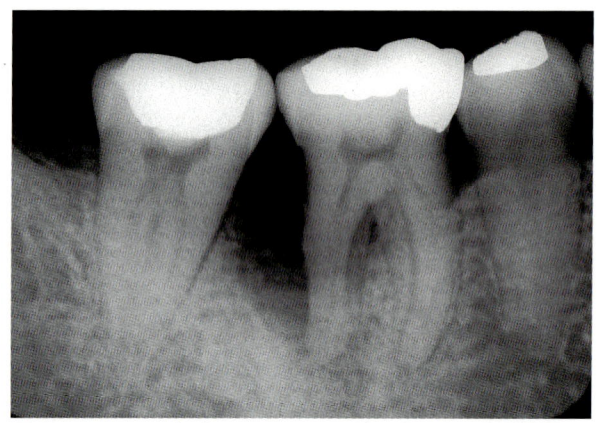

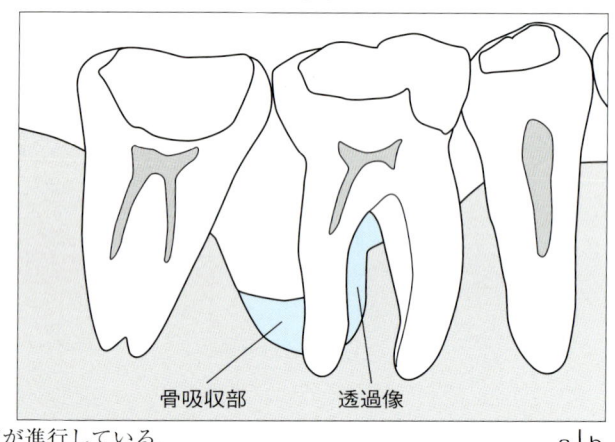

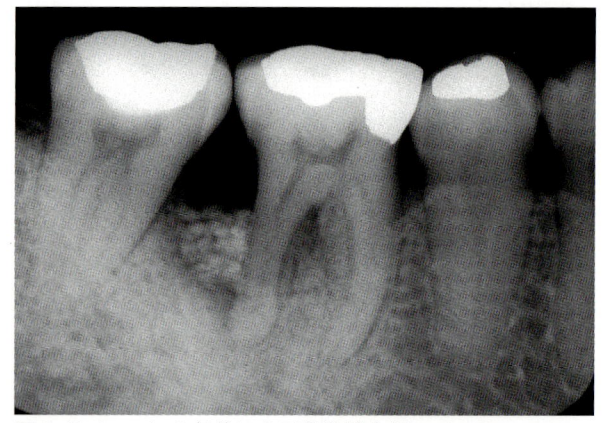

図3-13-1c, d　1年後に人工骨移植を行っている.　c|d

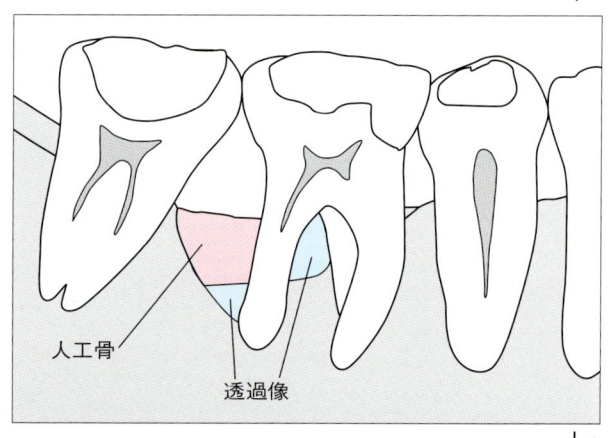

206

メインテナンス

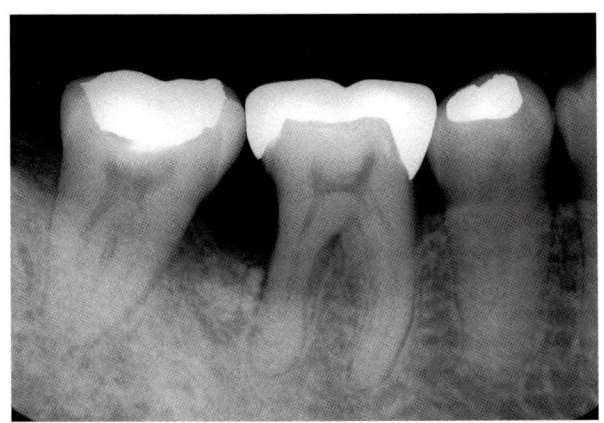

図3-13-1e　術後3年．第一大臼歯のインレーがMODになっている．

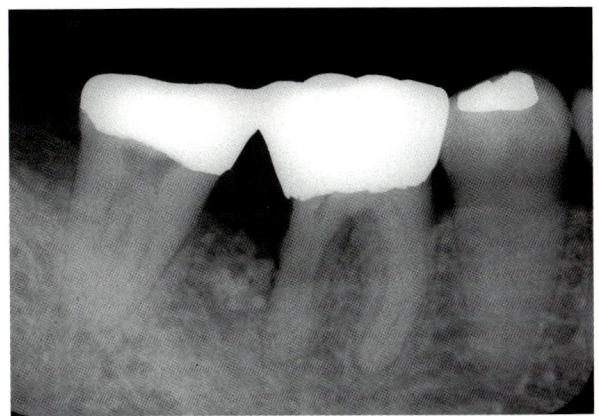

図3-13-1f　さらに3年後．第二大臼歯との連結冠に変っている．

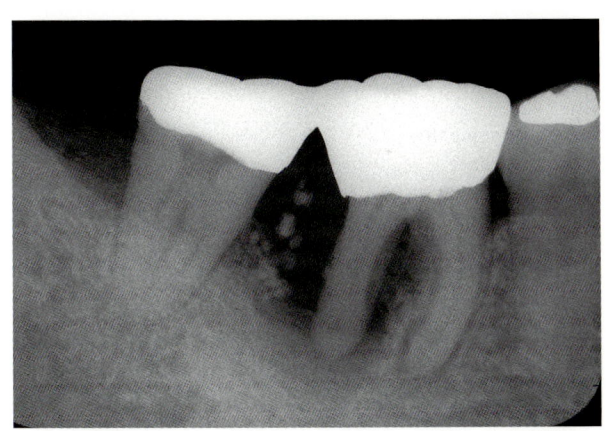

図3-13-1g, h　図3-13-1fから3年後．移植した人工骨はほとんど排出され，骨吸収が進行している．

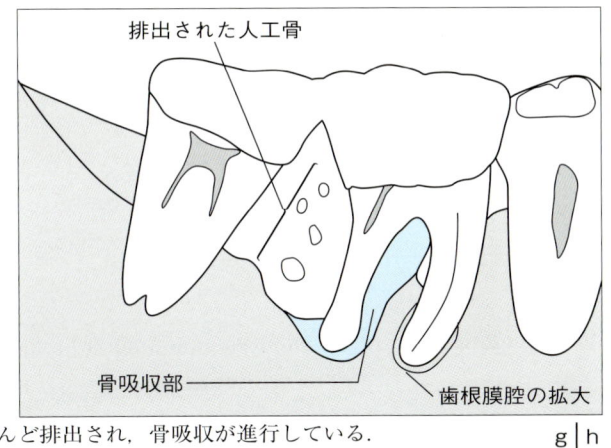

g|h

II　失敗したリスク管理

持し続けなければなりません．

歯周病のリスク評価に基づくリスク管理が実施できれば，患者にとって有益であり，口腔の健康を維持するための医療費削減にも貢献できます[1]．

歯周病が生活習慣病であることから，歯周病のリスク管理には，患者への説明に基づいて，患者自身の「認識」を変え「行動」変容させる「指導力」が求められます．

メインテナンス期にもリスク評価に応じた「リスク管理」を行います．適切なリスク管理ができていなければ，歯周炎は再発します．

図3-13-1に挙げるのは歯周治療とメインテナンスがうまく行えていない症例です．この女性患者については患歯に歯周外科治療が行われてから抜歯にいたる12年間の記録を見ることができました．

またこの患者は本編の第7項で右側上顎第二大臼歯に再生療法を行った症例(図3-7-4参照)と同一の患者です．

1986年が初診で，当時患者は37歳．右側下顎第一大臼歯部歯肉の腫脹を主訴に来院しました．遠心根周辺の骨吸収が進行しています(図3-13-1a, b)．1年後には人工骨移植が行われています(図3-13-1c, d)．術後3年の時点では経過良好ですが，第一大臼歯のインレーがMODになっています(図3-13-1e)．

さらに3年経過すると第二大臼歯との連結冠

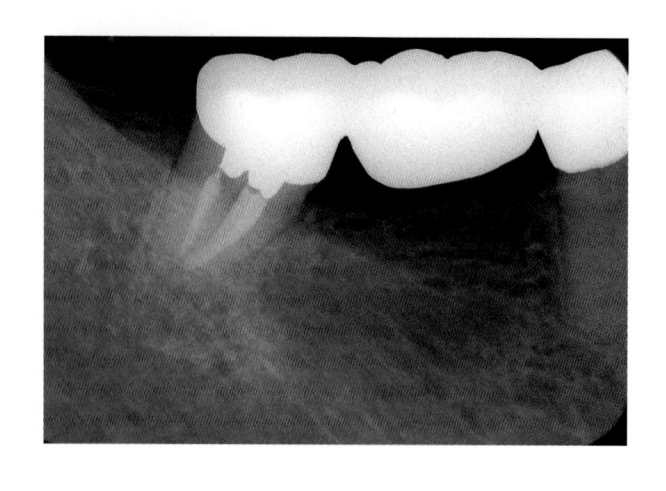

図3-13-1i 図3-13-1gから2年後．第一大臼歯は抜歯されブリッジが装着されている．

に変っています．原因としては患歯の動揺が改善しなかったのかもしれません(図3-13-1f)．前医は外傷性咬合を改善して咬合管理をするという考えがなかったのかもしれません．

3年後，移植した人工骨はほとんど排出され，骨吸収が進行しているのがわかります(図3-13-1g, h)．

そして2年後，抜歯してブリッジを装着しています(図3-13-1i)．また第二大臼歯には歯内療法が行われています．この時点で筆者が担当しました．プラークコントロールは比較的良好でしたが，咬合の管理ができていなかったことが抜歯にいたった原因と推測しました．

患者に病態を説明した際に，患者からは今までに咬合の話を聞いたことはなく，ブラッシング方法も以前教わった方法と著者から指導を受けた方法ではかなり違っていると話してくれました．

患者教育とプラークコントロールが歯周治療の成功に不可欠であることを示唆する症例でした．著者が口腔内管理していた8年間には目立った悪化はありませんでした．

適切な診断に基づく説明(言葉の治療)が歯周炎の進行を防止するために重要なことを示しています．

参考文献

1. Douglass CW. : Risk assessment and management of periodontal disease. J Am Dent Assoc. 2006 : 137 : Suppl : 27S-32S.

索引

INDEX

索引

(五十音順)

あ

アイヒナーの分類 ……………………… 97
アタッチメント・ロス ………………… 36

い

医原病 …………………………………… 36
異常咬合原因説 ………………………… 18
位相差顕微鏡 ……………………… 86, 89
易罹患性宿主 …………………………… 24
医療の不確実性 ………………………… 73
インフォームド・コンセント ………… 82
インプラント周囲炎 …………………… 48

え

壊死性潰瘍性歯肉炎 ……………… 79, 80
エナメルマトリックスタンパク質 … 180

か

開口 ……………………………………… 96
角化歯肉 ……………………………… 114
角化粘膜 ……………………………… 114
感覚(五感)の利用 …………………… 87
患者教育 ………………………… 78, 82

患者説明 ……………………………… 102
患者の分類 ……………………… 60, 61
患者のモチベーション ………………… 78

き

逆三角形針(reverse cutting) ……… 124
菌血症 …………………………………… 74

く

グレーゾーン …………………………… 63

け

血液検査 ……………………………… 114
犬歯誘導 ……………………………… 96
懸垂縫合 ……………………………… 137

こ

コーンビーム CT ……………………… 102
降圧剤 ………………………………… 110
抗うつ剤 ……………………………… 111
抗凝固薬 ……………………………… 110
口腔インプラント治療 ……………… 114
抗血小板薬 …………………………… 110

咬合調整 …………………………………… 96

高齢者の歯周治療 ………………………… 108

個体医療 …………………………………… 39

個体差 ……………………………………… 20

骨増大術 …………………………………… 168

言葉による治療 …………………………… 83

言葉の力 ……………………………… 82, 150

誤謬性 ……………………………………… 16

コミュニケーション ……………………… 82

コンビネーション治療 …………………… 152

コンプライアンス ………………………… 35

根分岐部病変 ……………………………… 41

根面の酸処理 ……………………………… 131

根面被覆 ……………………………… 140, 188

し

自己暗示療法 ……………………………… 99

歯根膜腔の拡大 …………………………… 29

歯周医学 …………………………………… 114

歯周炎 ……………………………………… 16

歯周―歯内複合病変 ………………… 42, 178

歯周情動ストレス症候群（periodontal emotional stress syndrome） ………………………………… 31

歯周組織再生療法 ………………………… 114

歯周病のリスク因子 ……………………… 20

歯槽硬線の消失 …………………………… 29

歯肉炎 ……………………………………… 16

歯肉増殖症 ………………………………… 110

歯肉退縮 …………………………………… 188

宿主―細菌相互作用 ……………………… 16

上行性歯髄炎 ………………… 179, 181, 190

症例検討会 ………………………………… 90

歯列不正 …………………………………… 27

侵襲性歯周炎 ……………………………… 17

侵襲性歯周炎患者 ………………………… 109

心身医学領域 ……………………………… 31

新付着術 …………………………………… 138

す

垂直的骨吸収 ……………………………… 41

垂直マットレス縫合 ……………………… 137

垂直マットレス縫合の変法 ……………… 137

水平マットレス縫合 ……………………… 137

睡眠時のブラキシズム …………………… 29

スケーリング ……………………………… 94

ストレス―行動―免疫モデル …………… 40

スプリント ………………………………… 29

せ

生活習慣病 ………………………………… 17

精神安定剤 ………………………………… 111

精神的ストレス …………………………… 31

成人病 ……………………………………… 17

生物学的幅径（biologic width） ……… 63, 70

索引

切端咬合 ……………………………… 96
全層弁 ………………………………… 114
戦略的抜歯（strategic extraction）………… 64, 65

そ

早期老化症 …………………………… 33

た

多因子性疾患 ……………………… 20, 33
多様性 ………………………………… 20
多リスク因子性疾患 …………………… 16
単純縫合 ……………………………… 137

て

ティッシュ・エンジニアリング ………… 144
デブライドメント ……………………… 100

と

糖尿病 ………………………………… 74
動脈硬化症 …………………………… 74
ドキシサイクリン系抗生物質 ………… 109

に

ニューキノロン系抗生物質 …………… 109
妊婦の歯周治療 ……………………… 108

は

バイオフィルム感染症 ………………… 16
バイトプレート ………………………… 29
ハイリスク歯 …………………………… 41
ハイリスク歯の進行パターン ………… 101
パラダイムシフト ……………………… 16
パラファンクション …………………… 17
歯を保存する基準 …………………… 67
反対咬合 ……………………………… 96

ひ

ビスフォスホネート関連顎骨壊死（bisphoshonate-related osteonecrosis of the jaws:BRONJ）‥111

ふ

不規則な悪化（burst）理論 …………… 22
複雑系（カオス）の理論 ……………… 22, 24
複雑なものを扱う科学 ………………… 24
部分層弁 …………………………… 114, 128
プラークコントロール ………………… 86, 88
フラクタルモデル …………………… 22, 23
ブラッシング指導 ……………………… 86
フラップ手術 ………………………… 138
プロービング時の出血（BOP）………… 50

へ

扁平苔癬 …………………………… 79, 80

INDEX

ほ

ボーンサウンディング……………………128
包括的歯科治療……………………………114
包括的歯周治療………………114, 196, 200
保存不可能な歯……………………………62
ホメオカオスの理論………………………24

ま

マウスガード………………………………29
マスの医療…………………………………39

み

ミニマル・インターベンション…………114

む

ムントテラピー……………………………83

め

メインテナンス……………………………206

ゆ

遊離歯肉移植術……………………………140

り

リスク因子…………………………………26
リスク管理…………………………………207
リスク評価…………………………………26

る

ルートプレーニング………………………94

ろ

ロキソニン®………………………………111

わ

ワルファリン………………………………110

（英字）

A

A-Splint……………………………………97

C

CIST（累積的防御療法）…………………49
compromised teeth………………………62

D

dental compression syndrome…………29
Dental IQ…………………………………34
downhill 群………………………………36

索引

E
EBM(evidence-based medicine) ……… 72
extremely downhill 群 ……………………… 36

F
ferrule 効果 ………………………… 63, 68, 70

G
GTR 法 ……………………………………… 144

H
hopeless teeth ……………………………… 62

L
LED ライト付き拡大鏡 …………………… 118

M
Miller の分類 ……………………………… 189
modified papilla preservation flap ……… 150

Multi-factorial risk diagram ……………… 43

N
NBM(narrative-based medicine) ………… 24

O
Oral Health Information Suit(OHIS) …… 45

P
PAT(periodontal assessment tool) ……… 45
papilla amplification flap ……………… 146, 150
periodontal risk assessment ……………… 43

S
Simon の分類 ………………………… 42, 186
simplified papilla preservation flap ……… 150

W
well-maintained 患者 ……………………… 36

クインテッセンス出版の書籍・雑誌は、歯学書専用
通販サイト『歯学書.COM』にてご購入いただけます。

PCからのアクセスは…
歯学書　検索

携帯電話からのアクセスは…
QRコードからモバイルサイトへ

歯周治療失敗回避のためのポイント33
―なぜ歯周炎が進行するのか，なぜ治らないのか―

2011年2月10日　第1版第1刷発行

著　者	高橋　慶壮（たかはし　けいそう）
発行人	佐々木　一高
発行所	クインテッセンス出版株式会社 東京都文京区本郷3丁目2番6号　〒113-0033 クイントハウスビル　電話（03）5842-2270（代表） 　　　　　　　　　　　　　（03）5842-2272（営業部） 　　　　　　　　　　　　　（03）5842-2279（書籍編集部） web page address　　http://www.quint-j.co.jp/
印刷・製本	横山印刷株式会社

Ⓒ2011　クインテッセンス出版株式会社
Printed in Japan

禁無断転載・複写
落丁本・乱丁本はお取り替えします
ISBN978-4-7812-0186-3 C3047

定価は表紙に表示してあります

●歯内療法のスキル・アップに最適●

歯内療法に苦手意識をもつ歯科医師に贈る!!
歯内療法 失敗回避のためのポイント 47
―なぜ痛がるのか、なぜ治らないのか―　高橋慶壮 著

失敗回避のための47のポイントを押さえて、「どうしても治らない」といった悩みを解決!!

何度も治療を行っても、患者の疼痛、違和感が消えないなど歯科医師にとって歯内療法は悩み深い治療です。今の自分の術式を見直したい、もっと良い術式はないのか、治らない原因を知りたい。本書は診断編で17ポイント、治療編で22ポイント、外科的歯内療法編では8ポイント、合計47のポイントを取り上げ、失敗を避ける要点や今まで気づかなかった、わからなかった歯内療法の問題に対する解決法を示しています。

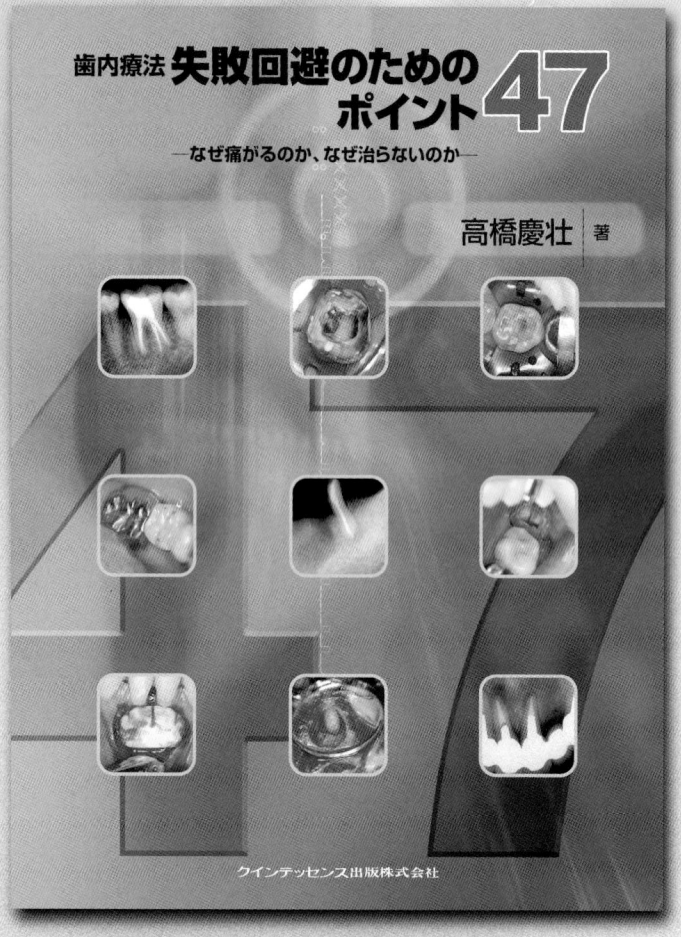

多くの症例写真・イラストで歯内療法のコツを読み取る

CONTENTS

第1部　診断編：Diagnostic Edition 1～17

- 「歯を診て人を診ず」にならないための治療方針
- 患歯のリスクをどう解釈するか
- X線写真の限界を知り読影力を向上させる
- 三次元画像診断を行う前に知っておきたいこと
- どのように歯髄の診断と歯痛の解釈をするか
- 歯髄保存をあきらめる指標とは
- 可逆性歯髄炎と不可逆性歯髄炎の診断を考える
- 咬合が原因の歯内疾患を考える

ほか9ポイント

第2部　治療編：Clinical Edition 1～22

- 急患が来院したら
- 麻酔薬の量はどのくらい、またどの部位にどう打てば良いか
- ファイルのしなりを生かすため咬頭は削らない
- 作業長が徐々に短くなるのはなぜか
- 根管拡大・形成の進め方とファイルの選択
- 器械的清掃の手順と限界（弯曲根管、石灰化、側枝）
- 根管充填を始める基準
- 根管充填法
- 根管形成のトラブル1～3
- 再治療におけるトラブル
- 根管治療を繰り返すと何が起こるのか

ほか9ポイント

第3部　外科的歯内療法編：Surgical Edition 1～8

- 病変部に適した切開法の選択
- 歯根端切除からの逆根管充填と縫合時の注意点
- 骨膜の損傷した根尖病変への遮蔽膜の適応
- ヘミセクションや意図的再植などを用いた感染源除去

ほか4ポイント

●サイズ：A4判変型　●224ページ　●定価：13,650円（本体13,000円・税5%）

クインテッセンス出版株式会社

〒113-0033　東京都文京区本郷3丁目2番6号　クイントハウスビル
TEL. 03-5842-2272（営業）　FAX. 03-5800-7592　http://www.quint-j.co.jp/　e-mail mb@quint-j.co.jp